U0301289

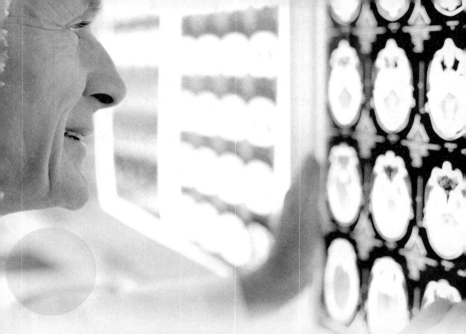

SHENJING NEIKE JIBING ZHENLIAO YU CHUFANG SHOUCE

# 神经内科疾病

## 诊疗与处方手册

蒋小玲　主编

化学工业出版社
·北京·

该书介绍神经内科常见疾病的诊断要点、治疗原则，再列出一个或多个常用、经典的处方，并对每个处方的使用范围、药物安全剂量范围、用药观察及注意事项加以说明，力求方便神经内科医师在临床实践中查阅参考。

　　本书适合神经内科医师、实习医师、进修医师、全科医师阅读。

**图书在版编目（CIP）数据**

　　神经内科疾病诊疗与处方手册／蒋小玲主编．—北京：化学工业出版社，2018.7
　　ISBN 978-7-122-32131-2

　　Ⅰ.①神…　Ⅱ.①蒋…　Ⅲ.①神经系统疾病－诊疗－手册②神经系统疾病－处方－手册　Ⅳ.① R741-62② R741.05-62

　　中国版本图书馆 CIP 数据核字（2018）第 096810 号

---

责任编辑：戴小玲　　　　　　　　文字编辑：何　芳
责任校对：边　涛　　　　　　　　装帧设计：张　辉

出版发行　化学工业出版社
　　　　　（北京市东城区青年湖南街13号　邮政编码100011）
印　　装　三河市航远印刷有限公司
787mm×1092mm　1/32　印张13$\frac{1}{2}$　字数414千字
2018年10月北京第1版第1次印刷

购书咨询：010-64518888（传真：010-64519686）
售后服务：010-64518899
网　　址：http://www.cip.com.cn
凡购买本书，如有缺损质量问题，本社销售中心负责调换。

---

定　　价：59.00元　　　　　　　　　　版权所有　违者必究

# 编写人员名单

**主　编**　蒋小玲

**副主编**　程云帆　商永华　林海谅　魏　锋

　　　　　翁碧海

**编　者**（以姓氏笔画为序）

　　　　　王亭如　江　铮　陈　仲　陈　朋

　　　　　林　倩　林海谅　赵　耀　俞晓岚

　　　　　徐丽群　翁碧海　张友谊　张龙滨

　　　　　黄美华　商永华　程云帆　蒋小玲

　　　　　樊丽霞　潘　浩　魏　锋

　　历时一年多，在十多位编者的辛勤笔耕之下，《神经内科疾病诊疗与处方手册》终于与广大读者见面了！本手册主要面向神经内科医师、实习医师、进修医师、全科医师。尽管在这些年轻医生们的书桌上已经摆满了各种医学专著，但是当他们在完成从书本理论到临床实践的转换时依然会面临无所适从的尴尬局面，因为在他们的口袋里少了一本可以随时查阅的"口袋书"，这也是编者们编写这本手册的初衷！

　　本手册按章节的结构编写，条理清晰，方便查阅。收编在册的神经系统疾病较为齐全，重点阐述每种疾病的诊断要点和治疗方法，既简单，又概全。并且详细列出药物处方以及用药的注意事项，注重实用性，这是本手册的一大特点和亮点！当然，虽然每种疾病有其固有的诊疗常规，但处方的个体化也是我们必须要注意到的。希望大家在借鉴这本手册时，不要生搬硬套，而是要结合患者的实际，给出最合理的处方。

　　随着循证医学的飞速发展，神经内科疾病的诊疗方法也必将有日新月异的变化，我们会不断关注最新最前沿的进展，与读者朋友们共同学习，携手前进！

编者

2018 年 1 月

CONTENTS <<< 目 录

# 附录 /401

# 第一章

# 周围神经疾病

## 第一节 周围神经疾病概述

周围神经系统是指位于脊髓和脑干的软膜外的所有神经结构，包括脑神经12对、脊神经31对及其前根、后根、后根神经节，自主神经及其神经节和它们的神经末梢等。周围神经系统疾病是神经内科重要的病种之一。

### 【病因分类】

（1）免疫性　自身免疫性疾病。

（2）营养及代谢性　酒精中毒、糖尿病、维生素缺乏。

（3）药物及中毒　氯霉素、乙胺丁醇、苯妥英钠等。

（4）传染性及肉芽肿性　麻风、艾滋病、白喉等。

（5）血管炎性　类风湿、系统性红斑狼疮（SLE）、硬皮病等。

（6）肿瘤性及副蛋白血症性　淋巴瘤、副肿瘤综合征。

（7）遗传性　特发性及家族性、代谢性。

（8）嵌压性　腕管综合征、椎间盘突出症。

### 【病理变化】

（1）瓦勒变性　瓦勒变性是指在神经机械系损伤或切断轴索后，远端轴索溃变解体的反应过程，损伤轴索的近端和胞体也会发生逆行改变。

（2）轴索变性　由于各种原因导致周围神经轴索损伤，轴索变性坏死由远端向近端发展。

（3）神经元变性　由于各种原因导致神经元细胞变性坏死，继而累及轴索坏死。

（4）脱髓鞘病变　各种原因导致髓鞘变性坏死，节段性脱失而轴索还相对保留。

## 【临床表现】

周围神经病变表现以下几方面的症状。

（1）感觉障碍　感觉缺失、感觉异常、疼痛。

（2）运动障碍　包括刺激性症状如肌束震颤、肌痉挛、痛性痉挛和破坏性症状（如肌力减退或丧失、肌萎缩）。

（3）腱反射改变　减弱或消失。

（4）自主神经症状　无汗、竖毛障碍、直立性低血压。

（5）其他　周围神经粗大、手足脊柱畸形、肌肉营养障碍，可出现压疮溃疡。

## 【辅助检查】

周围神经疾病主要的辅助检查是神经电生理检查，包括肌电图、神经传导速度、H反射、F反射等。有助于明确周围神经损伤的部位及特点。此外，生化、免疫学、B超、磁共振等技术也在诊断和鉴别诊断中发挥重要作用。

## 【治疗原则】

（1）首先是病因治疗，如存在肿瘤压迫、机械压迫的要解除压迫，是病毒或细菌引起的要抗病毒、抗菌治疗，免疫异常、中毒、代谢异常等要给予相应治疗。

（2）营养神经药物治疗，包括多种维生素、神经生长因子等。

（3）康复治疗，促进功能恢复，降低致残率及致死率。

## 第二节 脑神经疾病

## 一、原发性三叉神经痛

三叉神经痛是最常见的脑神经疾病，以一侧面部三叉神经分布区内反复发作的阵发性剧痛为主要表现。三叉神经痛多发生于中老年人。其病因及发病机制至今尚无明确的定论。目前为大家所支持的是三叉神经微血管压迫导致的神经脱髓鞘学说及癫痫样神经痛学说。

### 【诊断要点】

#### （一）临床表现

（1）年龄多在40岁以上，以中老年人为多。女性多于男性。

（2）疼痛表现　为刀割、针刺、撕裂、烧灼或电击样剧烈难忍的疼痛。

（3）疼痛部位　由面部、口腔或下颌的某一点开始扩散到三叉神经某一支或多支，以第二支、第三支发病最为常见，第一支者少见。

（4）疼痛规律　发作常无预兆，而疼痛发作一般有规律。每次疼痛发作时间由仅持续数秒到 $1 \sim 2min$ 骤然停止。间歇期无任何不适；随病情发展，发作逐渐频繁，间歇期逐渐缩短，疼痛亦逐渐加重而剧烈。

（5）诱发因素　说话、吃饭、洗脸、剃须、刷牙以及风吹等均可诱发疼痛发作，以致患者精神萎靡不振，行动谨小慎微，甚至不敢洗脸、刷牙、进食，说话也小心，唯恐引起发作。

（6）扳机点　亦称"触发点"，常位于上唇、鼻翼、齿龈、口角、舌、眉等处。轻触或刺激扳机点可激发疼痛发作。

（7）体征　原发性三叉神经痛通常无神经系统体征。

#### （二）辅助检查

（1）实验室检查　无异常发现。

（2）CT/MR　未见器质性改变。有助于排除继发性三叉神经痛。

#### （三）诊断标准

原发性三叉神经痛诊断标准依据临床表现：中老年患者；三叉神经

分布区的发作性刀割、针刺、撕裂、烧灼或电击样剧烈难忍的疼痛；疼痛突发突止；存在扳机点；神经系统检查无异常体征；CT/MRI检查排除内听道、脑桥小脑角、脑干等处病变。

### （四）鉴别诊断

排除继发性三叉神经痛；排除牙痛、面痛、舌咽神经痛等。

## 【治疗原则】

目的是控制或减轻疼痛发作，减少疼痛复发。

## 【处方】

▶ **处方1** 卡马西平 0.1g po tid

**说明**：卡马西平是三叉神经痛首选治疗药物。从小剂量开始，逐渐增量至0.2g，每日3～4次。每天最大剂量不超过1.2g。孕妇和哺乳期妇女禁用。

▶ **处方2** 奥卡西平 300mg po bid

**说明**：奥卡西平治疗三叉神经痛的耐受性较好。可逐渐加量，每天最大剂量不超过1.8g。

▶ **处方3** 加巴喷丁 0.1g po tid

　　或 拉莫三嗪 50mg po bid

**说明**：加巴喷丁、拉莫三嗪用于卡马西平或奥卡西平治疗效果不佳的辅助治疗药物，均可逐渐加量至治疗量。

▶ **处方4** 外科手术治疗

三叉神经射频消融术或三叉神经周围支撕脱术或三叉神经感觉根切断术或三叉神经半月节的封闭术或三叉神经微血管减压术。

**说明**：口服药物治疗效果不佳者可考虑外科手术治疗，根据患者的实际情况选择手术方式。微血管减压术是目前原发性三叉神经痛首选的手术治疗方法，既缓解疼痛，又保留正常的面部感觉和功能。继发性三叉神经痛应根据病因选择治疗措施。

# 二、特发性面神经麻痹

特发性面神经麻痹也称Bell麻痹，是常见的脑神经单神经病变，为面瘫最常见的原因，该病确切病因未明，可能与病毒感染或炎性反应等有关。该病具有自限性，但早期合理的治疗可以加快面瘫的恢复，减少并发症。

## 【诊断要点】

### （一）临床表现

① 急性起病，病情多在3天左右达到高峰。

② 临床主要表现为单侧周围性面瘫，受累侧闭目、皱眉、鼓腮、示齿和闭唇无力，以及口角向对侧歪斜；可伴有同侧耳后疼痛或乳突压痛。根据面神经受累部位的不同，可伴有同侧舌前2/3味觉消失、听觉过敏、泪液和唾液分泌障碍。个别患者可出现口唇和颊部的不适感。

### （二）辅助检查

（1）常规项目　包括血糖、肝肾功能，通常无异常。

（2）可选项目　面瘫症状如果8周内未好转，建议行头颅磁共振检查排除脑干病变；肌电图可判断预后。

### （三）诊断标准

急性起病；单侧周围性面瘫；伴或不伴耳后疼痛、舌前味觉减退、听觉过敏、泪液或唾液分泌异常。排除继发病因。

### （四）鉴别诊断

应与吉兰-巴雷综合征、多发性硬化、结节病、糖尿病周围神经病、脑炎、人类免疫缺陷病毒感染、莱姆病、中耳炎、带状疱疹病毒感染、梅毒、脑干卒中、面神经肿瘤、皮肤肿瘤、腮腺肿瘤以及面神经外伤等表现为面瘫表现的疾病鉴别。

## 【治疗原则】

（1）急性期　治疗以改善局部循环、消除炎症水肿为主。

（2）恢复期　以促进神经功能恢复为主。

## 【处方】

▶ **处方1**　抗炎

泼尼松　　10mg　po　tid×7d

说明：可减轻炎症反应及水肿。对于所有无禁忌证的16岁以上患者，急性期尽早使用糖皮质激素治疗，连用7天，之后于5天内逐步减量至停用。要注意监测血压、血糖和血钾的改变。予以补钾。活动性消化性溃疡、高血压病及糖尿病患者慎用。

▶ **处方2　抗病毒治疗**

阿昔洛韦　0.2g　po　qid×7d

说明：对于急性期的患者，可以根据情况尽早联合使用抗病毒药物和糖皮质激素，可能会有获益，但不建议单用抗病毒药物治疗。

▶ **处方3　神经营养药物**

甲钴胺　　0.5mg　im　qd×7d

维生素B₁　20mg　po　tid×7d

说明：神经营养药。

▶ **处方4　红霉素眼膏涂眼**

说明：保护眼角膜。

▶ **处方5　康复治疗**

说明：对于眼睑闭合不全的患者，可使用眼罩护眼，尽量减少用眼。可对患侧进行热敷，促进局部血液循环。需做面肌肌力训练，以表情肌为主动作，每次20min，每日1次。发病1周后可行针灸等治疗。

▶ **处方6　神经外科治疗**

面神经-副神经、面神经-舌下神经或面神经-膈神经吻合术。

说明：发病后2年未恢复，可行手术治疗。

## 【注意事项】

① 低于16岁儿童特发性面神经麻痹恢复通常较好，使用糖皮质激素是否能够获益尚不明确。

② 妊娠及围生期、糖尿病患者面瘫发病率高，是否口服皮质激素要综合考虑。

# 三、面肌痉挛症

面肌痉挛症又称面肌抽搐，表现为单侧面部肌肉不自主抽搐。抽搐呈阵发性且不规则，程度不等，可因疲倦、精神紧张及自主运动等而加重。起病多从眼轮匝肌开始，然后涉及整个面部。本病多在中年后发生，常见于女性。

## 【诊断要点】

### （一）临床表现

① 多数在中年以后发病，女性较多。

② 特征性症状：为单侧眼轮匝肌阵发性不自主抽搐，逐渐缓慢扩展至一侧面部的其他面肌。抽搐的程度轻重不等，为阵发性、快速、不规律的抽搐。初起抽搐较轻，持续仅几秒，以后逐渐延长可达数分钟或更长，而间歇时间逐渐缩短，抽搐逐渐频繁加重。严重者呈强直性，致同侧眼不能睁开，口角向同侧歪斜，无法说话，常因疲倦、精神紧张、自主运动而加剧，但不能自行模仿或控制其发作。

### （二）辅助检查

（1）常规项目　血液生化等正常；CT/MRI平扫无特征性变化。

（2）可选项目　MR/MRA：MRI多正常，MRA可见脑桥小脑角部血管压迫面神经，常见压迫的血管有小脑前下动脉、小脑后下动脉、多根血管襻状（复合性）、椎动脉、无名动脉及静脉。

### （三）诊断标准

典型的临床表现和MRA的检查结果。

## 【治疗原则】

目的是控制面肌痉挛发作、缓解面肌痉挛伴发社交困难、紧张焦虑等不适。

## 【处方】

▷ **处方1**　苯妥英钠　50～100mg　po　tid

或　卡马西平　100～400mg　po　tid

说明：早期使用可能会减轻症状。

▷ **处方2**　肉毒素A　0.1mL　局部注射

说明：肉毒素A是一种嗜神经毒素，可抑制ACh释放，导致肌肉麻痹。其作用可持续数月，是治疗面肌痉挛的首选方法。注射时注意用量及部位的准确性，避免过量吸收致全身中毒反应。孕妇、哺乳期妇女、重症肌无力及心肝肾等疾病患者禁用；过敏者禁用。

▶ **处方3** 外科手术治疗

微血管减压术或面神经减压术或面神经分支切断术。

说明：微血管减压手术是国际上最常用的根治性手术。可发现明确的责任血管，并对其实行减压。顽固者可行50%乙醇面神经分支阻滞术。

# 四、前庭神经元炎

前庭神经元炎被认为是累及第Ⅷ对脑神经前庭支的神经元炎，其病因尚不清楚，可能为病毒感染，并好发于青年和中年人。特征为突然发作的严重眩晕、眼震、共济失调，通常呈现相对良性的过程。

## 【诊断要点】

### （一）临床表现

① 本病多发于30～50岁，男女发病率无明显差异。

② 起病突然，病前常有发热、上呼吸道感染等先驱症状。

③ 临床表现以眩晕最突出，头部转动时眩晕加剧，眩晕于数小时至数日达高峰，严重者倾倒、恶心、呕吐、面色苍白，后渐减轻。多无耳鸣、耳聋。

④ 有明显的自发性眼震，多为水平性和旋转性，快相向健侧。

⑤ 病程数天到6周，逐渐恢复，少数患者可复发。

### （二）辅助检查实验室检查

（1）常规项目

① 血常规和生化：正常。

② 电测听：无特征性变化。

③ 前庭功能检查：显示单侧或双侧前庭反应减弱，部分病例痊愈后前庭功能恢复。

（2）可选项目　CT/MRI：未见器质性改变，有助于排除小脑、脑干占位、血管性病变。脑脊液检查（必要时）；脑电图；脑干听觉诱发电位。

### （三）诊断标准

① 感染后突然起病，剧烈眩晕，站立不稳，头部活动时加重，不伴耳鸣、耳聋。

② 前庭功能检查显示单侧或双侧反应减弱。

## 【治疗原则】

控制眩晕，缓解伴发症状，促进前庭神经功能恢复。

## 【处方】

▶ **处方1**　氯丙嗪（非那根）　12.5～25mg　im　prn

　　或　苯海拉明　20mg　im　prn

**说明**：为抗组胺类药物，有止吐、镇静作用，改善眩晕症状。不良反应为面色惨白，低血压，青光眼患者禁用。

▶ **处方2**　地西泮　10mg　im　prn

**说明**：为镇静药，可改善紧张、失眠等症状。

▶ **处方3**　甲氧氯普胺　10mg　im

　　或　山莨菪碱　10mg　im

**说明**：为止吐药物，但两者不宜同时用。青光眼患者禁用。

▶ **处方4**　甲泼尼龙　40～80mg　ivgtt　qd×7d

**说明**：此药为皮质激素，被认为有助于前庭神经功能恢复，使用时间为1～3周。有消化道不适、失眠体重增加等副作用，要注意保胃、补钾等。

▶ **处方5**　尼麦角林　10mg　po　tid×7d

▶ **处方6**　倍他司汀　12mg　po　tid×7d

**说明**：可能有助于前庭功能恢复。倍他司汀不宜与抗组胺类药物合用。

▶ **处方7**　前庭康复训练

**说明**：可增加患者的平衡功能并提高其对眩晕的耐受能力。

# 五、舌咽神经痛

舌咽神经痛表现为一侧舌根、咽喉、扁桃体、耳根部及下颌后部等处突发突止的刀割、针刺、撕裂、烧灼、电击样剧烈疼痛。根据发病原因的不同，舌咽神经痛同样也可以分为原发性舌咽神经痛和继发性舌咽神经痛两种。

## 【诊断要点】

### （一）临床表现

1. 原发性舌咽神经痛

原发性舌咽神经痛的病因仍不清楚，可能是神经脱髓鞘所致。其临床表现特点如下。

（1）疼痛　发生在一侧舌根、咽喉、扁桃体、耳根部及下颌后部，有时以耳根部疼痛为主要表现。

（2）发作情况　疼痛通常骤然发作、突然停止，每次发作持续时间多为数秒或数十秒，一般不超过2min。亦可呈刀割、针刺、撕裂、烧灼、电击样剧烈疼痛。

（3）诱发因素　常于吞咽、说话、咳嗽或打哈欠时诱发疼痛。

（4）扳机点　往往有扳机点，部位多在咽后壁、扁桃体、舌根等处，少数可在外耳道。

（5）其他症状　吞咽动作常会诱发疼痛发作，虽然发作间歇期无任何异常，但惧怕诱发疼痛而不敢进食，患者常有消瘦、脱水、喉部痉挛感、心律失常及低血压性晕厥等症状。

（6）神经系统检查　多无异常发现。舌根部、扁桃体窝部可有扳机点。

2. 继发性舌咽神经痛

某些脑桥小脑角肿瘤、蛛网膜炎、血管性疾病、鼻咽部肿瘤或茎突过长症等均可激惹舌咽神经而引起舌咽神经分部区域的疼痛，称为继发性。

### （二）辅助检查

（1）常规项目　血常规和生化正常。要排除糖尿病。

（2）可选项目　CT/MRI：原发性通常无异常发现，继发性舌咽神经痛时 CT/MRI 可见器质性改变。

### （三）诊断标准

典型的临床表现。要与三叉神经痛、鼻咽部肿瘤侵袭咽部、颅底结构引起的疼痛相鉴别。

## 【治疗原则】

控制或减轻疼痛，继发性舌咽神经痛要针对病因治疗。

## 【处方】

见"三叉神经痛"。

# 六、多数脑神经损害综合征

多数脑神经损害综合征是指一侧或双侧多个脑神经同时受病变累及，出现功能障碍或结构破坏。病变部位不同可导致临床上形成特定的综合征。

## 【诊断要点】

### （一）临床表现

见表 1-1。

表 1-1　多数脑神经损害综合征

| 综合征 | 受累脑神经 | 临床表现 | 常见病因 |
|---|---|---|---|
| 眶上裂综合征 | Ⅲ、Ⅳ、Ⅵ、Ⅴ1 | 1. 全部眼肌麻痹，表现上睑下垂，眼球固定于正中位，瞳孔扩大，对光反射消失，伴调节反射障碍 2. 眼裂以上的面部皮肤感觉障碍 | 眶上裂局部的骨折、垂体瘤、蝶骨嵴脑膜瘤、脊索瘤、动脉瘤或受鼻窦炎波及 |
| 眶尖综合征 | Ⅱ、Ⅲ、Ⅳ、Ⅵ、Ⅴ1 | 眶上裂综合征的表现加上视力障碍即构成眶尖综合征，视力损害可表现中心暗点与周边视野缺损 | 眶尖部外伤、炎症与肿瘤 |

| 综合征 | 受累脑神经 | 临床表现 | 常见病因 |
|---|---|---|---|
| 海绵窦综合征 | Ⅲ、Ⅳ、Ⅵ、Ⅴ1或伴有Ⅴ2、Ⅴ3 | 眶上裂综合征的表现加上眼部静脉回流障碍所致眼睑、结膜水肿充血及眼球突出 | 继发于蝶窦或面部感染后的感染性海绵窦血栓形成、外伤性海绵窦动静脉瘘及邻近部位的肿瘤侵犯 |
| 岩尖综合征 | Ⅴ、Ⅵ | 外直肌麻痹，出现眼球内斜级复视，眼球后部、额部及面颊中部疼痛、感觉异常或减退 | 乳突炎、中耳炎、岩尖部肿瘤或外伤 |
| 脑桥小脑角综合征 | Ⅴ、Ⅶ、Ⅷ可伴Ⅵ、Ⅸ、Ⅹ | 耳鸣、耳聋、眼震、眩晕与平衡障碍，面部感觉障碍，角膜反射减低或消失，周围性面瘫 | 听神经瘤最常见，也见于局部炎症及其他占位性病变，动脉瘤与血管畸形 |
| 颈静脉孔综合征 | Ⅸ、Ⅹ、Ⅺ | 同侧声带麻痹而声音嘶哑，咽部肌肉麻痹而咽下困难，同侧咽反射消失，向对侧转颈无力，同侧耸肩不能 | 局部肿瘤、炎症 |

## （二）辅助检查

（1）常规项目 脑脊液常规和细胞学：有时需要脑脊液检查，主要是明确是否恶性肿瘤脑膜转移，脑膜慢性炎症（如结核球、寄生虫结节、梅毒树胶样肿等）。

（2）可选项目 CT/MRI/DSA是重要的辅助检查。

## （三）诊断标准

主要根据临床表现，一侧或双侧多个脑神经受累出现的上述表现。

## 【治疗原则】

多数脑神经损害综合征的治疗措施主要是针对病因治疗。

## 第三节 吉兰-巴雷综合征

吉兰-巴雷综合征（GBS）是一类免疫介导的急性炎性周围神经病。临床特征为急性起病，临床症状多在2周左右达到高峰，表现为多发神经根及周围神经损害，常有脑脊液蛋白-细胞分离现象，多呈单时相自限性病程，静脉注射免疫球蛋白和血浆交换治疗有效。该病包括急性炎性脱髓鞘性多发神经根神经病、急性运动轴索性神经病、急性运动感觉轴索性神经病等亚型。急性炎性脱髓鞘性多发神经根神经病（AIDP）是GBS中最常见的类型，也称经典型GBS，主要病变为多发神经根和周围神经节段性脱髓鞘。以下选择最为常见的AIDP为例。

### 【诊断要点】

#### （一）临床表现

（1）前驱事件　常见有腹泻、上呼吸道感染、疫苗接种等。

（2）急性起病，病情多在2周左右达到高峰。

（3）松弛性肢体肌肉无力是AIDP的核心症状。多数患者肌无力从双下肢向上肢发展，数日内逐渐加重，少数患者病初呈非对称性；肌张力可正常或降低，腱反射减低或消失，而且经常在肌力仍保留较好的情况下，腱反射已明显减低或消失，无病理反射。部分患者可有不同程度的脑神经的运动功能障碍，以面部或延髓部肌肉无力常见，且可能作为首发症状就诊；极少数患者有张口困难、伸舌不充分和伸舌力弱以及眼外肌麻痹。严重者可出现颈肌和呼吸肌无力，导致呼吸困难。

（4）部分患者有四肢远端感觉障碍，下肢疼痛或酸痛，神经干压痛和牵拉痛。部分患者有自主神经功能障碍。

#### （二）辅助检查

1. 常规项目

（1）脑脊液检查　脑脊液蛋白细胞分离是GBS的特征之一，多数患者在发病后2～4周内脑脊液蛋白不同程度升高，但较少超过1.0g/L；白细胞计数一般＜$10 \times 10^6$/L。糖和氯化物正常；部分患者脑脊液出现寡克隆区带。部分患者脑脊液抗神经节苷脂抗体阳性。

（2）血清学检查　少数患者出现肌酸激酶（CK）轻度升高，肝功能轻度异常。部分患者血清抗神经节苷脂抗体阳性。部分患者血清可检测到抗空肠弯曲菌抗体、抗巨细胞病毒抗体等。

（3）部分患者粪便中可分离和培养出空肠弯曲菌。

（4）神经电生理　主要根据运动神经传导测定，通常选择正中神经、尺神经、胫神经和腓总神经进行测定。神经电生理检测结果必须与临床相结合进行解释。电生理改变的程度与疾病严重程度相关，在病程的不同阶段电生理改变特点也会有所不同。神经电生理诊断标准详见相关指南。

2．可选项目

对于神经活体组织检查，一般不需要其检查确诊。腓肠神经活体组织检查可见有髓纤维脱髓鞘改变，部分有吞噬细胞浸润和炎性细胞浸润。

### （三）诊断标准

① 常有前驱感染史，呈急性起病，进行性加重，多在2周左右达高峰。

② 对称性肢体和延髓支配肌肉、面部肌肉无力，重症者可有呼吸肌无力，四肢腱反射减低或消失。

③ 可伴轻度感觉异常和自主神经功能障碍。

④ 脑脊液出现蛋白-细胞分离现象。

⑤ 电生理检查提示远端运动神经传导潜伏期延长、传导速度减慢、F波异常、传导阻滞、异常波形离散等。

### （四）鉴别诊断

如果出现以下表现，则一般不支持GBS的诊断。

① 显著、持久的不对称性肢体肌无力。

② 以膀胱、直肠功能障碍为首发症状或持久的膀胱和直肠功能障碍。

③ 脑脊液单核细胞数超过$50 \times 10^6/L$。

④ 脑脊液出现分叶核白细胞。

⑤ 存在明确的感觉平面。

需要鉴别的疾病包括脊髓炎、周期性麻痹、多发性肌炎、脊髓灰质炎、重症肌无力、急性横纹肌溶解症、白喉神经病、莱姆病、卟啉病、癔症等。

## 【治疗原则】

（1）一般治疗　主要针对该病可能导致的呼吸困难、心律失常、电解质紊乱等异常给予检测、处理。

（2）免疫治疗　针对该病的免疫机制给予免疫调节治疗。

（3）神经营养　促进神经功能恢复。

（4）康复治疗　对肌无力、肌萎缩、关节活动障碍进行康复训练。

## 【处方】

▶ **处方1**　心电监护；吸氧；营养支持；对症处理。

**说明**：AIDP病情进展、变化快，应及时处理。吞咽困难者应予以鼻饲。

▶ **处方2**　呼吸道管理

气管切开术、辅助呼吸。

呼吸肌麻痹是本病最主要的危险和死亡原因之一，应密切监护自主呼吸。一旦出现呼吸困难及低氧血症时应及时使用辅助呼吸。

▶ **处方3**　人血免疫球蛋白　400mg/（kg·d）　ivgtt　qd×5d

**说明**：为AIDP首选的药物治疗方案，缩短病程和改善预后；缺点是费用昂贵。

▶ **处方4**　血浆交换

交换量为30～50mL/（kg·d），在1～2周内进行3～5次。

**说明**：PE的禁忌证主要是严重感染、心律失常、心功能不全、凝血系列疾病等。

▶ **处方5**　甲泼尼龙　1000mg/d　ivgtt　qd×5d

**说明**：本病目前对激素治疗仍有分歧。国外的指南均不推荐应用糖皮质激素治疗AIDP，但国内医院常用，特别在疾病早期使用，可用大剂量冲击治疗，1g/d，连用5天，然后逐渐减量。要注意皮质激素的副作用，给予保护胃黏膜、补钾等辅助治疗。

▶ **处方6**　维生素$B_1$　20mg　po　tid

维生素B$_6$　20mg　po　tid

维生素B$_{12}$　0.5mg　im　qd

**说明**：为营养神经药物，有助于神经功能恢复，通常使用4周以上。

▶ **处方7**　神经功能康复锻炼

**说明**：病情稳定后，早期进行神经功能康复锻炼，预防废用性肌萎缩和关节挛缩。

## 【预后说明】

病情一般在2周左右达到高峰，继而持续数天至数周后开始恢复，少数患者在病情恢复过程中出现波动。多数患者神经功能在数周至数月内基本恢复，少数遗留持久的神经功能障碍。GBS病死率约3%，主要死于呼吸衰竭、感染、低血压、严重心律失常等并发症。

## ▷ 第四节　慢性炎性脱髓鞘性多发性神经根神经病

慢性炎性脱髓鞘性多发性神经根神经病（CIDP）是一类由免疫介导的运动感觉周围神经病，其病程呈慢性进展或缓解复发，多伴有脑脊液蛋白-细胞分离，电生理表现为周围神经传导速度减慢、传导阻滞及异常波形离散；病理显示有髓纤维多灶性脱髓鞘、神经内膜水肿、炎细胞浸润等特点。CIDP属于慢性获得性脱髓鞘性多发性神经病（CADP），是CADP中最常见的一种类型，大部分患者对免疫治疗反应良好。CIDP包括经典型和变异型，后者少见。

## 【诊断要点】

### （一）临床表现

1. 经典型CIDP

（1）见于各年龄段，40～60岁多见，男女发病比率相近。前驱感染史：较少有明确的前驱感染史。

（2）类型　分为慢性进展型和缓解复发型。年龄较轻者，缓解复发型多见，预后较好；年龄较大者，慢性进展型多见，预后较差。

（3）临床表现　慢性起病，症状进展在8周以上。

① 脑神经异常：不到10%的患者会出现面瘫或眼肌麻痹。

② 肌无力：大部分患者出现肌无力，以近端肌无力为突出特点。

③ 感觉障碍：大部分患者表现为四肢麻木，部分伴疼痛。

④ 腱反射异常：腱反射减弱或消失。

⑤ 自主神经功能障碍：表现直立性低血压、括约肌功能障碍及心律失常。

2. 变异型CIDP

（1）纯运动型　占10%～11%，仅表现为肢体无力而无感觉症状。

（2）纯感觉型　占8%～17%，仅表现为感觉症状，如感觉性共济失调、麻木、疼痛等。但随着病程的延长可出现运动受累症状。

（3）DADS　肢体的无力和（或）感觉障碍局限在肢体远端。DADS比经典型CIDP进展慢，激素治疗无效，对免疫治疗敏感。

（4）MADSAM　主要表现为四肢不对称的感觉运动周围神经病，临床类似多灶性运动神经病（MMN），但存在感觉损害的证据，且未发现抗神经节苷脂GM1抗体滴度升高。

**（二）辅助检查**

1. 常规项目

（1）电生理检查　运动神经传导测定提示周围神经存在脱髓鞘性病变，在非嵌压部位出现传导阻滞或异常波形离散对诊断脱髓鞘病变更有价值。电生理诊断标准如下。

① 运动神经传导：至少要有2根神经均存在下述参数中的至少1项异常。a. 远端潜伏期较正常值上限延长50%以上；b. 远端神经传导速度较正常值下限下降30%以上；c. F波潜伏期较正常值上限延长20%以上或无法引出F波；d. 运动神经部分传导阻滞，周围神经常规节段近端与远端比较，CMAP负相波波幅下降50%以上；e. 异常波形离散，周围神经常规节段近端与远端比较CAMP负相波时限增宽30%以上。

② 感觉神经传导：可以有感觉神经传导速度减慢和（或）波幅下降。

③ 针电极肌电图：通常正常，继发轴索损害时可出现异常自发电

位、运动单位电位时限增宽和波幅增高，以及运动单位丢失。

（2）脑脊液检查：80%～90%的患者存在脑脊液蛋白-细胞分离现象，蛋白质通常在0.75～2.00g/L，偶可高达2.00g/L以上。

2. 可选项目

腓肠神经活体组织检查：怀疑本病但电生理检查结果与临床不符时，需要行神经活体组织检查。

### （三）诊断标准

CIDP的诊断目前仍为排除性诊断。符合以下条件的可考虑本病：①症状进展超过8周，慢性进展或缓解复发；②临床表现为不同程度的肢体无力，多数呈对称性，少数为非对称性（如MADSAM），近端和远端均可累及，四肢腱反射减低或消失，伴有深、浅感觉异常；③脑脊液蛋白-细胞分离；④电生理检查提示周围神经传导速度减慢、传导阻滞或异常波形离散；⑤除外其他原因引起的周围神经病；⑥糖皮质激素治疗有效。

### （四）鉴别诊断

（1）POEMS综合征　表现为多发性周围神经病、脏器肿大、内分泌异常、M蛋白和皮肤改变，需通过全身多系统检查，方可与CIDP鉴别。

（2）多灶性运动神经病（MMN）　MMN是一种仅累及运动的不对称的CADP。成年男性多见，起病初期为不对称的上肢远端无力，逐渐累及上肢近端和下肢，也可下肢起病。受累肌肉分布呈现多数单神经病的特点。神经电生理检查提示为多灶性分布的运动传导阻滞。

（3）癌性周围神经病（副肿瘤综合征）　是由于癌症引起的非转移性周围神经损害。

（4）MGUS伴周围神经病　CADP可见于原因不明的MGUS，最多见的是IgM型MGUS，与经典型CIDP不同的是，MGUS伴发的周围神经病感觉症状重于运动症状，远端受累更明显，约50%患者抗髓鞘相关糖蛋白（MAG）抗体阳性。

（5）Refsum病　是因植烷酸氧化酶缺乏引起植烷酸沉积而导致的遗传性运动感觉性周围神经病，可发生在青少年或成人，脑脊液蛋白含量明显升高，易误为CIDP。血浆植烷酸明显增高可诊断该病。

## 【治疗原则】

（1）免疫治疗　针对该病的免疫机制给予免疫调节治疗。

（2）神经营养　促进神经功能恢复。

（3）对症治疗　有神经痛者，可用药物控制疼痛。

（4）康复治疗　病情稳定后，早期进行正规的神经功能康复锻炼，以预防废用性肌萎缩和关节挛缩。

## 【处方】

1. 免疫治疗

▶ **处方1**　甲泼尼龙　500～1000mg/d　ivgtt　qd×（3～5）d

**说明**：先大剂量皮质激素冲击治疗，然后逐渐减量或直接改口服泼尼松1mg/（kg·d），清晨顿服，维持1～2个月后逐渐减量，直至小剂量（5～10mg）维持半年以上，再酌情停药。

▶ **处方2**　地塞米松　10～20mg/d　ivgtt　qd×7d

**说明**：先地塞米松治疗，然后改为泼尼松1mg/（kg·d），清晨顿服，维持1～2个月后逐渐减量，直至小剂量（5～10mg）维持半年以上，再酌情停药。费用较便宜。

▶ **处方3**　口服泼尼松　1mg/（kg·d），清晨顿服，维持1～2个月后逐渐减量，直至小剂量（5～10mg）维持半年以上，再酌情停药。

**说明**：以上三个处方均为糖皮质激素治疗方案。糖皮质激素治疗被认为是CIDP首选的治疗药物。在使用激素过程中应注意补钙、补钾和保护胃黏膜。

▶ **处方4**　人血免疫球蛋白　400mg/（kg·d）　ivgtt　qd

**说明**：连续3～5天为1个疗程。每月重复1次，连续3个月。有条件或病情需要者可延长应用数月。缺点是费用昂贵。

2. 神经营养治疗

▶ **处方**　维生素$B_1$　20mg　po　tid

维生素$B_{12}$　0.5mg　im　qd

**说明**：营养神经药物，有助于神经功能康复。

3. 对症治疗（神经痛）

▷ **处方** 普瑞巴林 75mg po bid

或 加巴喷丁 100mg po tid

**说明**：针对神经病理性疼痛对症处理。可逐渐加量，根据神经病理性疼痛的持续时间使用。要注意控制神经病理性疼痛药物多为抗癫痫药物，有嗜睡、头昏等副作用。

4. 恢复期

▷ **处方** 神经功能康复锻炼

**说明**：病情稳定后，进行神经功能康复锻炼，以预防废用性肌萎缩和关节挛缩。

## 【预后】

缓解复发型患者比慢性进展型患者预后好。70% ～ 90%的患者对免疫治疗反应良好，少部分治疗无反应，或短期有效后产生依赖。

# 第五节 脊神经周围神经病

脊神经周围神经有31对，分为颈丛、臂丛、腰丛、骶丛和胸神经。脊髓段周围神经损害可按照病变所累及的部位、范围、病因划分为多种综合征、神经丛病、神经束病、单发或多发单神经病。外伤、卡压是最主要的病因。在内科非手术治疗无效的基础上，手术成为部分患者的终极选择。

## 一、特发性臂丛神经炎

臂丛神经炎又称神经痛性肌萎缩，也称Parsonage-Turner综合征，病因未明，可能与感染、变态反应等有关。主要表现以肩胛带肌为主的疼痛、无力和肌萎缩。发病急，预后较好。

### 【诊断要点】

**（一）临床表现**

① 以成年人多见，急性或亚急性发病，病前可有发热、肌肉酸痛

等症状。

② 随后出现肩部、上肢疼痛，疼痛通常较剧烈，表现为刺痛、绞痛等。

③ 数日后出现上肢肌无力、萎缩，臂丛神经分布区感觉障碍，腱反射减退。

## （二）辅助检查

1. 常规项目

① 血生化、血常规等通常无异常发现。

② 神经电生理检查、肌电图和神经传导速度检测：可检测到臂丛神经支配肌肉失神经改变、传导速度和波幅下降等。

2. 可选项目

CT、MRI、X线：有助于排除颈椎病、椎体转移瘤、局部占位等继发性臂丛神经痛。

## （三）诊断标准

通常根据临床症状、体征和辅助检查可诊断。

## （四）鉴别诊断

要与继发性臂丛神经病鉴别。继发性臂丛神经病主要原因是机械伤、嵌压伤，少部分为炎症、放射性损伤。

## 【治疗原则】

病因治疗为首选（包括抗病毒、抗炎等），对症处理包括控制疼痛（选用解热镇痛药或阿片类镇痛药物）、神经营养药物等。

## 【处方】

1. 镇痛

▷ **处方1** 布洛芬缓释片　0.3～0.6g　po　bid

　　或　塞来昔布　0.4g　po　qd

说明：为解热镇痛药物，能抑制前列腺素的合成，起解热、镇痛和抗炎的作用。布洛芬用法是一次0.3～0.6g口服，每隔4～6h重复一次，24h不超过4次，不宜长期及大剂量使用，一般不超过5天，不良反应主要为胃肠道反应。塞来昔布推荐剂量为首剂400mg qd，其后为200mg qd，服用6周后无效应选择其他治疗。孕妇、哺乳期妇女均禁用二者，胃十二指肠溃疡、阿司匹林过敏和肾功能不全者亦禁用。

▶ **处方2** 普瑞巴林 75～150mg po bid

　　或 加巴喷丁 100～600mg po tid

　　或 卡马西平 0.1～0.4g po tid

**说明**：抗癫痫类药物，控制神经病理性疼痛。普瑞巴林的不良反应是头晕、嗜睡、共济失调及视物模糊，服药期间应避免驾车及操控机器或从事其他危险作业。注意停药时应逐渐减量至停药，时间要在1周以上。加巴喷丁的用法是第一天0.3g qd，第二天0.3g bid，第三天0.3g tid，随后根据缓解疼痛的要求逐渐增加剂量至1.8g/d，老年人应根据肌酐清除率调整给药剂量。

▶ **处方3** 奥司康定 10mg po bid

**说明**：为吗啡类强镇痛药物，可根据疼痛严重程度增减用量。

2. 抗病毒治疗

▶ **处方1** 泼尼松 20mg po tid

▶ **处方2** 阿昔洛韦 0.2g po qid

**说明**：针对病毒感染或自身免疫机制的病例有效。

3. 营养神经

▶ **处方** 维生素B$_1$ 20mg po tid

　　甲钴胺 0.5～1mg po tid

**说明**：营养神经药物，有助神经恢复。

4. 神经阻滞治疗

▶ **处方** 臂丛神经封闭治疗

**说明**：使用麻醉类镇痛药物如利多卡因局部封闭，于前、中斜角肌间沟入路阻滞臂丛及颈交感神经节。

# 二、股外侧皮神经炎

股外侧皮神经炎的主要症状为股外侧的皮肤感觉异常。1895年首先由Bernhardt进行描述，继而Roth命名为感觉异常性股痛，因此也称Roth

病。股外侧皮神经如果由于受压、外伤或感染等原因影响时，即可能发生本病，如脊椎畸形、腰椎骶化、椎间盘突出、盆腔炎、阑尾炎、妊娠、负重劳动、盆腔肿瘤等，都可诱发本病，寒冷及潮湿也是本病的常见诱因。

## 【诊断要点】

### （一）临床表现

① 本病多见于20～50岁较肥胖的男性，也见于孕妇及劳动者。

② 过程缓慢渐进，患者自觉大腿前外侧皮肤呈针刺样疼痛，同时伴有异常感觉，如蚁走感、烧灼感、寒凉感、麻木感等。以麻木最多见。体力劳动、站立过久时可加剧，休息后症状缓解。

③ 查体时大腿前外侧皮肤的痛觉和温度觉减退甚至消失，有的伴有皮肤萎缩，稍干燥，毳毛减少等；但肌肉无萎缩，腱反射正常存在，也无运动障碍。

④ 通常单侧，少数双侧。慢性病程，常数月至数年不愈。

### （二）辅助检查

（1）常规项目　血液检查通常无特殊发现，要检查血糖、HLA-B27、肌电图等。糖尿病单神经病易累及股外侧皮神经致股外侧皮神经炎。肌电图检查无意义，神经传导速度测定受到部位的限制。皮节刺激体感诱发电位，两侧对比有诊断意义。

（2）可选项目　CT/MRI、腹部彩超等。详细的辅助检查有助于明确疼痛病因。

### （三）诊断

主要依据临床症状、神经系统检查体征诊断。

### （四）鉴别诊断

主要是排除坐骨神经痛、髋关节痛等。

## 【治疗原则】

目的是控制或缓解疼痛、感觉异常等症状。

## 【处方】

▶ **处方1**　甲钴胺　0.5mg　po　tid

维生素$B_1$　20mg　po　tid

　　**说明**：为神经营养药，有助于神经功能恢复。

▶ **处方2**　普瑞巴林　75mg　po　bid

　　或　加巴喷丁　100～600mg　po　tid

　　**说明**：抗癫痫药物，有助于缓解麻木、疼痛等不适。

▶ **处方3**　理疗、康复训练、局部封闭等

　　**说明**：可配合药物治疗，可能对部分患者有效。

▶ **处方4**　外科手术

　　**说明**：手术为病因治疗，针对腰椎间盘突出、盆腔占位等给予治疗。对病情严重难以缓解、病因不明者可施行神经切断术及神经松解术。

## 三、坐骨神经痛

　　坐骨神经是支配下肢的主要神经干。坐骨神经痛是指坐骨神经通路及其分布区的疼痛，即腰部、臀部、大腿后、小腿后外侧和足外侧发生的疼痛症状群。

### 【诊断要点】

#### （一）临床表现

（1）青壮年多见，沿坐骨神经分布区疼痛。

（2）疼痛程度及时间常与病因及起病缓急有关，疼痛性质为神经病理性疼痛，多表现为刺痛、电击样痛、麻木感，并常有疼痛沿坐骨神经走行放射。

（3）坐骨神经痛分为原发性和继发性两大类。

① 原发性坐骨神经痛：原发性为坐骨神经炎症引起的疼痛，以单侧者居多，常与肌纤维炎同时发生。原发性坐骨神经痛的主要发病原因为寒冷潮湿及扁桃腺炎、前列腺炎、牙龈炎、鼻窦炎等其他炎症病灶感染，有的同时伴发肌炎及肌纤维组织炎。

② 继发性坐骨神经痛：继发性坐骨神经痛由于邻近病变的压迫或刺激引起，又分为根性和干性坐骨神经痛，分别指受压部位是在神经根还是在神经干。根性多见，病因以椎间盘突出最常见；干性可由骶髂关节

炎、盆腔内肿瘤、妊娠子宫压迫、髋关节炎、臀部外伤、糖尿病等所致。根性坐骨神经痛最常见的病因是腰椎间盘突出，常在用力、弯腰或剧烈活动等诱因下急性或亚急性起病，少数为慢性起病，疼痛常自腰部向一侧臀部、大腿后、腘窝、小腿外侧及足部放射，呈烧灼样或刀割样疼痛，咳嗽及用力时疼痛可加剧，夜间更甚，患者常取特殊的减痛姿势。

（4）牵拉坐骨神经可诱发疼痛或使疼痛加剧，直腿抬高试验阳性。患肢小腿外侧和足背常有麻木感及感觉减退。臀肌张力松弛，拇趾伸、屈肌力减弱。跟腱反射减弱或消失。

## （二）辅助检查

（1）常规项目

① 血常规、血沉、血生化等。

② 肌电图及神经传导检查：有助于明确损害的部位及程度。

③ CT/MRI：有助于明确继发性坐骨神经痛的病因，判断椎间盘突出的程度和位置、椎管狭窄情况、占位压迫的病变性质。

④ 血液检查：主要检查包括血沉、血糖、HLA-B27等。

（2）可选项目　腰骶椎关节及骶髂关节X线片、脊髓造影加CT、盆腔CT/MRI。

## （三）诊断标准

坐骨神经分布区的神经病理性疼痛。

## （四）鉴别诊断

应与腰肌劳损、臀部纤维组织炎及大腿后部疼痛等鉴别。

## 【治疗原则】

目的是缓解疼痛、减轻坐骨神经损伤导致的功能障碍。

## 【处方】

▶ **处方1**　卧硬床休息3～4周

**说明**：腰椎间盘突出早期，部分患者症状自行缓解。

▶ **处方2**　对乙酰氨基酚　0.5～1.0g　po　bid

或　塞来昔布　0.2g　po　bid

说明：主要是NSAID类解热镇痛药物，大量使用时消化道反应较大，需要注意。

▶ **处方3** 乙哌立松 50～100mg po tid

说明：为肌松药，有助于缓解肌肉痉挛等不适。

▶ **处方4** 维生素B$_1$ 10～20mg po tid

甲钴胺 0.5mg po tid

说明：神经营养药，有助于损伤神经恢复。

▶ **处方5** 理疗、康复训练、腰背肌训练

▶ **处方6** 病因治疗

针对腰椎间盘突出、椎管狭窄等给予治疗。

# 四、其他脊神经损害综合征

## 【诊断要点】

### （一）临床表现

见表1-2。

### （二）辅助检查

1. 常规项目

（1）生化检查 主要包括血糖、肝功能、肾功能、甲状腺功能、维生素B$_{12}$浓度等。主要是鉴别诊断。通常不需要做脑脊液检查。

（2）神经电生理检查 是脊神经单神经病变重要的检查手段，有助于明确神经损害的部位、程度，指导进一步治疗和随访病情演变情况。

2. 可选项目

X线、CT、MRI是重要的辅助检查。X线主要用于诊断有无骨折、骨质破坏，CT、MRI是诊断骨骼、关节、韧带损伤的更精确的检查，用来诊断是否有神经受压以及卡压的程度等。新近发展出MRI特殊序列成像，可显示部分神经丛，对周围神经损害的诊断有巨大帮助。最近还有采用B超进行大神经的检查，有无创、经济、易重复的优点。

### （三）诊断标准

根据受累神经的临床症状和相应体征，结合电生理诊断。

## （四）鉴别诊断

见表1-2。

**表1-2　其他脊神经损害综合征**

| 受累神经（病名） | 症状 | 体征 | 电生理 |
|---|---|---|---|
| 腋神经 | 1. 肩部外伤史<br>2. 运动：三角肌麻痹，肩关节下垂<br>3. 感觉：三角肌表面麻木感 | 1. 三角肌麻痹、萎缩，方肩畸形，肩关节下垂半脱位，肩外展功能丧失<br>2. 三角肌表面皮肤感觉障碍 | 电生理检查，腋神经动作电位消失，三角肌失神经支配 |
| 桡神经 | 1. 出现腕下垂，拇指及各手指下垂<br>2. 手背桡侧半、桡侧两个半指、上臂及前臂后部麻木 | 1. 运动：不能伸掌指关节，前臂旋前畸形，不能旋后，拇指内收畸形。伸肌瘫痪<br>2. 感觉：手背桡侧半、桡侧两个半指、上臂及前臂后部感觉障碍 | 拇长伸肌、指总伸肌、尺侧腕伸肌、肱桡肌等失神经支配 |
| 尺神经（肘管综合征） | 1. 小指对掌无力及手指收展不灵活<br>2. 手背尺侧、小鱼际、小指及环指尺侧半麻木或刺痛 | 1. 运动：手部小鱼际肌、骨间肌萎缩，及环、小指正爪状畸形，夹纸试验阳性<br>2. 感觉：前述区域皮肤痛觉减退，及尺神经沟处Tinel征阳性 | 肘下尺神经传导速度减慢，小鱼际肌及骨间肌肌电图异常 |
| 正中神经（腕管综合征） | 1. 拇指、示指、中指和环指麻木、刺痛或呈烧灼样痛，夜间加剧，甚至睡眠中痛醒<br>2. 拇指外展无力，伴有手动作不灵活等 | 1. 运动：手部肌肉萎缩、瘫痪<br>2. 感觉：叩击腕部掌侧正中，造成正中神经支配区的麻木、疼痛。Phalen试验阳性，部分患者手腕关节极度屈曲60s后手指感觉异常加重 | 拇短展肌、拇对掌肌失神经支配。正中神经通过腕管感觉传导减慢，运动纤维远端潜伏期延长。正中神经SNAP、CMAP振幅降低 |

| 受累神经（病名） | 症状 | 体征 | 电生理 |
|---|---|---|---|
| 腓总神经 | 1. 患足下垂内翻，伸踝、伸趾功能丧失<br>2. 小腿外侧和足背区感觉消失<br>3. 营养：足背部易受外伤、冻伤和烫伤 | 1. 运动：患肢有足下垂内翻<br>2. 感觉：小腿外侧及足背感觉丧失，Tinel征（腓骨颈部叩打有放射痛为阳性） | 腓总神经传导速度减慢，波幅下降，F波或H反射潜伏期延长；腓总神经支配肌肉如胫前肌、腓等长肌失神经电位，而健侧正常 |

## 【治疗原则】

（1）针对神经损害的病因给予治疗。

（2）使用B族维生素等神经营养药物治疗，改善神经功能。

（3）针对神经损伤造成的肌肉萎缩、肌无力给予康复治疗。

## 【处方】

▶ **处方1** 休息；限制可能导致神经卡压加重的不良体位和姿势；急性期要限制某些关节的活动。

**说明**：对于常见的脊神经单神经病而言，上述处理是必需的，特别在急性期。

▶ **处方2** 甲钴胺　0.5mg　po　tid

硫辛酸　0.6g　ivgtt　qd

复方维生素B　20mg　po　tid

**说明**：主要是营养神经类药物，通常多种维生素联用，可长期使用。

▶ **处方3** 阿米替林　25～50mg　po　tid

或　加巴喷丁　100～600mg　po　tid

或　普瑞巴林　75～150mg　po　bid

或　文拉法辛　75～150mg　po　qd

说明：主要是针对神经病理性疼痛，不同作用机制的药物可联合使用，但要注意副作用。

▶ **处方4** 病因处理

说明：针对神经卡压经非手术治疗无效、神经功能损害逐渐加重的患者进行病因治疗。部分患者可采用局部封闭治疗。

▶ **处方5** 康复治疗

说明：针对患者症状和病程的不同阶段，设计不同康复治疗方案。

## 第六节 糖尿病性神经病

糖尿病周围神经病（DPN）是糖尿病的常见并发症，临床表现包括多种类型，其中以远端对称性多发性周围神经病（DSPN）和自主神经病最为常见。由于糖尿病的高发病率，以及糖尿病导致的周围神经病类型多种多样，以至于每一种周围病变都要排除糖尿病可能。

### 【诊断要点】

#### （一）临床表现

（1）远端对称性多发性周围神经病　是DPN最常见的类型。主要表现为隐袭起病，缓慢发展，临床表现对称，多以肢体远端感觉异常为首发症状，可呈现手套、袜套样感觉障碍，早期即可有腱反射减弱，尤以双下肢为著，可伴有自主神经受损表现。早期肌无力和肌萎缩通常不明显。

（2）糖尿病自主神经病　以自主神经病变为首发症状，一般隐袭起病，缓慢发展，表现为排汗异常、胃肠道症状、性功能减退、排尿困难、直立性低血压以及静息时心动过速等。由于小纤维受累，发生心绞痛或心肌梗死时可无心前区疼痛的表现，发生严重心律失常时猝死的风险增加。

（3）糖尿病单神经病或多发单神经病　以正中神经、尺神经、腓总神经受累多见，常隐袭发病，也有急性起病者。主要表现为神经支配区域的感觉和运动功能障碍。在神经走行易受嵌压部位（如腕管、肘管、腓骨小头处）更容易受累。脑神经亦可受累，如动眼神经、展神经、面神经等，通常为急性起病。

（4）糖尿病神经根神经丛病  也称糖尿病性肌萎缩或痛性肌萎缩，为少见的糖尿病并发症，常见于腰骶神经根神经丛分布区。急性或亚急性起病，表现为受累神经支配区的疼痛和感觉障碍，相继出现肌肉无力和萎缩，以下肢近端为主，可以单侧或双侧受累，诊断时需要首先除外其他原因的神经根或神经丛病变。

## （二）辅助检查

1. 常规项目

（1）血糖相关检查  对于周围神经病患者，应常规进行空腹血糖、葡萄糖负荷后2h血糖和糖化血红蛋白测定，明确患者有无糖尿病。

（2）神经电生理检查

① 神经传导测定：神经传导测定在DPN的诊断中具有重要作用。感觉和运动神经传导测定应至少包括上肢、下肢各2条神经。感觉神经传导测定主要表现为感觉神经动作电位波幅降低，下肢远端更为明显，传导速度相对正常，符合长度依赖性轴索性周围神经病的特点。当存在嵌压性周围神经病时，跨嵌压部位的感觉神经传导速度可有减慢。在以自主神经表现为主者，感觉传导可以正常。

② 针极肌电图检查：a. 针极肌电图检查可见异常自发电位，运动单位电位时限增宽、波幅增高，大力收缩时运动单位募集减少。b. 针极肌电图能够证实运动神经轴索损害，发现亚临床病变，并协助不同神经病变分布类型的定位。c. 在以自主神经或感觉神经受累为主的周围神经病变，针电极检测的阳性率较低。

③ 其他神经电生理：包括F波、H反射、皮肤交感反应测定。a. F波和H反射：可有潜伏期延长，以下肢神经为著。b. 皮肤交感反应测定：有助于发现交感神经通路的异常。表现为潜伏期延长，波幅降低或引不出波形。c. 定量感觉测定：可定量评估深感觉和痛温觉的异常，常用于DPN的临床研究。对于痛觉纤维的评估，有助于小纤维神经病变的判定，对糖尿病自主神经病的诊断有辅助作用。d. 心率变异测定可反映副交感神经的功能，是诊断小纤维受累为主周围神经病变的主要

方法。e. 痛觉诱发电位也可评估痛觉通路的异常，目前主要用于临床研究。

（3）影像学检查　对于神经根或丛病变者，可选择，以排除脊柱与椎管内病变和盆腔内占位性病变。

（4）实验室检查　生化、甲状腺功能、叶酸和维生素B$_{12}$测定等，主要是排除其他病因和鉴别。

2. 可选项目

免疫指标、免疫固定电泳等，必要时毒物筛查、腰穿脑脊液检查。

### （三）诊断标准

糖尿病周围神经病诊断的基本条件。

① 明确患有糖尿病。

② 存在周围神经病变的临床和（或）电生理的证据。

③ 排除导致周围神经病变的其他原因。

### （四）鉴别诊断

需与多种其他病因导致的周围神经病鉴别。包括慢性炎症脱髓鞘性多发性神经根周围神经病、营养缺乏、中毒、异常球蛋白血症、肝功能不全、肾功能不全、甲状腺功能减退、恶性肿瘤、结缔组织病、感染性疾病及遗传性疾病。

## 【治疗原则】

（1）病因治疗，控制血糖。

（2）针对糖尿病周围神经损害的机制给予活血、改善血液循环等治疗。

（3）营养神经，促进损害神经功能康复。

（4）针对周围神经损伤导致的麻木、疼痛、烧灼感等给予对症治疗。

## 【处方】

1. 糖尿病饮食

2. 降糖类药物

▶ **处方1**　格列吡嗪控释片　10 ～ 20mg　po　qd

或　瑞格列奈　0.5 ～ 4mg　po　tid

或　那格列奈　0.12 ～ 0.75mg　po　tid

▷ **处方2**　阿卡波糖　50 ～ 100mg　po　tid

▷ **处方3**　罗格列酮　2 ～ 6mg　po　qd ～ tid

或　吡格列酮　15 ～ 30mg　po　qd ～ tid

▷ **处方4**　西格列汀　100mg　po　qd

▷ **处方5**　诺和灵30R/诺和锐30/优泌乐25　餐前30min　H

　　**说明**：针对糖尿病周围神经病的病因治疗。积极控制血糖和糖化血红蛋白水平，保持血糖的稳定。建议将糖化血红蛋白控制在7%以内，但具体控制程度应个体化。要注意二甲双胍可能导致周围神经损害，与甲钴胺联用可降低风险。

　　3. 神经营养及修复药物

▷ **处方1**　甲钴胺　0.5mg　im　qd

▷ **处方2**　硫辛酸　0.6g　ivgtt　qd

▷ **处方3**　依帕司它　50mg　po　tid

　　**说明**：主要是营养神经类药物，通常多种维生素联用，长期使用。硫辛酸是具有抗氧化应激作用。但临床研究显示当DPN发生后，目前尚无药物能逆转周围神经病变的进展。

　　4. 神经痛治疗

▷ **处方**　阿米替林　25 ～ 50mg　po　bid-tid

或　加巴喷丁　100 ～ 600mg　po　tid

或　普瑞巴林　75 ～ 150mg　po　bid

或　文拉法辛　75 ～ 150mg　po　qd

　　**说明**：针对神经病理性疼痛，不同作用机制类药物联合使用。但要注意副作用。

　　5. 改善微循环

▷ **处方**　前列腺素E1　40μg　po　tid

或　银杏叶片　1 ～ 2片　po　tid

　　**说明**：改善微循环。

# 参考文献

［1］中华医学会神经病学分会神经肌肉病血组、肌电图及临床神经电生理学组、神经免疫学组．中国吉兰-巴雷综合征诊治指南．中华神经科杂志，2010，43：583-586．

［2］中华医学会神经病学分会神经肌肉病血组、肌电图及临床神经电生理学组、神经免疫学组．中国慢性炎症脱髓鞘性多发性神经根神经病诊疗指南．中华神经科杂志，2010，43：586-588．

［3］贾建平．神经病学．第7版．北京：人民卫生出版社，2013．

［4］王维治．神经病学．第2版．北京：人民卫生出版社，2013．

［5］中华医学会神经病学分会神经肌肉病血组、肌电图及临床神经电生理学组．糖尿病周围神经病诊断和治疗共识．中华神经科杂志，2013，46：787-789．

# 第二章 >>>

# 脊髓疾病

## >> 第一节　急性脊髓炎

　　急性脊髓炎是临床上最常见的一种脊髓炎。表现为病损平面以下肢体瘫痪、传导束性感觉障碍和尿便障碍，病变常累及胸髓（$T_3 \sim T_5$），其次为颈段和腰段，常在发病前有呼吸道、胃肠道病毒感染的病史。该病为单相病程，预后取决于病变程度及合并症情况。

### 【诊断要点】

### （一）临床表现

　　任何年龄均可发病，以青壮年居多，无性别差异，秋冬季和冬春季较多。约半数患者发病前 1 ~ 2 周内有上呼吸道感染或胃肠道感染的病史，或有疫苗接种史。受凉、劳累、外伤等常为发病诱因。起病较急，多在 2 ~ 3 天内症状进展至高峰。

　　（1）急性出现病变水平以下运动、感觉、自主神经功能障碍。

　　① 运动障碍：早期常为脊髓休克，表现为四肢瘫或双下肢松弛性瘫痪。肌张力低下、腱反射消失，病理征阴性。一般持续 2 ~ 4 周进入恢复期，肌力从远端开始恢复，损伤节段以下锥体束征阳性，肌张力及腱反射逐渐恢复。脊髓严重损伤时，常导致屈肌张力增高。可见总体反射。

　　② 感觉障碍：表现为脊髓损害平面以下深、浅感觉均消失，感觉

消失区上缘常有感觉过敏带或束带感。随着病情恢复，感觉平面逐步下降，但较运动功能的恢复慢且差。

③ 自主神经功能障碍：早期表现为尿潴留，容量可达1000mL，随着脊髓功能的恢复，膀胱容量缩小，尿充盈300～400mL时会自动排尿。病变节段以下皮肤干燥，少汗或无汗，有皮肤水肿、脱屑及指甲松脆等皮肤营养障碍。病变水平以上可有自主神经反射异常。

（2）上升性脊髓炎　部分病例起病急骤，感觉障碍平面常于1～2天内甚至数小时内上升至高颈髓，瘫痪也由下肢迅速波及上肢和呼吸肌，出现吞咽及呼吸困难、构音不清、呼吸肌麻痹而死亡。

## （二）辅助检查

（1）常规项目　外周血象检查、脑脊液检查、脊髓CT/MRI。

脊髓MRI在病变节段脊髓均呈不同程度的增粗，T1WI呈低信号，T2WI呈高信号。增强无强化。

（2）可选项目　电生理检查、脊髓MRI增强、脊髓血管检查、各种炎症原因筛查等。

## （三）诊断标准

发病前1～2周有腹泻、上呼吸道感染或疫苗接种史。急性起病，迅速出现脊髓横贯性损害症状。脑脊液检查符合急性脊髓炎的改变。CT、MRI影像学检查可除外其他脊髓病。

## （四）鉴别诊断

要与脊髓血管病、视神经脊髓炎、急性脊髓压迫症、亚急性坏死性脊髓炎、急性硬脊膜外脓肿等表现为脊髓损害的疾病鉴别。

## 【治疗原则】

急性横贯性脊髓炎应早期诊断，确诊后减轻脊髓损害、防治并发症及促进功能恢复。

## 【处方】

1. 抗炎治疗

▶ **处方**　甲泼尼龙　500～1000mg　ivgtt　qd×（3～5）d

或　地塞米松　10～20mg　ivgtt　qd×10d

上述疗法结束后改为波尼松口服，按每千克体重1mg或通常成人以60mg开始计算，用药2周后每周减量1次，每次减0.25mg/kg，依次减完后停用，总疗程1～2个月。用激素期间注意补钾、补钙、保护胃黏膜。

**说明**：属于皮质类固醇激素，减轻脊髓炎性反应及水肿，改善血液循环；降低毛细血管通透性，增加局部血流量；降低损伤脊髓中脂质过氧化物的含量，减轻其对脊髓的损害；减轻脱髓鞘程度，改善神经传导功能；用于急性期，以控制疾病进展，注意激素副作用。

2．免疫疗法

▷ **处方1**　免疫球蛋白　0.4g/kg　ivgtt　qd×5d

▷ **处方2**　血浆置换

**说明**：注射丙种球蛋白是一种被动免疫疗法，含有广谱抗病毒、细菌或其他病原体的IgG抗体，另具有免疫替代和免疫调节的双重治疗作用。同血浆置换一样可能具有中和抗体、细胞因子、补体、细菌毒素和病毒并干扰免疫复合物生成等作用。

3．营养神经

▷ **处方**　营养神经

维生素$B_1$　100mg　im　qd

维生素$B_{12}$　500μg　im　qd

4．防治肢体痉挛

▷ **处方**　巴氯芬　5～10mg　po　bid

**说明**：此药为骨骼肌松弛药。可能干扰兴奋性神经递质释放，抑制脊髓突触间的传导，产生骨骼肌松弛作用，主要用于出现双下肢痉挛者。妊娠、癫痫、脑卒中、精神障碍、肺或肾功能不全者慎用。

5．防治脊髓肿胀

▷ **处方1**　20%甘露醇　250mL　ivgtt　q12h～q8h

或　甘油果糖　250mL　ivgtt　q12h

或　七叶皂苷钠　10mg
生理盐水　250mL ⎫⎬⎭ ivgtt　qd

说明：防止早期脊髓肿胀作用。甘露醇需警惕肾功能损害的副作用。

▶ 处方2　尼莫地平　30mg　po　tid

说明：属钙离子通道阻滞药，急性期起扩张血管作用，促进血液循环的改善。

## 第二节　脊髓亚急性联合变性

脊髓亚急性联合变性是由于维生素B$_{12}$缺乏导致的神经系统变性疾病，病变主要累及脊髓后索、侧索及周围神经。主要表现为双下肢深感觉缺失、感觉性共济失调、痉挛性瘫痪及周围性神经病变等，常伴有贫血的临床征象。早期诊断和治疗是治愈本病的关键。

【诊断要点】

（一）临床表现

多在中年以后起病，无性别差异，隐匿起病，逐渐缓慢进展。多数患者在出现神经系统症状前有贫血、倦怠、腹泻和舌炎等病史。主要是脊髓后柱、皮质脊髓束和周围神经损害。精神症状和脑部症状也有，但较少。

（1）周围神经损害　常出现手指、足趾末端感觉异常，呈对称性刺痛、麻木和烧灼感等。少数可见手套样、袜套样感觉减退，感觉症状常从下肢开始逐渐向上延伸至躯干。

（2）后索损害　逐渐出现双下肢无力、发硬和动作笨拙、步行不稳、踩棉花感，闭目或在黑暗中行走困难。查体双下肢振动觉、位置觉障碍以远端明显，Romberg征阳性。少数患者屈颈时可出现一阵阵由脊髓向下肢足底放射的触电感。

（3）侧索损害　常较感觉症状出现晚，表现为双下肢不完全痉挛性瘫，肌张力增高，腱反射亢进，病理征阳性。括约肌功能障碍出现较晚。

（4）精神症状　易激惹、抑郁、幻觉、认知功能减退等。

## （二）辅助检查

### 1. 常规项目

有外周血象、骨髓涂片、血清维生素 $B_{12}$ 含量、脑脊液检查、肌电图及神经传导速度测定、脊髓MRI。

（1）外周血象和骨髓涂片　可提示巨幼红细胞贫血。

（2）血清维生素 $B_{12}$ 含量　正常值为 $110 \sim 660pmol/L$（$140 \sim 900\mu g/L$），低于 $100\mu g/L$ 考虑维生素 $B_{12}$ 缺乏症。但目前认为其血清水平不能准确反映细胞内是否缺乏维生素 $B_{12}$，同时维生素 $B_{12}$ 的转运和代谢障碍仍可导致该病发生。

（3）脊髓MRI　病变部位呈条形点片状病灶，TIWI低信号，T2WI高信号，多数有强化。横断面典型影像有圆点、三角、八字、倒V征象。

### 2. 可选项目

有Schiling试验、注射组胺做胃液分析、网织红细胞测定、平均红细胞体积测定、血清中甲基丙二酸和同型半胱氨酸测定等。

## （三）诊断标准

① 多呈缓慢起病，出现脊髓后索、侧索及周围神经受损体征。

② 血清中维生素 $B_{12}$ 缺乏，有恶性贫血可确定诊断。

③ 试验性诊断：血清维生素 $B_{12}$ 缺乏时，血清中甲基丙二酸和同型半胱氨酸异常增加，给予维生素 $B_{12}$ 治疗后，血清中甲基丙二酸降至正常。

## （四）鉴别诊断

要与非恶性贫血型联合系统变性、脊髓压迫症、多发性硬化等鉴别。

# 【治疗原则】

目的是及早补充维生素 $B_{12}$，避免不可逆性神经损伤；并纠正或治疗导致维生素 $B_{12}$ 缺乏的原发病因和疾病；加强瘫痪肢体功能锻炼。

# 【处方】

1. 补充维生素 $B_{12}$

▶ **处方** 甲钴胺 500 ～ 1000μg/d im×14d

2周后每周1次，连续4周；之后每月1次维生素$B_{12}$肌注。

**说明**：为营养神经药，是内源性辅酶$B_{12}$。用于末梢神经障碍。促进核酸及蛋白的合成。

2．营养神经

▶ **处方** 维生素$B_1$ 20mg po tid

**说明**：为营养神经药，参与体内辅酶的形成，能维持正常糖代谢及神经、消化系统功能，与维生素$B_{12}$合用，对周围神经受损者效果更好。

3．纠正贫血

▶ **处方1** 硫酸亚铁 0.3 ～ 0.6g po tid

　　或 10%枸橼酸铁胺 10mL po tid

**说明**：属抗贫血药物，对于贫血患者适用。副作用可见胃肠道刺激作用；可致便秘，并排黑粪或潜血试验阳性。

▶ **处方2** 叶酸 5 ～ 10mg po tid

**说明**：属于抗贫血用药，针对恶性贫血，需与维生素$B_{12}$合用，单独使用叶酸会使神经系统症状恶化。

▶ **处方3** 胃蛋白酶合剂 10mL po tid

　　或 稀盐酸合剂 10mL po tid

**说明**：助消化药物，胃液中缺乏游离胃酸可服用。

## ▷ 第三节 脊髓压迫症

脊髓压迫症是一组椎骨或椎管内占位性病变引起的脊髓受压综合征。表现为随病变进展出现脊髓半切综合征、横贯性损害及椎管梗阻，脊神经根和血管可不同程度受累。常由于肿瘤引起，并可见炎症、脊柱病变及先天畸形等因素。

## 【诊断要点】

### （一）临床表现

脊髓受压产生病变的性质和速度可影响代偿机制发挥的程度，急性压迫时通常无明显代偿时机，脊髓损伤严重；慢性受压时能够充分发挥代偿机制，相对预后较好。

（1）急性脊髓压迫症　急性发病，进展迅速，常于数小时至数日内脊髓功能完全丧失。多出现脊髓休克，表现为病变平面以下松弛性瘫痪、各种感觉消失、反射消失、尿潴留等。

（2）慢性脊髓压迫症　病情缓慢进展，早期症状和体征可不明显。通常分为三期：①早期根痛期；②脊髓部分受压期（即脊髓半切综合征）；③脊髓完全受压期（即脊髓完全横贯性损害）。

慢性脊髓压迫症主要症状和体征如下。

① 神经根症状：神经根痛症状及脊髓刺激症状。

② 感觉障碍：对侧躯体较病变部位低 2～3 个节段水平以下痛温觉减退或缺失；同侧深感觉减退或缺失；因脊髓感觉传导纤维有一定排列顺序，有助于区分髓内、髓外病变。

③ 运动障碍：锥体束受压引起同侧病变节段以下同侧肢体痉挛性瘫痪。

④ 反射异常：受压节段后根、前根或前角受累时出现病变节段反射减弱或消失；锥体束受损出现腱反射亢进及病理反射阳性。

⑤ 自主神经症状：圆锥以上病变出现尿潴留和便秘；圆锥、马尾病变出现大小便失禁；病变水平以下可见少汗甚至无汗、皮肤干燥及脱屑。

⑥ 脊髓刺激症状：多因硬膜外病变引起。

### （二）辅助检查

（1）常规检查　脑脊液常规、脑脊液生化检查、脑脊液动力学变化测定、影像学检查（脊柱 X 线平片、脊髓 CT 及 MRI）等。

① 脑脊液常规、生化及脑脊液动力学变化测定：是诊断脊髓压迫症的重要方法。脑脊液动力学变化（压颈试验）测定可证明椎管是否梗阻，但压颈试验正常不能排除。

② 影像学检查：脊柱X线平片和CT可了解骨折、脱位、肿瘤、骨质破坏等；MRI可显示脊髓受压部位及范围、病变大小、形状及与椎管内结构的关系。

（2）可选项目 脊髓造影。

### （三）诊断标准

1. 定位诊断

（1）纵向诊断 确定病变位于脊髓的节段。

（2）横向诊断 确定病变部位位于髓内或髓外。

2. 定性诊断

（1）髓内外肿瘤 最常见，髓内肿瘤多为胶质瘤；髓外硬脊膜下肿瘤多为神经纤维瘤；髓外硬膜外多为转移瘤。

（2）脊髓蛛网膜炎 病损不对称，时轻时重，感觉障碍不规则分布，压颈试验可有梗阻，蛋白含量增高，椎管造影呈点滴状或串珠样分布。

（3）硬膜外病变 多为转移瘤或椎间盘脱出。急性压迫多为外伤性硬膜外血肿，进展迅速；硬膜外脓肿常有感染特征。

### （四）鉴别诊断

要与急性脊髓炎、脊髓空洞症、亚急性联合变性等疾病鉴别。

## 【治疗原则】

目的是尽快去除病因，解除脊髓受压；术前脊髓功能障碍越轻，其疗效越好。急性脊髓压迫力求6h内减压。术后及早进行康复治疗和功能训练。

## 【处方】

1. 抗感染治疗

（1）细菌感染

▶ 处方1　头孢哌酮/舒巴坦　3g ｜ ivgtt　q12h～q8h
　生理盐水100mL

　或　左氧氟沙星　0.5～0.75g ｜ ivgtt　qd
　5%葡萄糖注射液250mL

或　莫西沙星　400mg　ivgtt　qd

说明：如果为脊髓细菌感染所致，以上抗生素为甲氧西林敏感菌株选用。

▶ **处方2**　万古霉素　1g ⎫
　　　　　　生理盐水 250mL ⎭ ivgtt　q12h

　　　或　替考拉林　0.2g ⎫
　　　　　生理盐水 250mL ⎭ ivgtt　q12h

说明：针对耐甲氧西林金黄色葡萄球菌即MRSA。替考拉林价高，但副作用小且组织分布更好。

▶ **处方3**　利奈唑胺　600mg　po　bid

　　　或　利奈唑胺　600mg　ivgtt　qd

说明：用于万古霉素和替考拉林均不敏感的金黄色葡萄球菌的感染。

（2）结核菌感染

▶ **处方1**　异烟肼　0.3g　po　qd
▶ **处方2**　利福平　0.45g　po　qd
▶ **处方3**　吡嗪酰胺　0.5g　po　tid
▶ **处方4**　乙胺丁醇　0.75g　po　qd

说明：抗结核治疗。四联强化2个月，继续4个月。疗程要足。用药期间每2周复查肝肾功能及血细胞。

（3）真菌感染

▶ **处方**　氟康唑　0.4g ⎫
　　　　　生理盐水　100mL ⎭ ivgtt　qd

　　　或　伏立康唑　400mg　ivgtt　q12h

　　　或　伊曲康唑　200mg　po　q12h

　　　或　米卡芬净　150mg　ivgtt　qd

说明：氟康唑对白色念珠菌有效，可口服或静脉滴注。但克柔念珠菌、平滑念珠菌对氟康唑天然耐药。后三种药可用于耐药、严重的感染者。

2．手术治疗

▷ **处方** 病变切除术

　　或　椎板减压术

　　或　脊髓根治术

**说明**：急性压迫病变应力争发病或外伤事件6h内减压；硬膜外转移肿瘤或淋巴瘤者应做放射治疗或化学治疗；髓内肿瘤者应视病灶边界是否清楚予以肿瘤摘除术或放射治疗；恶性肿瘤或转移瘤如不能切除，可行椎板减压术，术后可配合放化疗；硬膜外脓肿应紧急手术，并予以足量抗生素治疗；脊柱结核在根治术同时抗结核治疗。

3．康复治疗和功能锻炼

## 第四节　脊髓空洞症

脊髓空洞症是一种慢性进行性脊髓疾病。典型表现为节段性分离性感觉障碍、病变节段支配区肌萎缩及营养障碍等。病变多位于颈髓，亦可累及延髓。

### 【诊断要点】

#### （一）临床表现

发病年龄多在20～30岁，偶可发生于儿童或成年以后，男女之比约为3：1。隐匿起病，进展缓慢，因脊髓受累范围及空洞大小的不同，临床表现各异。

（1）感觉障碍　最早出现相应支配区自发性疼痛，灼痛或酸痛。继而出现节段性分离性感觉障碍。典型分布为两侧上肢及胸背部呈短上衣样痛温觉障碍。

（2）运动障碍　未累及锥体束时出现病变相应节段的肌肉萎缩无力、肌束颤动，肌张力及腱反射减低。累及锥体束，出现肌张力增高及腱反射亢进，Babinski征阳性。空洞内出血时病情可突然恶化。

（3）神经营养性障碍及其他症状。

① 皮肤营养障碍 Morvan 征；

② 关节痛觉缺失 Charcot 征；

③ Horner 征；

④ 常合并脊柱侧弯或后突畸形等先天畸形。

## （二）辅助检查

（1）常规项目 脑脊液检查、脊髓X线、脊髓MRI。脊髓MRI：空洞显示为低信号，矢状位见于脊髓纵轴，横断面见所在平面空洞的大小及形态。

（2）可选项目 延迟脊髓CT扫描。

## （三）诊断标准

（1）青壮年隐匿起病，缓慢进展。

（2）常合并其他先天畸形。

（3）特征性的节段性分离性感觉障碍，肌无力和肌萎缩，皮肤、关节营养障碍。

（4）MRI或延迟脊髓CT扫描发现空洞可确诊。

（5）脊髓空洞症的 Barnett 分类如下。

① Ⅰ型：脊髓空洞症伴枕骨大孔梗阻和中央管扩张（交通性）。

② Ⅱ型：脊髓空洞症不伴枕骨大孔梗阻（自发性）。

③ Ⅲ型：脊髓空洞症伴脊髓其他疾病（继发性）。

④ Ⅳ型：单纯的脊髓积水，通常伴脑积水。

## （四）鉴别诊断

需要与脊髓肿瘤、颈椎病、肌萎缩侧索硬化症等疾病鉴别。

## 【治疗原则】

目前尚无特效方法。早期诊断和治疗是关键。

## 【处方】

1. 营养神经

▷ **处方1** 维生素B$_1$ 20mg po tid

▷ **处方2** 甲钴胺 500μg po tid

2．镇痛

▷ **处方1** 普瑞巴林　75mg　po　bid

▷ **处方2** 塞来昔布　0.2g　po　qd

3．手术治疗

▷ **处方** 肿瘤切除术/畸形矫正术

**说明**：在交通性脊髓空洞症由于Chiari畸形、颅底凹陷、蛛网膜粘连造成第四脑室出口堵塞，可予手术，改善症状。也可考虑空洞与脊髓蛛网膜下腔的分流等手术。

对于Arnold-Chiari Ⅰ型脊髓空洞症，唯一有效的治疗是枕大孔和上颈段椎管减压术及颅骨、神经组织畸形矫正手术。

脊髓内肿瘤所致空洞可行肿瘤切除术。

## 第五节　脊髓蛛网膜炎

脊髓蛛网膜炎是因蛛网膜增厚与脊髓、脊神经根粘连，或形成囊肿阻塞脊髓腔导致脊髓功能障碍的疾病。表现为脊髓或脊神经损害症状，以胸段、腰段多见。

## 【诊断要点】

### （一）临床表现

可发生于任何年龄，但以40～60岁多见，20岁以下少见。缓慢起病及缓慢进行性加重，少数急性起病。

① 首先，有胸段、颈段或腰段脊髓多发性不规则节段型感觉障碍，以麻木为主。

② 以后可有肌肉萎缩无力，大小便逐渐障碍。

③ 晚期可呈完全性四肢瘫痪或截瘫。

④ 仅仅累及1～2个节段为局限性；多个节段呈散在分布为弥散型；粘连累及增厚的蛛网膜形成囊肿则为囊肿型。

## （二）辅助检查

（1）常规项目　外周血象、脑脊液检查、脊髓MRI等。脊髓MRI有时可见脊髓囊肿。

（2）可选项目　椎管造影。脊髓碘油造影呈典型的"烛泪样"表现。

## （三）诊断标准

① 病史较长，进展缓慢的脊髓病症状有波动。

② 不只侵犯一个神经根，可散在数个节段的感觉障碍。

③ 运动障碍明显和明显肌萎缩。

④ 腰穿及造影结果符合。

## （四）鉴别诊断

应与脊髓肿瘤、颈椎间盘突出、多发性硬化等疾病鉴别。

# 【治疗原则】

治疗较为困难，主要目的是去除病因，防治疾病进展，解除压迫。

# 【处方】

1．病因治疗

如抗感染或抗结核治疗。

（1）细菌感染

▶ **处方1**　头孢哌酮/舒巴坦　3g ⎫
　　　生理盐水　100mL　　　　　⎬ ivgtt　q12h ～ q8h

　　或　左氧氟沙星　0.5 ～ 0.75g ⎫
　　5%葡萄糖液　250mL　　　　　⎬ ivgtt　qd

　　或　莫西沙星　400mg　ivgtt　qd

**说明**：如果为脊髓细菌感染所致，以上抗生素为甲氧西林敏感菌株选用。

▶ **处方2**　万古霉素　1g ⎫
　　　生理盐水　250mL　⎬ ivgtt　q12h

　　或　替考拉林　0.2g ⎫
　　　生理盐水　250mL　⎬ ivgtt　q12h

**说明**：针对耐甲氧西林金黄色葡萄球菌即MRSA。替考拉林价高，但副作用小且组织分布更好。

（2）结核菌感染

▷ **处方1** 异烟肼　0.3g　po　qd

▷ **处方2** 利福平　0.45g　po　qd

▷ **处方3** 吡嗪酰胺　0.5g　po　tid

▷ **处方4** 乙胺丁醇　0.75g　po　qd

**说明**：抗结核治疗。用药期间每2周复查肝肾功能及血细胞。

2．肾上腺皮质激素治疗

▷ **处方** 甲泼尼龙　80～120mg ｜
生理盐水100mL 　　　　　　　　ivgtt　qd

或　泼尼松　10mg　po　tid

**说明**：弥漫型或脑脊液细胞明显增多者不宜手术，可选用肾上腺皮质激素治疗。注意补钾、保护胃黏膜。

3．手术治疗

囊肿型可行囊肿摘除术。

# 参考文献

［1］吴江，贾建平．神经病学．第3版．北京：人民卫生出版社，2015．

［2］吴江．神经病学．第7版．北京：人民卫生出版社，2013．

［3］蒋雨平．新编神经疾病学．上海：上海科学普及出版社，2014．

## 第三章 >>>

# 脑血管疾病

## >> 第一节　短暂性脑缺血发作

短暂性脑缺血发作（TIA）是指脑、脊髓或视网膜局灶性缺血所致的未伴发急性梗死的短暂性神经功能障碍。

### 【诊断要点】

#### （一）临床表现

短暂性脑缺血发作好发于50～70岁人群，男性多于女性，多合并有高血压病、糖尿病、高脂血症或动脉粥样硬化等心脑血管病危险因素。发病突然，持续时间短暂，临床症状一般持续10～20min，多在1h内缓解，最长不超过24h。局灶性脑、脊髓或视网膜功能障碍，恢复完全，不遗留神经功能缺损症状。可反复发作，每次发作表现基本相似。

（1）前循环短暂性脑缺血发作　临床表现与受累血管分布有关。颈内动脉分支眼动脉短暂性脑缺血发作表现为病侧单眼一过性黑矇；主干短暂性脑缺血发作主要表现为眼动脉交叉瘫（病侧单眼一过性黑矇合并对侧偏瘫及感觉障碍），Horner交叉瘫（病侧Horner征合并对侧偏瘫）。大脑中动脉供血区的短暂性脑缺血发作可出现对侧肢体一过性偏瘫（一般上肢瘫痪重于下肢）及面舌瘫，可伴有对侧偏身感觉障碍和对侧同向偏盲，优势半球受累常出现失语和失用，非优势半球受累可出现空间定向障碍。大脑前动脉供血区的短暂性脑缺血发作出现对侧肢体一过性偏瘫（一般下肢瘫痪重于上肢），可伴有小便失禁或人格、情感障碍等。

（2）后循环短暂性脑缺血发作　后循环包括椎动脉、基底动脉、大脑后动脉以及以上血管的分支。通常表现为眩晕、构音障碍、跌倒发作、共济失调、交叉性运动/感觉障碍、异常的眼球运动以及复视、偏盲或双侧视力丧失。值得注意的是椎-基底动脉系统TIA很少出现孤立的眩晕、头晕、耳鸣、恶心、晕厥、头痛、二便失禁、嗜睡或癫痫等症状，通常还合并有其他椎-基底动脉系统供血区的症状和（或）体征。

## （二）辅助检查

（1）常规项目　可行血常规、肝肾功能、心肌酶谱、电解质、血糖、血脂、凝血及同型半胱氨酸等实验室检查；头颅CT/MRI；超声检查；CT血管成像（CTA）或磁共振血管成像（MRA）。

① 实验室检查可出现血糖高、血脂高、同型半胱氨酸高或其他异常。

② 头颅CT/MRI：无急性梗死灶。但有助于排除与TIA类似表现的其他颅内病变。MRI的阳性率更高。

③ 超声检查：颈动脉彩超可显示颈动脉硬化斑块及颈动脉狭窄情况；经颅超声多普勒（TCD）可发现严重的颅内血管狭窄，判断侧支循环情况，进行栓子监测等；心脏彩超可发现心脏附壁血栓、二尖瓣赘生物、主动脉弓粥样硬化等多种心源性栓子来源。

④ CT血管成像（CTA）或磁共振血管成像（MRA）：是无创性血管成像技术，可显示颅内外血管病变。但是不如DSA提供的血管情况详尽。MRA更可能会高估狭窄程度。

（2）可选项目　必要时可追加检查血沉、免疫、感染等相关指标及数字减影全脑血管造影（DSA）。数字减影全脑血管造影（DSA）是评估颅内外动脉血管病变的金标准，但价格较昂贵且有一定风险。

## （三）诊断标准

大多数短暂性脑缺血发作患者就诊时临床症状已消失，故诊断主要依靠病史。中老年患者突然出现局灶性脑功能损害症状，符合颈动脉或椎-基底动脉系统及其分支缺血表现，并可快速缓解（多不超过1h），应高度怀疑TIA。ABCD2评分可预测发生脑卒中的危险。

## （四）鉴别诊断

（1）癫痫的部分性发作  特别是单纯部分性发作，常表现为持续数秒至数分钟的肢体抽搐或麻木针刺感，从躯体的一处开始，并向周围扩展，可有脑电图异常，CT/MRI检查可能发现局灶性病变。

（2）梅尼埃病  发作性眩晕、恶心、呕吐与椎-基底动脉短暂性脑缺血发作相似，但每次发作持续时间往往超过24h，伴有耳鸣、耳阻塞感，反复发作后听力减退等症状，除眼球震颤外，无其他神经系统定位体征。发病年龄多在50岁以下。

（3）心脏疾病  阿-斯综合征，严重心律失常如室上性心动过速、多源性室性期前收缩、室速或室颤、病态窦房结综合征等，可因阵发性全脑供血不足出现头昏、晕倒和意识丧失，但常无神经系统局灶性症状和体征，动态心电图监测、超声心动图检查常有异常发现。

（4）其他  多发性硬化、脑膜瘤、胶质瘤、脑内寄生虫、脑脓肿、慢性硬膜下血肿及特发性或继发性自主神经功能不全等均可出现类似短暂性脑缺血发作的症状，应注意鉴别。

## 【治疗原则】

治疗的目的是消除病因、减少及预防复发、保护脑功能。

## 【处方】

1. 抗血小板药物治疗

▶ **处方1**  阿司匹林  100mg  po  qn

　　或  氯吡格雷  75mg  po  qd

　　或  西洛他唑  100mg  po  bid

▶ **处方2**  阿司匹林100mg  po  qn与氯吡格雷75mg  po  qd双联抗血小板×21d（ABCD2≥4急性非心源性短暂性脑缺血发作），其后单用阿司匹林或氯吡格雷，长期应用。

**说明**：可减少微栓子发生，减少短暂性脑缺血发作复发。主要不良反应为胃肠道反应，并可增加包括胃肠道出血在内的出血风险。西洛他唑可导致头痛及心律失常。

2. 调脂、抗动脉粥样硬化治疗

▶ **处方** 阿托伐他汀　20mg　po　qn

或　瑞舒伐他汀　10mg　po　qn（长期应用）

说明：他汀类药物可调节血脂，降低低密度脂蛋白胆固醇，增高高密度脂蛋白胆固醇，起到抗动脉粥样硬化的作用，减少短暂性脑缺血发作复发。主要不良反应为肝功能及横纹肌的损害。注意避免与贝特类药物合用。

3. 降压治疗

▶ **处方** 氨氯地平　5mg　po　qd

或　缬沙坦　80mg　po　qd

或　吲达帕胺　1.5mg　po　qd

或　贝那普利　10mg　po　qd

说明：也可用其他抗高血压药，长期应用。急性期有脑低灌注者慎重降压。若病情稳定，血压持续≥140/90mmHg，无禁忌证，可恢复使用发病前服用的抗高血压药物或开始启动降压治疗，使血压＜140/90mmHg。

## 【预后】

短暂性脑缺血发作是缺血性脑卒中的重要危险因素。现多采用ABCD2评分来预测短暂性脑缺血发作后发生脑卒中的危险。

ABCD2评分采用如下评分标准：

A——年龄（≥60岁）（1分）。

B——首次就诊时的血压（收缩压≥140mmHg或者舒张压≥90mmHg）（1分）。

C——临床表现。

单侧无力（2分）；

言语障碍，不伴肢体无力（1分）；

无言语障碍或者肢体无力（0分）。

D——症状持续时间。

≥60min（2分）；

10～59min（1分）；

< 10min（0分）。

D——患有糖尿病（1分）。

分数相加，ABCD2总分在0分（低危）到7分（高危）之间。

首次发作后2天内发生卒中的危险见下：

低危，总分小于4分的患者，1%。

中危，总分4分或者5分的患者，4.1%。

高危，总分6分或者7分的患者，8.1%。

## 第二节　动脉硬化性脑梗死

动脉硬化性脑梗死又称动脉硬化血栓形成性脑梗死，是脑部动脉粥样硬化和血栓形成，使脑血管管腔狭窄或闭塞，导致急性脑供血不足，引起局部脑组织缺血性坏死。患者可出现偏瘫、失语等脑局灶性损害症状，属缺血性脑血管病，是脑梗死最常见的类型。以老年人多见。常合并有高血压病、糖尿病、高脂血症、吸烟等危险因素。

### 【诊断要点】

#### （一）临床表现

本病好发于50岁及以上的人群，男性稍多于女性。起病急，多在休息或睡眠中发病，部分病例可能有头昏、一过性肢体麻木、无力等短暂性脑缺血发作（TIA）的前驱症状，但这些症状往往由于持续时间较短和程度轻微而被患者及家属忽略。其临床症状在发病后数小时或1～2天达到高峰。神经系统的症状与闭塞血管供血区域的脑组织及邻近受累脑组织的功能有关。患者一般意识清楚，当出现基底动脉或大面积梗死时可导致意识障碍，甚至危及生命。

1. 颈内动脉闭塞

严重程度差异较大，主要取决于侧支循环情况，颈内动脉闭塞常发生于颈内动脉分叉后，30%～40%的病例可无症状。症状性闭塞可出现病灶侧单眼黑矇，或病灶侧Horner征（因颈上交感神经节后纤维受损所致的同侧眼裂变小、瞳孔变小、眼球内陷及面部少汗）；对侧偏瘫、偏身感觉障碍和偏盲等（大脑中动脉或大脑中、前动脉缺血表现）；优势半球受累还可有失语，非优势半球受累可出现体象障碍等。急性颈内动脉主干闭塞可产生明显的意识障碍。

2．大脑中动脉闭塞

最常见。

（1）主干闭塞　出现对侧中枢性面舌瘫和偏瘫、偏身感觉障碍和同向性偏盲（三偏症状），可伴有不同程度的意识障碍，头、眼向病灶侧凝视。若优势半球受累还可出现失语，非优势半球受累可出现体象障碍。主干闭塞相对少见，仅占大脑中动脉闭塞的2%～5%。

（2）皮质支闭塞　上分支闭塞可出现病灶对侧面部、上下肢瘫痪和感觉缺失（上肢重于下肢），伴Broca失语（优势半球）或体象障碍（非优势半球），通常不出现意识障碍；下分支闭塞较少单独出现，可出现对侧同向性上四分之一视野缺损，伴Wernicke失语、命名性失语和行为障碍等，而无偏瘫。

（3）深穿支闭塞　最常见的是纹状体内囊梗死，出现对侧中枢性上下肢均等性偏瘫，可伴有面舌瘫；对侧偏身感觉障碍，有时可伴有对侧同向性偏盲；优势半球病变可出现皮质下失语。

3．大脑前动脉闭塞

（1）主干闭塞　前交通动脉以后闭塞时因额叶内侧缺血，可出现对侧下肢运动及感觉障碍，如旁中央小叶受累可出现尿失禁，对侧出现强握、摸索及吸吮反射等额叶释放症状。若前交通动脉以前大脑前动脉闭塞时，由于有对侧动脉的侧支循环代偿，不一定出现症状。如果双侧动脉起源于同一主干，易出现双侧大脑前动脉闭塞，出现淡漠、欣快等精神症状，双侧脑性瘫痪、二便失禁、额叶性认知功能障碍。

（2）皮质支闭塞　出现对侧下肢远端为主的中枢性瘫痪，可伴有感觉障碍；对侧肢体短暂性共济失调、强握反射及精神症状。

（3）深穿支闭塞　出现对侧中枢性面舌瘫及上肢近端轻瘫。

4．大脑后动脉闭塞

（1）主干闭塞　起始部闭塞时可累及中脑、颞顶枕叶及丘脑，出现不同程度意识改变、不自主运动、动眼神经麻痹，对侧同向性偏盲、偏瘫及偏身感觉障碍，主侧半球病变可有失读症。后交通动脉发出以远闭塞时，临床常无偏瘫出现。

（2）皮质支闭塞　因侧支循环丰富而很少出现症状，但仔细检查可发现对侧同向性偏盲或象限盲，伴黄斑回避，双侧病变可有皮质盲；顶枕动脉闭塞可见对侧偏盲，可有不定型幻觉痫性发作，主侧半球受累还可出现命名性失语；距状动脉闭塞出现对侧偏盲或象限盲。

（3）深穿支闭塞　丘脑穿通动脉闭塞导致红核丘脑综合征，出现病灶侧小脑性共济失调、肢体意向性震颤、短暂的舞蹈样不自主运动、对侧面部感觉障碍；丘脑膝状体动脉闭塞导致丘脑综合征，出现对侧感觉障碍（深感觉为主），以及自发性疼痛、感觉过度、轻偏瘫和不自主运动，可伴有舞蹈、手足徐动和震颤等锥体外系症状；中脑支闭塞则导致大脑脚综合征（Weber综合征），出现同侧动眼神经瘫痪，对侧中枢性面舌瘫和上下肢瘫；或Benedikt综合征，同侧动眼神经瘫痪，对侧不自主运动，对侧偏身深感觉和精细触觉障碍。

5. 椎-基底动脉闭塞

后循环梗死特征性的临床症状包括眼球垂直运动障碍、复视、脑神经症状及交叉瘫等。

（1）主干闭塞　基底动脉或双侧椎动脉闭塞是危及生命的严重脑血管事件，常引起广泛后循环梗死，出现脑神经、锥体束损伤及小脑症状，如眩晕、共济失调、瞳孔缩小、四肢瘫痪、消化道出血、昏迷、高热等，患者常因病情危重而死亡。

（2）中脑旁中央动脉梗死　常见综合征如下。

① Weber综合征：同侧动眼神经麻痹和对侧面舌瘫和上下肢瘫。

② Benedikt综合征：同侧动眼神经麻痹，对侧肢体不自主运动，对侧偏身深感觉和精细触觉障碍。

③ Claude综合征：同侧动眼神经麻痹，对侧小脑性共济失调。

④ Parinaud综合征：垂直注视麻痹。

（3）脑桥梗死　常见综合征如下。

① Foville综合征：基底动脉的旁中央支闭塞，表现为同侧周围性面瘫，双眼向病灶对侧凝视，对侧肢体瘫痪。

② Millard-Gubler综合征：基底动脉的短旋支闭塞，同侧面神经、展神经麻痹，对侧偏瘫。

③ Raymond-Cesten综合征：对侧小脑性共济失调，对侧肢体及躯干深浅感觉障碍，同侧三叉神经感觉和运动障碍，双眼向病灶对侧

凝视。

④ 闭锁综合征：系基底动脉的脑桥支闭塞致双侧脑桥基底部梗死。患者意识清楚，因四肢瘫痪、双侧面瘫及延髓性麻痹，故不能言语、不能进食、不能做各种运动，只能以眼球上下运动来表达自己的意愿。

（4）延髓梗死　最常见的是Wallenberg综合征（延髓背外侧综合征），由小脑后下动脉或椎动脉供应延髓外侧的分支动脉闭塞所致。表现为眩晕，眼球震颤，吞咽困难，病灶侧软腭及声带麻痹，共济失调，面部痛温觉障碍，Horner综合征，对侧偏身痛温觉障碍。

（5）基底动脉尖综合征　是椎-基底动脉供血障碍的一种特殊类型，即基底动脉顶端2cm内包括双侧大脑后动脉、小脑上动脉及基底动脉顶端呈"干"字形的5条血管闭塞所产生的综合征。其常由栓塞引起，梗死灶可分布于枕叶、颞叶内侧、丘脑、中脑和小脑上部，出现眼球垂直运动障碍及瞳孔异常，动眼神经麻痹，核间性眼肌麻痹，意识水平下降，病变对侧偏盲或皮质盲以及严重的记忆障碍。

6. 分水岭梗死

系两支或以上动脉分布区的交界处或同一动脉不同分支分布区的边缘带发生的脑梗死。结合影像学检查可将其分为以下常见类型。

（1）皮质前型　见于大脑前与大脑中动脉供血区的分水岭梗死，出现以上肢为主的中枢性偏瘫及偏身感觉障碍，优势侧病变可出现经皮质性运动性失语，其病灶位于额中回，可沿前后中央回上下呈带状前后走行，可直达顶上小叶。

（2）皮质后型　病灶位于顶、枕、颞交界处，见于大脑中与大脑后动脉，或大脑前、中、后动脉皮质支间的分水岭区梗死，其以偏盲最常见，可伴有情感淡漠、记忆力减退和Gerstmann综合征。

（3）皮质下型　见于大脑前、中、后动脉皮质支与深穿支或大脑前动脉回返支（Heubner动脉）与大脑中动脉的豆纹动脉间的分水岭区梗死，可出现纯运动性轻偏瘫和（或）感觉障碍、不自主运动等。

**（二）辅助检查**

1. 常规项目

可行血常规、肝肾功能、心肌酶谱、电解质、血糖、血脂、凝血及同型半胱氨酸等实验室检查；心电图/24h心电图（Holter）；心脏彩超；颈动脉超声和经颅多普勒（TCD）；头颅CT/MRI；磁共振血管成像（MRA）或计算机成像血管造影（CTA）。

① 实验室检查可出现血糖高、血脂高、同型半胱氨酸高或其他异常。

② 头颅CT/MRI：头颅CT是最方便和常用的脑结构影像学检查，可以迅速排除脑出血。在超早期阶段（发病6h内），CT可以发现一些细微的早期缺血改变，如大脑中动脉高密度征、皮质边缘（尤其是岛叶）以及豆状核区灰白质分界不清楚和脑沟消失等。但是CT对超早期缺血性病变和皮质或皮质下小的梗死灶不敏感，尤其颅后窝的脑干和小脑梗死更难检出。大多数病例在发病24h后CT可显示均匀片状的低密度梗死灶，但在发病2～3周内由于病灶水肿消失导致病灶与周围正常组织密度相当的"模糊效应"，CT难以分辨梗死病灶。头颅MRI：标准的MRI序列（T1、T2和FLAIR相）可清晰地显示缺血性梗死、脑干和小脑梗死、静脉窦血栓形成等，但对发病几小时内的脑梗死不敏感。弥散加权成像（DWI）可以早期（发病2h内）显示缺血组织的大小、部位，甚至可显示皮质下、脑干和小脑的小梗死灶。结合表观弥散系数（ADC），DWI对早期梗死的诊断敏感性达到88%～100%，特异性达到95%～100%。

③ 颈动脉超声和经颅多普勒（TCD）：目前脑血管超声检查是最常用的检测颅内外血管狭窄或闭塞、动脉粥样硬化斑块的无创手段，亦可用于手术中微栓子的检测。目前颈动脉超声对颅外颈动脉狭窄的敏感度可达80%以上，特异度可超过90%，而TCD对颅内动脉狭窄的敏感度也可达70%以上，特异度可超过90%。但由于其在很大程度上依赖操作者的技术水平，且在准确性上仍不及MRA/CTA及DSA等有创检查方法，因而目前的推荐意见认为脑血管超声检查（颈部血管超声和TCD）可作为首选的脑血管病变筛查手段，但不宜将其结果作为血管干预治疗前的脑血管病变程度的唯一判定方法。

④ CT血管成像（CTA）或磁共振血管成像（MRA）：是无创性血管成像技术，可显示颅内外血管病变。但是不如DSA提供的血管情况详尽。MRA更可能会高估狭窄程度。

⑤ 心电图/24h心电图（Holter）：可发现心肌缺血和（或）心律失常。

⑥ 心脏彩超：可发现心脏附壁血栓、二尖瓣赘生物、主动脉弓粥样硬化等多种心源性栓子来源。

2. 可选项目

必要时可加查血沉、免疫、感染等相关指标；经食管超声（TOE）；数字减影血管造影（DSA）；脑灌注检查（多模式MRI/PWI、多模式CT/CTP、SPECT和PET等）。

① 经食管超声（TOE）：是卵圆孔未闭（PFO）诊断的金标准。

② 数字减影血管造影（DSA）：脑动脉的DSA是诊断颅内外动脉血管病变的金标准，因而其往往也是血管内干预前反映脑血管病变最可靠的依据。DSA属于有创性检查，通常不作为一线检查，只在考虑可能进行介入治疗或无创血管检查不能充分建立诊断时才进行。

③ 脑灌注检查（多模式MRI/PWI、多模式CT/CTP、SPECT和PET等）：脑灌注检查的目的在于评估脑动脉血流在不同脑区域的分布情况，发病早期快速完成的灌注影像检查可区分核心梗死区和缺血半暗带区域，从而有助于选择再灌注治疗的合适病例，此外其还有评估神经保护剂疗效、手术干预前评估等作用。

## （三）诊断标准

主要依据临床表现和影像学检查两方面。中老年患者；多有脑血管病的相关危险因素病史；静息状态下或睡眠中急性起病；迅速达高峰（数小时或数日内）的局灶性神经功能缺损（一侧面部或肢体无力或麻木，语言障碍等），少数为全面神经功能缺损；症状或体征持续时间不限（当影像学显示有责任缺血性病灶时），或持续24h以上（当缺乏影像学责任病灶时）；排除非血管性病因；头颅CT/MRI排除脑出血，或者出现典型异常信号的责任病灶。

## （四）鉴别诊断

（1）脑出血　发病更急，数分钟或数小时内出现神经系统局灶定位症状和体征，多于活动或情绪激动时发病，常有头痛、呕吐等颅内压增高症状及不同程度的意识障碍，血压增高明显。但大面积脑梗死和脑出血，轻型脑出血与一般脑血栓形成症状相似。可行头颅CT以鉴别。

（2）脑栓塞　起病急骤，数秒或数分钟内症状达到高峰，常有心脏病史，特别是心房纤颤、细菌性心内膜炎、心肌梗死或其他栓子来源时应考虑脑栓塞。

（3）颅内占位　某些硬膜下血肿、颅内肿瘤、脑脓肿等发病也较快，出现偏瘫等症状及体征，需与本病鉴别。可行头颅CT或MRI鉴别。

## 【治疗原则】

（1）超早期治疗　在发病4.5h内尽可能进行静脉溶栓治疗，在发病6～8h内有条件的医院可进行适当的急性期血管内干预。

（2）个体化治疗　依据患者自身的危险因素、病情程度等采用对应针对性治疗。

（3）整体化治疗　采取针对性治疗同时，进行支持疗法、对症治疗和早期康复治疗，对脑卒中危险因素及时采取预防性干预。

## 【处方】

### （一）一般处理

1. 吸氧

▶ **处方**　吸氧

**说明：**应维持氧饱和度＞94%；气道功能严重障碍者应给予气道支持（气管插管或切开）及辅助呼吸；无低氧血症的患者不需常规吸氧。

2. 心电监护

▶ **处方**　心电监护×24h或以上

**说明：**以便早期发现阵发性心房纤颤或严重心律失常等心脏病变。

3. 急性期降压

▶ **处方**　乌拉地尔　10～50mg　iv×1次（缓慢）

续　100mg（20mL） ｜
生理盐水　30mL ｜ 泵入（4.4mL/h，根据血压调节速度）

**说明：**①准备溶栓者，血压应控制在收缩压＜180mmHg、舒张压＜100mmHg；②缺血性脑卒中后24h内血压升高的患者应谨慎处理。应先处理紧张焦虑、疼痛、恶心呕吐及颅内压增高等情况。血压持续升高，收缩压≥200mmHg或舒张压≥110mmHg，或伴有严重心功能不全、主动脉夹层、高血压脑病的患者，可予降压治疗，并严密观察血压变化。

## 4. 降压

▶ **处方** 氨氯地平 5mg po qd

或 缬沙坦 80mg po qd

或 培哚普利 4～8mg po qd

或 氨氯地平与后两者分别联合应用，也可使用单片复方制剂，长期应用。

**说明**：脑卒中后若病情稳定，血压持续≥140/90mmHg，无禁忌证，可于起病数天后恢复使用发病前服用的抗高血压药物或开始启动降压治疗。降压目标一般应该达到≤140/90mmHg。糖尿病合并高血压患者严格控制血压在130/80mmHg以下。

## 5. 降糖

▶ **处方** 甘精胰岛素或地特胰岛素8U H qd（根据血糖情况调整剂量，或加用短效胰岛素，采用一次长效胰岛素加三次餐前短效胰岛素调节血糖）。

**说明**：约40%的患者存在脑卒中后高血糖，对预后不利。目前公认应对脑卒中后高血糖进行控制，血糖超过10mmol/L时可给予胰岛素治疗。应加强血糖监测，血糖值可控制在7.7～10mmol/L。脑卒中后低血糖发生率较低，尽管缺乏对其处理的临床试验，但因低血糖直接导致脑缺血损伤和水肿加重而对预后不利，故应尽快纠正。血糖低于3.3mmol/L时，可给予10%～20%葡萄糖口服或注射治疗。目标是达到正常血糖。

## （二）特异性治疗

### 1. 静脉溶栓

▶ **处方1** rt-PA 0.9mg/kg（最大剂量为90mg）×1次（其中10%在最初1min内静脉推注，其余持续滴注1h）

▶ **处方2** 尿激酶 100万～150万U ⎫
生理盐水 100～200mL ⎬ ivgtt×1次（30min）
　　　　　　　　　　　　　　　 ⎭

**说明**：①对缺血性脑卒中发病3h内和3～4.5h的患者，应根据适应证严格筛选患者，尽快静脉给予rt-PA溶栓治疗。用药期间及用药24h内应严密监护患者。②发病6h内的缺血性脑卒中患者，如不能使用rt-PA可考虑静脉给予尿激酶，应根据适应证严格选择患者。用药期间应严密监护患者。③发病6h内由大脑中动脉闭塞导致的严重脑卒中且不适合静脉溶栓的患者，经过严格选择后可在有条件的医院进行动脉溶栓。④由后循环大动脉闭塞导致的严重脑卒中且不适合静脉溶栓的患者，经过严格选择后可在有条件的单位进行动脉溶栓，虽然目前有在发病24h内使用的经验，但也应尽早进行，避免延误。⑤机械取栓在严格选择患者的情况下单用或与药物溶栓合用可能对血管再通有效，临床效果还需更多随机对照试验验证。对静脉溶栓禁忌的部分患者使用机械取栓可能是合理的。⑥对于静脉溶栓无效的大动脉闭塞患者，进行补救性动脉溶栓或机械取栓（发病8h内）可能是合理的。⑦溶栓患者的抗血小板或特殊情况下溶栓后还需抗血小板聚集或抗凝药物治疗者，应推迟到溶栓24h后开始。⑧临床医生应该在实施溶栓治疗前与患者及家属充分沟通，向其告知溶栓治疗可能的临床获益和承担的相应风险。

（1）溶栓适应证

① 年龄18～80岁。

② 发病4.5h以内（rt-PA）或6h内（尿激酶）。

③ 脑功能损害的体征持续存在超过30min，且治疗前无明显改善。

④ 头颅CT已排除颅内出血，且无早期大面积脑梗死影像学改变。

⑤ 患者或家属签署知情同意书。

（2）溶栓禁忌证

① 既往有颅内出血，包括可疑蛛网膜下腔出血；近3个月有头颅外伤史；近3周内有胃肠或泌尿系统出血；近2周内进行过大的外科手术；近1周内有在不易压迫止血部位的动脉穿刺。

② 近3个月内有脑梗死或心肌梗死史，但不包括陈旧性小腔隙梗死而未遗留神经功能体征。

③ 严重心、肝、肾功能不全或严重糖尿病患者。

④ 体检发现有活动性出血或外伤（如骨折）的证据。

⑤ 已口服抗凝药，且INR＞1.5；48h内接受过肝素治疗（APTT超出正常范围）。

⑥ 血小板计数低于$100×10^9/L$，血糖＜27mmol/L。

⑦ 血压：收缩压＞180mmHg，或舒张压＞100mmHg。

⑧ 妊娠。

⑨ 患者或家属不合作。

⑩ 其他不适合溶栓治疗的条件。

2. 抗血小板聚集药物治疗

▷ **处方1** 阿司匹林　300mg　po　st（其后100mg　po　qn）

▷ **处方2** 氯吡格雷　75mg　po　qd

　　或　西洛他唑　100mg　po　bid（长期应用）

**说明**：①对于不符合溶栓适应证且无禁忌证的缺血性脑卒中患者应在发病后尽早给予口服阿司匹林150～300mg/d。急性期后可改为预防剂量50～150mg/d；②溶栓治疗者，阿司匹林等抗血小板药物应在溶栓24h后开始使用；③对不能耐受阿司匹林者，可考虑选用氯吡格雷等抗血小板治疗。

3. 抗凝治疗

▷ **处方1** 低分子肝素　1支　H　bid×14d

▷ **处方2** 华法林　3mg　po　qd［根据INR调整剂量（INR 2～3），长期应用］

**说明**：①对大多数急性缺血性脑卒中患者，不推荐无选择地早期进行抗凝治疗。②关于少数特殊患者（如主动脉弓粥样硬化斑块、基底动脉梭形动脉瘤、卵圆孔未闭伴深静脉血栓形成或房间隔瘤等）的抗凝治疗，可在谨慎评估风险-效益比后慎重选择。对于长期卧床，特别是合并高凝状态有形成深静脉血栓和肺栓塞的趋势者，可以使用低分子肝素预防治疗。③特殊情况下溶栓后还需抗凝治疗的患者，应在24h后使用抗凝药。

4. 调脂，神经保护剂

▷ **处方** 阿托伐他汀　20～80mg　po　qn

　　或　瑞舒伐他汀　10～20mg　po　qn（长期应用）

**说明**：有研究证实与未使用他汀类药物治疗相比，脑卒中急性期立即启动阿托伐他汀20mg/d治疗能够改善患者神经功能评分；降低脑卒中患者早期神经功能缺损（END）发生率；减少患者梗死灶体积。另外对脑梗死患者的血脂调节药物治疗的几个推荐意见如下。

① 胆固醇水平升高的缺血性脑卒中和TIA患者，应该进行生活方式的干预及药物治疗。建议使用他汀类药物，目标是使LDL-C水平降至2.59 mmol/L以下或使LDL-C下降幅度达到30%～40%。

② 伴有多种危险因素（冠心病、糖尿病、未戒断的吸烟、代谢综合征、脑动脉粥样硬化病变但无确切的易损斑块或动脉源性栓塞证据或外周动脉疾病之一者）的缺血性脑卒中和 TIA 患者，如果 LDL-C ＞ 2.07mmol/L，应将 LDL-C 降至 2.07mmol/L 以下或使 LDL-C 下降幅度＞ 40%。

③ 对于有颅内外大动脉粥样硬化性易损斑块或动脉源性栓塞证据的缺血性脑卒中和 TIA 患者，推荐尽早启动强化他汀类药物治疗，建议目标 LDL-C ＜ 2.07mmol/L 或使 LDL-C 下降幅度＞ 40%。

④ 长期使用他汀类药物总体上是安全的。他汀类药物治疗前及治疗中，应定期监测肌痛等临床症状及肝酶（谷氨酸和天冬氨酸氨基转移酶）、肌酶（肌酸激酶）变化，如出现监测指标持续异常并排除其他影响因素，应减量或停药观察（肝酶＞ 3 倍正常上限，肌酶＞ 5 倍正常上限时停药观察）；老年患者如合并重要脏器功能不全或多种药物联合使用时，应注意合理配伍并监测不良反应。

⑤ 对于有脑出血病史或脑出血高风险人群应权衡风险和获益，建议谨慎使用他汀类药物。

### （三）并发症处理

1. 脱水、降颅压

▶ **处方** 20% 甘露醇　125 ～ 250mL　ivgtt　q12h ～ q6h

和（或）甘油果糖　250mL　ivgtt　q12h

和（或）呋塞米　40mg　iv　q12h（根据脑水肿的不同应用不同
生理盐水　20mL　　　　　　天数，并逐渐减量）

**说明**：对脑水肿和颅内压增高患者，可以：①卧床，床头可抬高至 20°～ 45°。避免和处理引起颅内压增高的因素，如头颈部过度扭曲、激动、用力、发热、癫痫、呼吸道不通畅、咳嗽、便秘等；②可使用甘露醇静脉滴注；③必要时也可用甘油果糖或呋塞米等；④对于发病 48h 内，60 岁以下的恶性大脑中动脉梗死伴严重颅内压增高患者，可请神经外科会诊考虑是否行减压术；⑤60 岁以上患者手术减压可降低死亡和严重残疾，但独立生活能力并未显著改善，因此应更加慎重，可根据患者年龄及患者/家属对这种可能结局的价值观来选择是否手术；⑥对压迫脑干的大面积小脑梗死患者可请神经外科会诊协助处理。

2. 鼻饲

▷ **处方** 鼻饲饮食

**说明**：①建议于患者进食前采用饮水试验进行吞咽功能评估；②吞咽困难短期内不能恢复者可早期安置鼻胃管进食；③吞咽困难长期不能恢复可行胃造口进食。

3. 抗生素治疗

▷ **处方**   生理盐水　　100mL ┐

　　　　　头孢哌酮/舒巴坦　3.0g ┘ ivgtt　q12h×14d

**说明**：①早期评估和处理吞咽困难和误吸问题，对意识障碍患者应特别注意预防肺炎；②疑有肺炎的发热患者应给予抗生素治疗，但不推荐预防性使用抗生素。

### （四）康复治疗和心理调节治疗

应尽早启动脑梗死患者个体化的长期康复训练计划，因地制宜采用合理的康复措施。脑卒中后在病情稳定的情况下应尽早开始坐、站、走等活动。卧床者病情允许时应注意姿位摆放。应重视语言、运动和心理等多方面的康复训练，目的是尽量恢复日常生活自理能力。有研究结果提示脑梗死发病后6个月内是神经功能恢复的"黄金时期"，对语言功能的有效康复甚至可长达数年。同时，对脑梗死患者心理和社会上的辅助治疗也有助于降低残疾率、提高生活质量，促进其早日重返社会。

## 【预后】

本病的病死率约为10%，致残率可达50%以上。存活者的复发率高达40%，脑梗死复发可严重削弱患者的日常生活和社会功能，而且明显增加病死率。

## ▷第三节　心源性脑栓塞

脑栓塞是指各种栓子随血流进入颅内动脉使血管腔急性闭塞，引起相应供血区脑组织缺血坏死及功能障碍。脑栓塞常发生于颈内动脉系统，椎 - 基底动脉系统相对少见。脑栓塞占缺血性脑卒中的15%～20%。其中心源性脑栓塞是最常见的脑栓塞类型，占了脑栓塞的60%～75%。引起脑栓塞的常见的心脏疾病有心房颤动、心脏瓣膜病、感染性心内膜炎、心肌梗死、心肌病、心脏手术、先天性心脏病（来自体循环静脉系统的栓子，经先天性心脏病如房间隔缺损、卵圆孔未闭等异常通道直接进入颅内动脉而引起脑栓塞，为反常栓塞）、心脏黏液瘤等。

## 【诊断要点】

### （一）临床表现

任何年龄均可发病，以青壮年多见，患者发病前多有风湿性心脏病、冠心病或严重心律失常等病史。

多在活动中急骤起病，无前驱症状，症状常在数秒或数分钟之内达高峰，多表现为完全性脑卒中。意识障碍有无取决于栓塞血管的大小和梗死的面积。

不同部位血管栓塞会造成相应的血管闭塞综合征（详见动脉硬化性脑梗死）。与动脉硬化性脑梗死相比，脑栓塞易导致多发性脑梗死，并且容易复发和出血。

有些患者同时合并有其他部位栓塞的征象，如皮肤（出血点或瘀斑）、肠系膜（腹痛、便血等）、肾脏（腰痛、血尿等）等栓塞的临床表现。

### （二）辅助检查

1. 常规项目

可行血常规、生化全套、凝血及同型半胱氨酸等实验室检查；心电图或/24h心电图（Holter）；心脏彩超；颈动脉超声和经颅多普勒（TCD）；头颅CT；头颅MRI；磁共振血管成像（MRA）或计算机成像血管造影（CTA）。

（1）血常规  如为感染性栓子，则白细胞数可增高。

（2）头颅CT扫描  头颅CT扫描表现与脑梗死相似，即发病24h后CT可见栓塞部位有低密度梗死灶，边界欠清，并有一定的占位效应。头颅CT对于明确梗死部位、大小及周围脑水肿情况有较大价值。若为出血性梗死，可见在低密度灶内可见高密度出血影。对于患病早期和怀疑病变部位在颅后窝或病变部位较小者应选择头颅MRI检查。

（3）头颅MRI检查　能较早发现梗死灶及小的栓塞病灶，对脑干及小脑病变，行头颅MRI检查明显优于CT。早期梗死灶在MRI上表现为T1低信号、T2高信号，头颅MRI弥散成像能较早反应新的梗死病变。多为大脑中动脉供血区流域性梗死，易出现梗死后出血；皮质多发小梗死灶亦可见到；如果出现整个大脑中动脉区域的大面积梗死或双侧半球/前后循环同时出现多发病灶时要高度怀疑心源性脑梗死。

（4）MRA、颈动脉超声、经颅多普勒超声检查　可提示栓塞血管，如血管腔狭窄、动脉粥样硬化溃疡、血管内膜粗糙等，MRA为无创、简单，可以排除大血管的病变，帮助了解血管闭塞的部位及程度；血管超声检查经济、方便，能够及早发现大血管的异常并可探及微栓子的信号。

（5）心电图或24h动态心电图　能了解有无心律失常（如房颤）、心肌梗死等。

（6）心脏彩超　能了解心脏瓣膜病变、二尖瓣脱垂、心内膜病变、心肌情况等。

2．可选项目

必要时可查脑脊液检查、经食管超声心动图、DSA等。

（1）脑脊液检查　一般不作为缺血性脑血管病的常规检查，脑栓塞患者脑脊液检查多数正常，出血性梗死时脑脊液中可有红细胞增多，脑水肿明显者可有脑脊液压力增高。感染性脑栓塞如亚急性细菌性心内膜炎产生细菌栓子，脑脊液细胞数可明显增高，早期中性粒细胞为主，晚期淋巴细胞为主。

（2）DSA　可提示栓塞血管，如血管腔狭窄、动脉粥样硬化溃疡、血管内膜粗糙等。DSA能够发现较小的血管病变并及时给予介入治疗。

（3）经食管超声心动图　可了解异常心脏结构判断有无反常栓塞。

**（三）诊断标准**

根据急骤起病，症状在数秒或数分钟内达高峰，出现偏瘫、失语等局灶性神经功能缺损。病前多有栓子来源的基础疾病如风湿性心脏病、心房颤动及大动脉粥样硬化等病史，基本可作出临床诊断，如合并其他脏器栓塞更支持诊断。CT和MRI检查可确定脑栓塞部位、数量、面积及是否伴发出血，有助于明确诊断。

### （四）鉴别诊断

（1）动脉硬化性脑梗死　多发生在中年以后，是由于脑血管自身粥样硬化导致的狭窄或闭塞引起相应血管供应区脑组织缺血、坏死、软化而产生偏瘫、失语等神经功能缺损症状，多起病缓慢，常在安静或睡眠状态下发病，发病前可有先兆，如短暂性脑缺血发作等，多伴有高血压、糖尿病、冠心病和动脉硬化等，头颅CT扫描不易与脑栓塞区别，但脑栓塞者在影像上的表现更易伴有出血。

（2）脑出血　脑出血多有高血压、动脉瘤、动静脉畸形的病史，一般在情绪激动或剧烈活动中起病，病情进展快，可出现头痛、呕吐等颅高压的症状及脑膜刺激征等。头颅CT扫描可见高密度出血灶，据此可与缺血性脑血管病鉴别。

## 【治疗原则】

与动脉硬化性脑梗死治疗原则基本相同，主要是改善循环、减轻脑水肿、防止出血、减小梗死范围及针对原发病即栓子来源的治疗。当发生出血性脑梗死时，应停用溶栓及抗凝治疗，防止出血加重和血肿扩大。

## 【处方】

1．吸氧、心电监护

参见动脉硬化性脑梗死的一般处理。

2．脱水、降颅压、鼻饲

参见动脉硬化性脑梗死并发症处理。

3．抗感染

▷ **处方**　抗生素治疗

生理盐水　　　　100mL
头孢哌酮/舒巴坦　3.0g │ ivgtt　q12h×14d

**说明**：①早期评估和处理吞咽困难和误吸问题，对意识障碍患者应特别注意预防肺炎；②疑有肺炎的发热患者应给予抗生素治疗，但不推荐预防性使用抗生素；③对感染性栓塞要使用抗生素，并禁用溶栓和抗凝的药物，防止感染扩散。

4．注意营养状况，保持水和电解质的平衡

▶ **处方1**　生理盐水　500mL

维生素C　2.0g

维生素$B_6$　0.2g

10%氯化钾　15mL

ivgtt　qd×14d

▶ **处方2**　复方氨基酸250mL　ivgtt　qd×14d（必要时）

5．静脉溶栓

▶ **处方1**　rt-PA　0.9mg/kg（最大剂量为90mg）×1次，其中10%在最初1min内静脉推注，其余持续滴注1h

▶ **处方2**　尿激酶　100万～150万U

生理盐水　100～200mL

ivgtt×1次（30 min）

**说明**：本病由于易并发出血，因此溶栓治疗应严格掌握适应证。当发生出血性脑梗死时，要立即停用溶栓药物，防止出血加重和血肿扩大。禁用于感染性栓塞患者。

6．抗凝治疗

▶ **处方**　低分子肝素4000U　H　bid×14d

华法林　3mg　po　qd［根据INR调整剂量（INR 2～3）］

或　达比加群酯　150mg　po　qd（长期应用）

**说明**：对于心源性栓塞者，推荐早期、长期抗凝治疗；抗凝治疗禁忌及非心源性栓塞者不推荐抗凝治疗，建议抗血小板治疗；当发生出血性脑梗死时，要立即停用抗凝和抗血小板聚集的药物，防止出血加重和血肿扩大。最近研究证据表明脑栓塞患者抗凝治疗导致梗死区出血很少给最终转归带来不良影响。

7．神经康复

▶ **处方**　神经康复

**说明**：早期进行积极的康复治疗，有助于神经功能缺损症状的早期恢复。

## 【预后】

脑栓塞的预后取决于栓塞脑血管的大小、部位和栓子的数量，以及原发病的严重程度。急性期病死率为5%～15%，多死于严重脑水肿引起的脑疝、肺炎和心力衰竭等。脑栓塞容易复发，10%～20%在10天内发生第二次栓塞，复发者病死率更高。

## > 第四节　脑出血

脑出血（ICH）是指原发性非外伤性脑实质内出血，发病率为每年（60～80）/10万，在我国占全部脑卒中的20%～30%。脑出血预后很差，发病30天内的病死率为35%～52%，其中50%的死亡发生在发病48h内。最常见的病因是高血压合并小动脉硬化，约占60%，其次是由动脉瘤或动-静脉血管畸形破裂所致，约占30%，其他病因包括脑动脉粥样硬化、血液系统疾病（白血病、再生障碍性贫血、血小板减少性紫癜、血友病、红细胞增多症和镰状细胞病等）、烟雾病、脑动脉炎、脑淀粉样血管病、硬脑膜静脉窦血栓形成、瘤卒中以及抗凝或溶栓治疗。

## 【诊断要点】

### （一）临床表现

脑出血常发生于50～70岁，男性略多，冬春季易发，多有高血压病史，通常在活动和情绪激动时发病，出血前多无预兆，半数患者出现头痛并很剧烈，常见呕吐，出血后血压明显升高，临床症状常在数分钟至数小时达到高峰，临床症状体征因出血部位及出血量不同而异。基底核、丘脑与内囊出血引起轻偏瘫是常见的早期症状；少数病例出现痫性发作，常为局灶性；重症者迅速转入意识模糊或昏迷。

1. 基底节区出血

壳核和丘脑是高血压性脑出血的两个最常见部位。它们被内囊后肢所分隔，下行运动纤维、上行感觉纤维以及视辐射穿行其中。外侧（壳核）或内侧（丘脑）扩张血肿压迫这些纤维产生对侧运动、感觉功能障碍，典型可见三偏体征（病灶对侧偏瘫、偏身感觉缺失和偏盲等）；大量出血可出现意识障碍；也可穿破脑组织进入脑室，出现血性脑脊液，直接穿破皮质者不常见。

（1）壳核出血　最常见，约占ICH病例的60%，主要是豆纹动脉外侧支破裂，通常引起较严重运动功能缺损，持续性同向性偏盲，可出现双眼向病灶对侧凝视不能，主侧半球可有失语。

（2）丘脑出血　占ICH病例的10%～15%，由丘脑膝状体动脉和丘脑穿通动脉破裂所致，常有对侧偏瘫、偏身感觉障碍，短暂的同向性偏盲，通常感觉障碍重于运动障碍。深浅感觉均受累，而深感觉障碍更明显。出血灶压迫皮质语言中枢可产生失语症，丘脑局灶性出血可出现独立的失语综合征，预后好。大量出血使中脑上视中枢受损，眼球向下偏斜，如凝视鼻尖；意识障碍多见且较重，出血波及丘脑下部或破入第三脑室则昏迷加深，瞳孔缩小，出现去皮质强直等；累及丘脑底核或纹状体可见偏身舞蹈-投掷样运动。

（3）尾状核头出血　较少见，多由高血压动脉硬化和血管畸形破裂所致，一般出血量不大，表现头痛、呕吐及轻度脑膜刺激征，无明显瘫痪，颇似蛛网膜下腔出血，有时可见对侧中枢性面舌瘫，临床常易忽略，偶因头痛在CT检查时发现。

2. 脑叶出血

占脑出血的5%～10%，常由脑动静脉畸形、烟雾病、血管淀粉样变性和肿瘤等所致。常出现头痛、呕吐、失语症、视野异常及脑膜刺激征，癫痫发作较常见，昏迷较少见。顶叶出血最常见，可见偏身感觉障碍、空间构象障碍；额叶可见偏瘫、Broca失语、摸索等；颞叶可见Wernicke失语、精神症状；枕叶出现对侧偏盲。

3. 脑干出血

（1）脑桥出血　约占脑出血的10%，多由基底动脉脑桥支破裂所致，出血灶多位于脑桥基底部与被盖部之间。大量出血（血肿＞5mL）累及脑桥双侧，常破入第四脑室或向背侧扩展至中脑。患者于数秒至数分钟内陷入昏迷、四肢瘫痪和去大脑强直发作；可见双侧针尖样瞳孔和固定于正中位、呕吐咖啡样胃内容物、中枢性高热、中枢性呼吸障碍和眼球浮动（双眼间隔约5s的下跳性移动）等，通常在48h内死亡。小量出血表现交叉性瘫痪或共济失调性轻偏瘫，两眼向病灶侧凝视麻痹或核间性眼肌麻痹，可无意识障碍，可较好恢复。

（2）中脑出血　少见，常见头痛、呕吐和意识障碍。轻症表现为一侧或双侧动眼神经不全麻痹、眼球不同轴、同侧肢体共济失调，也可表现为 Weber 或 Benedikt 综合征；重症表现为深昏迷，四肢松弛性瘫痪，可迅速死亡。

（3）延髓出血　更少见。临床表现为突发意识障碍，生命体征（呼吸、心律、血压）改变，迅速死亡。轻症患者可表现为不典型的 Wallenberg 综合征。

4．小脑出血

约占脑出血的10%。多由小脑齿状核动脉破裂所致，起病突然，数分钟内出现头痛、眩晕、频繁呕吐、枕部剧烈头痛和平衡障碍等，但无肢体瘫痪。病初意识清楚或轻度意识模糊，轻症表现一侧肢体笨拙、行动不稳、共济失调和眼球震颤。大量出血可在12～24h内陷入昏迷和脑干受压征象，如周围性面神经麻痹、两眼凝视病灶对侧（脑桥侧视中枢受压）、瞳孔缩小而对光反应存在、肢体瘫痪及病理反射等；晚期瞳孔散大，中枢性呼吸障碍，可因枕大孔疝死亡。暴发型发病立即出现昏迷，与脑桥出血不易鉴别。

5．原发性脑室出血

占脑出血的3%～5%，是脑室内脉络丛动脉或室管膜下动脉破裂出血所致。多数病例是小量脑室出血，可见头痛、呕吐、脑膜刺激征及血性脑脊液，无意识障碍及局灶性神经体征，酷似蛛网膜下腔出血，可完全恢复，预后好。大量脑室出血起病急骤，迅速陷入昏迷，四肢松弛性瘫及去皮质强直发作，频繁呕吐，针尖样瞳孔，眼球分离斜视或浮动等，病情危笃，多迅速死亡。

### （二）辅助检查

1．常规项目

可行血常规、生化全套、凝血等实验室检查；心电图；头颅CT/MRI；磁共振血管成像（MRA）或计算机成像血管造影（CTA）。

（1）血常规　白细胞可暂时增高。

（2）血液生化　血糖和血尿素氮水平可暂时升高。

（3）凝血功能　凝血活酶时间和部分凝血活酶时间异常提示有凝

血功能障碍，华法林的应用，反映在凝血酶原时间或国际标准化比值（INR）的升高。

（4）CT检查 头颅CT扫描是诊断ICH首选的重要方法，可清楚地显示出血的部位、血肿大小、是否破入脑室、有无脑水肿和脑疝形成等。脑内血肿呈圆形或卵圆形均匀高密度区，边界清楚。1周后血肿周围有环形增强（一般不需强化检查），血肿吸收后呈低密度或囊性变。确诊以头颅CT扫描见到出血病灶为准，CT对脑出血几乎100%诊断。

（5）头部CTA检查 可明确脑出血的病因。对Willis环周围>4mm的颅内动脉瘤可达到与DSA相同的检出率。且对血栓性动脉瘤的检测明显优于DSA。CTA对动静脉畸形（AVM）的显示率亦高；对脑动脉狭窄的显示基本达到与DSA相同的效果。

（6）MRI和MRA检查 对发现结构异常，明确出血的病因很有帮助。MRI对检出脑干和小脑的出血灶和监测脑出血的演进过程优于CT扫描，但对急性脑出血的诊断不及CT（超急性期血肿发病2～3h，很难产生异常信号，此时CT可显示血肿存在）。MRA可发现脑血管畸形、血管瘤等病变，但对于<5mm直径的脑动脉瘤漏诊率较高。

2．可选项目

必要时可追加脑脊液、数字减影血管造影（DSA）。

（1）脑脊液检查 诊断明确者，一般不做脑脊液检查，以防脑疝发生，但在无条件做头颅CT扫描或头颅MRI检查时，腰穿仍有一定诊断价值。脑出血后由于脑组织水肿，颅内压力一般较高，80%患者在发病6h后，脑脊液呈血性或黄色，但腰穿脑脊液清亮时，不能完全排除脑出血的可能，术前应给脱水药降低颅内压，有颅内压增高或有脑疝的可能时，应禁忌做腰穿。

（2）DSA检查 脑出血患者一般不需要进行DSA检查，除非疑有血管畸形、血管炎或烟雾病又需外科手术或血管介入治疗才考虑进行。DSA可清楚地显示异常血管和对比剂外漏的破裂血管及部位。

## （三）诊断

中老年患者在活动中或情绪激动时突然发病，迅速出现局灶性神经功能缺损症状以及头痛、呕吐等颅高压症状应考虑脑出血的可能，结合头颅CT检查，可以迅速明确诊断。脑出血诊断的主要依据如下。

① 大多数为50岁以上，较长期的高血压动脉硬化病史。

② 体力活动或情绪激动时突然发病，有头痛、呕吐、意识障碍等症状。

③ 发病快，在几分钟或几小时内出现肢体功能障碍及颅内压增高的症状。

④ 查体有神经系统定位体征。

⑤ 头颅CT扫描检查可见脑内血肿呈高密度区域。

⑥ 腰穿可见血性脑脊液，目前已很少根据脑脊液诊断脑出血。

**（四）鉴别诊断**

① 壳核、丘脑及脑叶的脑出血与脑梗死难以鉴别。头痛、恶心、呕吐以及意识障碍可能是发生脑出血的有用线索，CT检查可以识别病变。脑干或小脑梗死可似小脑出血，CT扫描或MRI是最有用的诊断方法。

② 突然发病，迅速陷入昏迷且局灶体征不明显的脑出血患者需与可引起昏迷的全身性疾病如中毒（酒精、镇静催眠药物、一氧化碳）及代谢性疾病（低血糖、肝性脑病、肺性脑病、糖尿病非酮症性高渗性昏迷和尿毒症等）鉴别。病史、相关实验室检查和头部CT检查可提供诊断线索。

③ 对有头部外伤史者应与外伤性颅内血肿相鉴别。

## 【治疗原则】

安静卧床、脱水降颅压、调整血压、防止继续出血、加强护理维持生命功能。防治并发症，以挽救生命，降低病死率、残疾率，减少复发。

## 【处方】

### （一）内科治疗

1. 卧床

▶ **处方** 卧床休息

**说明**：一般应卧床休息2～4周，保持安静，避免情绪激动和血压升高。

2．心电监护

▶ **处方** 心电监护

**说明**：严密观察体温、脉搏、呼吸和血压等生命体征，注意瞳孔变化和意识改变。

3．吸痰

▶ **处方** 吸痰 prn

**说明**：保持呼吸道通畅，清理呼吸道分泌物或吸入物。必要时及时行气管插管或切开术；有意识障碍、消化道出血者禁食24～48h，必要时应排空胃内容物。

4．吸氧

▶ **处方** 吸氧

**说明**：如果氧饱和度＜95%或$PaO_2$＜60mmHg应吸氧。

5．注意营养状况，保持水和电解质的平衡

▶ **处方1** 生理盐水 500mL

维生素C 2.0g

维生素$B_6$ 0.2g  ivgtt qd×14d

10%氯化钾 15mL

▶ **处方2** 复方氨基酸 250mL ivgtt qd×14d 必要时

**说明**：每日入液量可按尿量+500mL计算，如有高热、多汗、呕吐，可适当增加入液量，维持中心静脉压在5～12mmHg。

6．鼻饲

▶ **处方** 鼻饲

**说明**：①建议于患者进食前采用饮水试验进行吞咽功能评估；②吞咽困难短期内不能恢复者可早期安置鼻胃管进食；③吞咽困难长期不能恢复可行胃造口进食。

7．三餐前、餐后2h及睡前快速血糖测定

▶ **处方** 测血糖

**说明**：调整血糖，血糖过高或过低者，应及时纠正，维持血糖水平在6～9mmol/L。

8．镇痛、镇静治疗

▶ **处方1** 对乙酰氨基酚　0.5g　tid　po　prn

▶ **处方2** 洛索洛芬钠片　60mg　tid　po　prn

▶ **处方3** 舒乐安定　1mg　qn　po　prn

　　**说明**：明显头痛、过度烦躁不安者，可酌情适当给予镇静药或镇痛药；便秘者可选用缓泻药。

　　9. 脱水、降颅压

▶ **处方1** 20%甘露醇　125～250mL　ivgtt　q12h～q6h

▶ **处方2** 甘油果糖　250mL　ivgtt　q12h

▶ **处方3** 呋塞米　40mg ｜ iv　q12h
　　生理盐水　20mL

▶ **处方4** 10%人血白蛋白　50mL　ivgtt　qd（根据脑水肿的不同应用不同天数，并逐渐减量）

　　**说明**：脑出血后脑水肿约在48h达到高峰，维持3～5天后逐渐消退，可持续2～3周或更长。脑水肿可使颅内压增高，并致脑疝形成，是影响脑出血病死率及功能恢复的主要因素。积极控制脑水肿、降低颅内压是脑出血急性期治疗的重要环节。对脑水肿和颅内压增高患者，可以：①卧床，床头可抬高至20°～45°，避免和处理引起颅内压增高的因素，如头颈部过度扭曲、激动、用力、发热、癫痫、呼吸道不通畅、咳嗽、便秘等；②可使用甘露醇静脉滴注；③必要时也可用甘油果糖或呋塞米等；④人血白蛋白对低蛋白血症患者更适用；⑤不推荐使用类固醇激素。

　　10. 急性期降压

▶ **处方** 乌拉地尔　10～50mg　iv（缓慢）

　　续　100mg（20mL）｜ ivgtt（泵入，4.4mL/h，根据血压调节速度）
　　生理盐水　30mL

　　**说明**：关于ICH患者的血压调控目前尚无一定的公认标准一般认为ICH患者血压升高是机体针对颅内压增高，为保证脑组织血供的血管自动调节反应，随着颅内压的降低血压也会下降。因此应先处理紧张焦虑、疼痛、恶心呕吐及颅内压增高等情况。但如果血压过高，会加剧出血量，增加死亡风险、神经功能恶化率及残疾率，因此必要时应及时控制血压。当收缩压≥200mmHg或舒张压≥110mmHg，应予降压治疗，使血压维持在略高于发病前水平较为适宜。

11. 非急性期降压

▶ **处方1** 氨氯地平 5mg po qd

▶ **处方2** 缬沙坦 80mg po qd

▶ **处方3** 培哚普利 4～8mg po qd

▶ **处方4** 氨氯地平与处方2、处方3分别联合应用

**说明**：脑出血急性期后，如无明显禁忌，建议良好控制血压，尤其对于出血位于高血压性血管病变部位者。推荐的降压目标是≤140/90mmHg。合并糖尿病和慢性肾损害者应严格控制血压在130/80mmHg以下。

12. 抗生素治疗

生理盐水 100mL
头孢哌酮/舒巴坦 3.0g │ ivgtt q12h×14d

**说明**：①早期评估和处理吞咽困难和误吸问题，对意识障碍患者应特别注意预防肺炎；②疑有肺炎的发热患者应给予抗生素治疗，但不推荐预防性使用抗生素。

13. 预防深静脉血栓形成

▶ **处方1** 间歇充气加压装置

▶ **处方2** 低分子肝素 4000U H bid

**说明**：偏瘫患者应使用间歇充气加压装置预防静脉血栓栓塞。如果脑出血停止，发病3～4天后，可考虑给偏瘫患者皮下注射低分子肝素。

14. 预防应激性溃疡

▶ **处方** 0.9%氯化钠 100mL
泮托拉唑 40mg │ ivgtt bid×14d

15. 抗癫痫治疗

▶ **处方1** 苯巴比妥钠 0.2g im q12h～q8h×3d

▶ **处方2** 丙戊酸钠 0.2g tid po

或 奥卡西平 300mg tid po×14d

**说明**：脑出血患者有痫性发作时，给予适当抗癫痫药物治疗；脑叶出血的患者在发病后立即短期预防性应用抗癫痫药，可能降低其早期痫性发作的风险。

## （二）外科治疗

一般来说，病情危重致颅内压过高，内科治疗效果不佳时，应及时进行外科手术治疗。一般认为手术宜在超早期（发病后6～24h内）进行。外科治疗指征：①小脑出血量≥10mL或直径≥3cm，伴神经功能继续恶化或脑干受压或脑室梗阻引起脑积水；②基底节区中等量以上出血（壳核出血量≥30mL，丘脑出血量≥15mL）；③重症脑室出血（脑室铸型）。

## （三）康复治疗

脑出血后，只要患者的生命体征平稳、病情不再进展，宜尽早进行康复治疗。早期分阶段综合康复治疗对恢复患者的神经功能、提高生活质量有益。

## 【预后】

脑出血急性期的病死率为35%～52%，脑水肿、颅内压增高和脑疝形成是致死的主要原因。预后与出血量、出血部位及有无并发症有关。脑干、丘脑和大量脑室出血预后较差。脑出血的10年存活率约为24.1%。

# 第五节　蛛网膜下腔出血

蛛网膜下腔出血（SAH）指脑底部或脑表面的病变血管破裂，血液直接流入蛛网膜下隙引起的一种临床综合征，又称为原发性蛛网膜下腔出血，约占急性脑卒中的10%。世界卫生组织调查显示中国发病率约为2.0/10万人年，亦有报道为每年（6～20）/10万人。还可见因脑实质内、脑室出血，硬膜外或硬膜下血管破裂，血液穿破脑组织流入蛛网膜下隙，此称为继发性蛛网膜下腔出血。

## 【诊断要点】

### （一）临床表现

SAH临床表现差异较大，轻者可没有明显临床症状和体征，重者可突然昏迷甚至死亡。任何年龄均可发病，以青壮年发病居多，动脉瘤破裂所致者好发于30～60岁，女性多于男性，血管畸形多见于青少年。起病突然（数秒或数分钟内发生），多数患者发病前有明显诱因（剧烈运动、情绪激动、用力、排便、咳嗽、饮酒等），少数可在安静情况下发病。

（1）头痛　突发头痛是SAH最有特征的临床症状，常被患者形容为一生中最为严重的头痛。表现为剧烈活动中或活动后出现爆裂性局限性或全头部剧痛，难以忍受，呈持续性或持续进行性加重，有时上颈段也可出现疼痛。其始发部位常与动脉瘤破裂部位有关。多伴有恶心、呕吐、短暂意识障碍、项背部疼痛或畏光等。约1/3患者动脉瘤破裂前数日或数周有头痛、恶心、呕吐等症状，这是小量前驱（信号性）出血或动脉瘤受牵拉所致。

（2）脑膜刺激征　绝大多数病例发病后数小时内出现脑膜刺激征，以颈强直最明显，Kernig征、Brudzinski征可阳性。

（3）眼部症状　20%患者眼底检查可见玻璃体下片状出血、视盘水肿，发病1h内即可出现，是急性颅内压增高和眼静脉回流受阻所致。

（4）精神症状　约25%的患者可出现精神症状，如欣快、谵妄、幻觉等，部分患者，尤其是老年患者头痛、脑膜刺激征等临床表现常不典型，而精神症状较明显。常于起病后2～3周内自行消失。

（5）其他症状　部分患者可有癫痫发作、局灶神经功能缺损表现如动眼神经麻痹、失语、单瘫或轻偏瘫、感觉障碍等。

（6）常见并发症

① 再出血：是SAH主要的急性严重并发症。表现为在病情稳定或好转的情况下，再次发生剧烈头痛、恶心呕吐、意识障碍加深、抽搐、原有症状及体征加重或重新出现等。病死率约为50%。出血后24h内再出血危险性最大，发病1个月内再出血的风险都较高。2周内再出血发生率为20%～30%，1个月为30%。再出血原因多为动脉瘤破裂。入院时昏迷、高龄、女性、收缩压超过170mmHg的患者再出血的风险较大。

② 脑血管痉挛：是死亡和致残的重要原因。20%～30%的SAH患者出现脑血管痉挛，引起迟发性缺血性损伤，可继发脑梗死。常表现为意识改变、局灶神经功能损害（如偏瘫、失语等），动脉瘤附近脑组织损害的症状通常最严重。早发性脑血管痉挛出现于出血后，历时数分钟

或数小时缓解；迟发性脑血管痉挛始发于出血后3～5天，5～14天为高峰，2～4周逐渐减少。

③ 脑积水：起病1周内15%～20%的SAH患者会发生急性梗阻性脑积水。由于血液进入脑室系统和蛛网膜下隙形成血凝块阻碍脑脊液循环通路所致。轻者表现为嗜睡、精神运动迟缓和记忆损害，重者出现头痛、呕吐、意识障碍等颅内高压表现，甚至可导致脑疝。急性梗阻性脑积水大部可随出血被吸收而好转。迟发性脑积水发生于SAH后2～3周，为交通性脑积水。表现为隐匿出现的进行性精神智力障碍、步态异常及尿便障碍。

④ 其他：5%～10%患者可发生癫痫发作，其中2/3发生于1个月内，其余发生于1年内。5%～30%患者可发生低钠血症；还可出现脑心综合征和急性肺水肿，与儿茶酚胺水平波动和交感神经功能紊乱有关。

## （二）辅助检查

### 1. 常规项目

可行血常规、生化全套、凝血及免疫学检查等实验室检查；心电图；经颅多普勒（TCD）；头颅CT；头颅MRI；全脑血管造影（DSA）。

（1）血常规、凝血功能、肝功能及免疫学检查有助于寻找出血的其他原因。

（2）头颅CT 是诊断SAH的首选方法，可早期诊断。CT显示蛛网膜下隙内高密度影可以确诊SAH。出血早期敏感度高，在24h内为90%～95%，3天为80%，1周为50%。根据CT结果可以初步判断或提示颅内动脉瘤的位置：如位于颈内动脉段常是鞍上池不对称积血；大脑中动脉段多见外侧裂积血；前交通动脉段则是前间裂基底部积血；而出血在脚间池和环池，一般无动脉瘤。动态CT检查还有助于了解出血的吸收情况，有无再出血、继发脑梗死、脑积水及其程度等。

（3）头颅MRI 当病后数天CT的敏感性降低时，MRI可发挥较大作用。4天后T1像能清楚地显示外渗的血液，血液高信号可持续至少2周，在FLAIR相则持续更长时间。因此，当病后1～2周，CT不能提供蛛网膜下腔出血的证据时，MRI可作为诊断蛛网膜下腔出血和了解破裂动脉瘤部位的一种重要方法。但需注意SAH急性期MRI检查可能诱发再出血。

（4）全脑血管造影（DSA）　是诊断颅内动脉瘤最有价值的方法，阳性率达95%。可以清楚地显示动脉瘤的位置、大小、与载瘤动脉的关系、有无血管痉挛等，血管畸形和烟雾病也能清楚地显示。条件具备、病情许可时应争取尽早行全脑DSA检查以确定出血原因和决定治疗方法、判断预后。造影时机一般选择出血3天内或3～4周后进行，以避开脑血管痉挛和再出血的高峰期。

（5）经颅超声多普勒（TCD）　动态检测颅内主要动脉流速是及时发现脑血管痉挛（CVS）倾向和痉挛程度的最灵敏的方法。

2. 可选项目

必要时可查脑脊液检查、CT血管成像（CTA）和MR血管成像（MRA）等。

（1）脑脊液（CSF）检查　CT检查已确诊者，腰穿不作为临床常规检查。如果出血量少或者起病时间较长，CT检查不能确定SAH临床诊断，而临床可疑SAH者需要行腰穿检查CSF。最好于发病12h后进行腰椎穿刺，以便与穿刺误伤鉴别。均匀血性脑脊液是蛛网膜下腔出血的特征性表现，且示新鲜出血，如CSF黄变或者发现吞噬红细胞、含铁血黄素或胆红素结晶的吞噬细胞等，则提示已存在不同时间的SAH。

（2）CT血管成像（CTA）和MR血管成像（MRA）　CTA和MRA是无创性的脑血管显影方法，但敏感性、准确性不如DSA。主要用于动脉瘤患者的随访以及急性期不能耐受DSA检查的患者。

（三）诊断

突发剧烈头痛、恶心、呕吐和脑膜刺激征阳性的患者，无局灶性神经缺损体征，伴或不伴意识障碍，应高度怀疑本病，结合CT证实脑池与蛛网膜下隙内有高密度征象可诊断为蛛网膜下腔出血。如果CT检查未发现异常或没有条件进行CT检查时，可根据临床表现结合腰穿脑脊液呈均匀一致血性、压力增高等特点作出蛛网膜下腔出血的诊断。

（四）鉴别诊断

（1）脑出血　深昏迷时与SAH不易鉴别。脑出血多见于高血压患者，伴有偏瘫、失语等局灶性神经功能缺失症状和体征。原发性脑室出血与重症SAH临床难以鉴别，小脑出血、尾状核头出血等因无明显肢体瘫痪易于SAH混淆，仔细的神经功能检查、头颅CT和DSA检查可资鉴别。

（2）颅内感染　各种类型的脑膜炎如结核性、真菌性、细菌性和病毒性脑膜炎等，虽有头痛、呕吐和脑膜刺激征，但常先有发热，发病不如SAH急骤，脑脊液性状提示感染而非出血，头颅CT无蛛网膜下腔出血表现等特点可以鉴别。

（3）瘤卒中或颅内转移瘤　约1.5%脑肿瘤可发生瘤卒中，形成瘤内或瘤旁血肿合并SAH，癌瘤颅内转移、脑膜癌病或中枢神经系统白血病有时可见血性脑脊液，但根据详细的病史、脑脊液检出瘤/癌细胞及头颅CT可以鉴别。

（4）其他　有些老年人SAH起病以精神症状为主，起病较缓慢，头痛、颈强直等脑膜刺激征不明显，或表现意识障碍和脑实质损害症状较重，容易漏诊或误诊，应注意询问病史及体格检查，并行头颅CT或CSF检查以明确诊断。

## 【治疗原则】

确诊SAH之后，应尽早行脑血管造影或CT血管成像（CTA）检查，一旦证实为颅内动脉瘤破裂，尽快准备实施开颅动脉瘤夹闭手术或血管内介入栓塞治疗。SAH治疗目的主要是防治再出血、降低颅内压、防治继发性脑血管痉挛、减少并发症，降低病死率和致残率。

## 【处方】

1. 内科治疗

（1）心电监护

▷ **处方**　心电监护

**说明**：严密观察体温、脉搏、呼吸和血压等生命体征，注意瞳孔变化和意识改变。

（2）休息

▷ **处方**　绝对卧床休息

**说明**：一般应绝对卧床休息4～6周，避免搬动和过早离床，床头抬高15°～20°，病房保持安静、舒适和暗光，避免情绪激动和血压升高。

（3）吸痰

▷ **处方** 吸痰 prn

**说明**：保持呼吸道通畅，清理呼吸道分泌物或吸入物。必要时及时行气管插管或切开术；有意识障碍、消化道出血者禁食24～48h，必要时应排空胃内容物。

（4）吸氧

▷ **处方** 吸氧

**说明**：如果氧饱和度＜95%或$PaO_2$＜60mmHg应吸氧。

（5）注意营养状况，保持水和电解质的平衡

▷ **处方1** 生理盐水 500mL

维生素C 2.0g

维生素$B_6$ 0.2g ｜ ivgtt qd×14d

10%氯化钾 15mL

▷ **处方2** 复方氨基酸 250mL ivgtt qd×14d 必要时

**说明**：每日入液量可按尿量+500mL计算，如有高热、多汗、呕吐，可适当增加入液量。保证正常血容量和足够脑灌注，避免发生脑缺血。常见低钠血症，可口服或静脉滴注生理盐水，不应限制液体；必要时可使用高张盐水。

（6）镇痛、镇静治疗

▷ **处方1** 对乙酰氨基酚 0.5g tid po prn

▷ **处方2** 洛索洛芬钠片 60mg tid po prn

▷ **处方3** 舒乐安定 1mg qn po prn

**说明**：明显头痛、烦躁不安者可充分镇痛并适当镇静；便秘者可选用缓泻药。

（7）降压

▷ **处方1** 氨氯地平 5mg po qd prn

▷ **处方2** 缬沙坦 80mg po qd prn

▷ **处方3** 培哚普利 4～8mg po qd prn

**说明**：除非血压极高，应避免治疗高血压。如去除头痛病因后，平均动脉压＞120mmHg或收缩压＞180mmHg患者，可在密切监测血压条

件下使用抗高血压药维持血压稳定在正常或发病前水平。

（8）降低颅内压

▷ **处方1** 20%甘露醇 125～250mL ivgtt q12h～q6h

▷ **处方2** 甘油果糖 250mL ivgtt q12h

▷ **处方3** 呋塞米 40mg
生理盐水 20mL ｜ iv q12h

▷ **处方4** 10%人血白蛋白 50mL ivgtt qd

**说明**：SAH可引起颅内压升高，适当限制液体入量，防治低钠血症。临床常用甘露醇、呋塞米等脱水以降低颅内压，也可酌情选用白蛋白。当伴有较大的脑内血肿时，可手术清除血肿以降低颅内压抢救生命。

（9）止血、预防再出血

▷ **处方** 0.9%氯化钠 100mL
6-氨基己酸（EACA） 4～6g ｜ ivgtt（15～30min滴完，续1g/h剂量静滴12～24h，再以24g/d持续3～7天，逐渐减量至8g/d维持2～3周）

**说明**：肾功能障碍者慎用，并注意深静脉血栓形成、脑缺血等不良反应，需同时联合应用钙通道阻滞药。同时应安静休息，绝对卧床4～6周；控制血压；动脉瘤性SAH早期手术夹闭动脉瘤或介入栓塞之疗是防止再出血的最好办法。

（10）预防脑血管痉挛

▷ **处方** 尼莫地平 40～60mg po q4h×21d

**说明**：SAH并发脑动脉痉挛和脑梗死，是病情加重导致死亡的一个重要原因，一旦发生了痉挛，尤其是后期的脑血管痉挛，很难逆转，因此重在预防。在排除了脑梗死和颅内高压并已夹闭动脉瘤之后，还可进行3H疗法（triple-H therapy），即扩血容量、血液稀释和升高血压疗法。

2. 手术治疗

目的是根除病因，防止复发。

▷ **处方1** 动脉瘤颈夹闭术

或 动脉瘤切除术

或 动脉瘤栓塞术等

**说明**：目前证据支持早期（出血后96h内）手术。

▶ **处方2** 动静脉畸形切除术

　　或　供血动脉结扎术

　　或　血管内介入栓塞

　　或　γ刀治疗

**说明**：用于动静脉畸形的手术治疗，可择期进行。

▶ **处方3** 脑脊液分流术（脑室-心房或脑室-腹腔分流术）

**说明**：防治脑积水，对于SAH后慢性脑积水患者推荐进行临时或永久的脑脊液分流；对于出现意识下降的急性SAH患者，脑室底造口可能使患者获益。

## 【预后】

SAH预后与病因、出血部位、出血量、有无并发症及是否得到适当治疗有关。动脉瘤性SAH病死率高。约10%的患者在接受治疗以前死亡。30天内病死率约为30%，再出血的病死率约为50%。存活者中有一半左右会遗留永久性残疾，主要是认知功能障碍。2周内再出血率为20%～25%，6个月后的年复发率为2%～4%。

## 第六节　高血压脑病

高血压脑病是指血压急骤升高导致的一过性急性全脑功能障碍综合征。血压突然升高超过脑血流自动调节的阈值（成人舒张压＞140mmHg，儿童、孕妇或产妇血压＞180/120mmHg）时，脑血流出现高灌注，毛细血管压力过高，渗透性增强，可导致脑水肿和颅内压增高，甚至脑疝的形成。常见于急进型恶性高血压合并肾功能衰竭患者以及各种继发性高血压（如急性或慢性肾小球肾炎、子痫、嗜铬细胞瘤等）、原发性高血压，某些药物或食物（单胺氧化酶抑制剂、含酪胺食物）亦可诱发高血压脑病。高血压脑病为高血压病程中一种危及患者生命的严重情况，是内科常见的急症之一。

## 【诊断要点】

### （一）临床表现

急骤起病，病情发展非常迅速。

（1）发病年龄　与病因有关，急性肾小球肾炎引起者多见于儿童，子痫常见于年轻妇女，恶性高血压以30～50岁常见，脑动脉硬化者多见于老年患者。

（2）动脉压升高　取决于血压升高的程度及速度。多发生于急进型高血压和严重的缓进型高血压，后者一般情况严重，血压显著升高，舒张压多在140mmHg以上，而急性高血压患者血压达到180/120mmHg即能发生高血压脑病。

（3）颅内压增高　由脑水肿引起。患者剧烈头痛，喷射性呕吐，颈项强直，视盘水肿，视网膜动脉痉挛并有火焰样出血以及绒毛状渗出物。

（4）意识障碍　可表现为烦躁不安、兴奋、神情萎靡、木僵、嗜睡及至昏迷，精神错乱亦有发生。

（5）癫痫发作　可为全身性或局限性发作，有的出现癫痫连续状态。

（6）阵发性呼吸困难　由于呼吸中枢血管痉挛，局部缺血及酸中毒所引起。

（7）其他脑功能障碍的症状　如失语、偏瘫、偏盲、黑矇、暂时性失明等，约32%患者会发生视物模糊。50%以上的患者出现肾功能不全。

（8）头痛　常是高血压脑病的早期症状，约70%患者会出现，多数为全头痛或额顶部疼痛明显，咳嗽、活动用力时头痛明显，伴有恶心、呕吐。当血压下降后头痛可得以缓解。

大多数患者具有头痛、抽搐和意识障碍三大特征，谓之为高血压脑病三联征。

### （二）辅助检查

（1）常规项目　可行头颅CT、头颅MRI检查。

① CT检查：主要表现为局部或弥漫性的白质水肿为主，累及灰质少见，可有占位效应。

② 头颅MRI检查：显示脑水肿敏感，呈T1低信号、T2高信号。顶

枕叶水肿对高血压脑病具有特征性，偶见小灶性缺血或出血灶。

（2）可选项目　必要时可追加脑脊液及脑电图检查。

① 脑脊液检查：脑脊液压力增高（诊断已明确时禁做此检查），细胞和蛋白含量也可增高。

② 脑电图检查：常见双侧同步的慢波活动，提示脑组织水肿。

### （三）诊断标准

根据高血压患者突发急骤的血压与颅内压升高的症状，当具备以下条件时应考虑。

① 高血压患者突然出现血压迅速升高，其中以舒张压大于120mmHg为其重要的特征。

② 临床上出现以颅内压增高和局限性脑组织损害为主的神经精神系统异常的表现：突然剧烈的头痛，常伴有呕吐、黑矇、抽搐和意识障碍，一般在血压显著升高后12～48h内发生。CT或MRI显示特征性顶枕叶水肿。

③ 患者经紧急降压治疗后，症状和体征随血压下降，在数小时内明显减轻或消失，不遗留任何脑实质损害的后遗症。

### （四）鉴别诊断

（1）脑出血　多见于中老年患者，血压亦可增高，可有头痛症状，但颅内定位性的症状及体征明显，头颅CT或MRI有明确的病灶，脑电图有局限性脑实质损害征象。

（2）蛛网膜下腔出血　与高血压脑病一样，也可有突发的剧烈头痛、呕吐、脑膜刺激症状，部分患者也可有血压增高，但意识障碍通常较轻，极少出现偏瘫，且脑脊液呈均匀血性，头颅CT显示脑池与蛛网膜下腔内有高密度征象，可与高血压脑病鉴别。

（3）颅内占位性病变　虽有严重头痛，但为缓慢出现，非突然发生，其他颅内压增高症状和局灶性神经体征亦是进行性加重，血压虽可升高，但不及高血压脑病的显著增高，可通过CT、MRI或脑血管造影等检查加以确诊。

## 【治疗原则】

患者应进入加强监护病房，持续监测血压和尽快应用适当的抗高血压药物。需要在短期内缓解病情，改善靶器官的进行性损害，降低心血管事件及病死率。

## 【处方】

### 1. 一般处理

▷ **处方1** 卧床休息。

▷ **处方2** 吸氧

▷ **处方3** 吸痰 prn

**说明**：保持呼吸道通畅，清理呼吸道分泌物或吸入物。必要时及时行气管插管或切开术；有意识障碍、消化道出血者禁食24～48h，必要时应排空胃内容物。

▷ **处方4** 心电监护

**说明**：严密观察体温、脉搏、呼吸和血压等生命体征，注意瞳孔变化和意识改变。

### 2. 急性期快速降压

▷ **处方1** 乌拉地尔 10～50mg iv（缓慢）

| 续 乌拉地尔 100mg（20mL）<br>生理盐水 30mL | 泵入，4.4mL/h，根据血压调节速度 |
| --- | --- |
| 或 5%葡萄糖 500mL<br>硝酸甘油 25mg | ivgtt（根据血压调节滴度） |
| 或 5%葡萄糖 500mL<br>硝普钠 50mg | ivgtt（滴速1mL/min，每2～3min测一次血压，根据血压调节滴度） |

**说明**：降低血压的同时保证脑部血流灌注，避免使用减少脑血流量的药物。一般以静脉给药为主。应在数分钟至1h内使舒张压迅速降至110mmHg（高血压患者）或80mmHg（血压正常者），恢复脑血管自动调节机制，但降压不要过快、过低，以免诱发心肌梗死或脑梗死。

▷ **处方2** 降压

氨氯地平 5mg po qd

或 缬沙坦 80mg po qd

或 培哚普利 4～8mg po qd

或  氨氯地平与缬沙坦、培哚普利分别联合应用，也可使用单片复方制剂

**说明**：恢复期可改为口服药物。

3. 脱水降颅压

▶ **处方**  20%甘露醇  125～250mL  ivgtt  q8h～q6h

和（或）甘油果糖  250mL  ivgtt  q12h；

和（或）呋塞米  40mg
生理盐水  20mL  | iv  q12h

和（或）10%人血白蛋白  50mL  ivgtt  qd

**说明**：降颅压及减轻脑水肿，可以：①卧床，床头可抬高至20°～45°，避免和处理引起颅内压增高的因素，如头颈部过度扭曲、激动、用力、发热、癫痫、呼吸道不通畅、咳嗽、便秘等；②可使用甘露醇静脉滴注；③必要时也可联合甘油果糖或呋塞米等；④人血白蛋白对低蛋白血症患者更适用。

4. 抗癫痫发作

▶ **处方**  地西泮  10～20mg  iv（慢）

续  苯巴比妥  0.2g  im  q8～12h×2d

**说明**：控制发作1～2天后改为丙戊酸钠或奥卡西平、卡马西平口服，维持2～3个月以防复发。

## 【预后】

本病预后取决于病因和是否得到及时治疗。若能及时处理，多能化险为夷，预后良好。意识障碍加重出现昏迷或频发抽搐提示预后不良。

## ▶ 第七节  血管性痴呆

血管性痴呆（VD）是指由缺血性脑卒中、出血性脑卒中和造成记忆、认知、行为等脑区低灌注的脑血管疾病所致的严重认知功能障碍综

合征。我国VD的患病率为1.1%～3.0%，年发病率在（5～9）/1000人。

## 【诊断要点】

### （一）临床表现

血管性痴呆的临床表现主要取决于血管病灶的数量、大小和部位。总的来说，VD多在60岁以后发病，有脑卒中史，呈阶梯式进展，波动病程，表现为认知功能显著受损达到痴呆标准，伴有局灶性神经系统受损的症状体征。VD患者的认知障碍表现为执行功能受损显著，如制定目标、计划性、主动性、组织性和抽象思维以及解决冲突的能力下降，常有近记忆力和计算力的降低。可伴有表情淡漠、少语、焦虑、抑郁或欣快等精神症状。根据病因、累及的血管、病变脑组织的部位、神经影像学和病理学特征可将VD分为多种类型，不同的类型，痴呆的表现可有不同。以下根据起病的形式简述几种主要的类型。

1. 急性血管性痴呆

（1）多梗死性痴呆　由多发性脑梗死累及大脑皮质或皮质下区域所引起的痴呆综合征，是VD的最常见类型。表现为反复多次突然发病的脑卒中，阶梯式加重、波动病程的认知功能障碍，以及病变血管累及皮质和皮质下区域的相应症状体征。

（2）关键部位梗死性痴呆　由单个脑梗死灶累及与认知功能密切相关的皮质、皮质下功能部位所导致的痴呆综合征。大脑后动脉梗死累及颞叶的下内侧、枕叶、丘脑，表现为遗忘、视觉障碍，左侧病变有经皮质感觉性失语，右侧病变空间失定向；大脑前动脉影响了额叶内侧部，表现为淡漠和执行功能障碍；大脑前、中、后动脉深穿支病变可累及丘脑和基底节而出现痴呆。丘脑性痴呆表现为注意力、始动性、执行功能和记忆受损，垂直凝视麻痹、内直肌麻痹，会聚不能，构音障碍和轻偏瘫。内囊膝部受累，表现为认知功能突然改变，注意力波动，精神错乱、意志力丧失、执行功能障碍等。

（3）分水岭梗死性痴呆　属于低灌注性血管性痴呆。影像学检查在本病的诊断中有重要作用，表现为经皮质性失语、记忆减退、失用症和视空间功能障碍等。

（4）出血性痴呆　脑实质内出血、蛛网膜下腔出血后引起的痴呆。丘脑出血导致认知功能障碍和痴呆常见。硬膜下血肿也可以导致痴呆，常见于老年人，部分患者认知障碍可以缓慢出现。

2. 亚急性或慢性血管性痴呆

（1）皮质下动脉硬化性脑病　呈进行性、隐匿性病程，常有明显的假性延髓性麻痹、步态不稳、尿失禁和锥体束受损体征等。部分患者可无明确的脑卒中病史。

（2）伴有皮质下梗死和白质脑病的常染色体显性遗传性脑动脉病（CADASIL）　是一种遗传性血管病，晚期发展为血管性痴呆。

### （二）辅助检查

（1）常规项目　可查神经心理检查、头颅CT、头颅MRI。

① 神经心理检查：常用简易精神状态量表、长谷川痴呆量表、Blessed痴呆量表、日常生活功能量表、临床痴呆评定量表等确立痴呆及其程度；Hachinski缺血量表≥7分支持VD诊断。

② 头颅CT：显示脑皮质和脑白质内多发的大小不等的低密度梗死灶，可见皮质下白质或侧脑室旁白质的广泛低密度区。

③ 头颅MRI：可见双侧基底节、脑皮质及白质内多发性长T1、长T2病灶，病灶周围可见脑萎缩。

（2）可选项目　必要时可加查脑脊液常规、生化和脑电图，通常无异常。

### （三）诊断标准

VD的诊断标准很多，包括应用比较广泛的美国国立神经病与卒中研究所/瑞士神经科学研究国际会议（NINDS/AIREN）诊断标准。

这些标准的共同诊断要点如下。

① 神经心理学检查证实的认知功能明显减退，并有显著的社会功能下降。

② 通过病史、临床表现以及各项辅助检查，证实有与痴呆发病有关的脑血管病依据。

③ 痴呆发生在脑血管病后3～6个月以内，痴呆症状可突然发生或缓慢进展，病程呈波动性或阶梯样加重。

④ 除外其他痴呆的病因。

### （四）鉴别诊断

（1）阿尔茨海默病　阿尔茨海默病（AD）起病隐匿，进展缓慢，记忆等认知功能障碍突出，可有人格改变，神经影像学表现为显著的脑皮质萎缩，Hachacinski缺血量表≤4分（改良Hachacinski缺血量表≤2分）支持AD诊断。

（2）Pick病　进行性痴呆，早期即有明显的人格改变和社会行为障碍、语言功能受损，记忆等认知功能的障碍相对较晚。CT或MRI主要是显著的额叶和（或）颞叶萎缩。

（3）路易体痴呆　波动性的认知障碍、反复生动的视幻觉、锥体外系症状。但影像学上无梗死灶，神经系统检查无定位体征。

（4）帕金森病　帕金森病早期出现锥体外系受累症状，如静止性震颤、肌强直等表现，以注意力、计算力、视空间、记忆力等受损为主。一般无脑卒中病史。

## 【治疗原则】

早期诊断，早期治疗。包括针对原发性的脑血管疾病治疗和促进脑功能恢复两方面。

## 【处方】

### （一）治疗原发性脑血管疾病

1. 降压

▶ **处方1**　氨氯地平　5mg　po　qd

▶ **处方2**　缬沙坦　80mg　po　qd

▶ **处方3**　培哚普利　4～8mg　po　qd

▶ **处方4**　氨氯地平与缬沙坦、培哚普利分别联合应用

说明：使血压维持适当水平可阻止和延缓痴呆的发生。一般认为收缩压控制在135～150mmHg可改善认知功能。

2. 降血糖

▶ **处方1**　二甲双胍　0.5g　bid　po

阿卡波糖　50～100mg　tid　po

▶ **处方2**　加用甘精胰岛素（或地特胰岛素）8U　H　qd（根据血糖情况调整剂量，或加用短效胰岛素，采用一次长效胰岛素加三次餐前短效胰岛素调节血糖，长期应用）

说明：2型糖尿病是VD的一个重要危险因素，糖尿病患者的降糖

治疗对VD有一定的预防意义。

3．抗血小板聚集药物治疗

▶ **处方1** 阿司匹林 300mg po st（其后100mg po qn）

氯吡格雷 75mg po qd

▶ **处方2** 西洛他唑 100mg po bid（长期应用）

**说明**：可抑制血小板聚集，防止血栓形成，改善脑循环。

4．调脂治疗

▶ **处方1** 阿托伐他汀 20～80mg po qn

▶ **处方2** 瑞舒伐他汀 10～20mg po qn（长期应用）

**说明**：可以降低胆固醇，对预防脑血管病有积极意义。

## （二）认知症状的治疗

1．胆碱酯酶抑制剂

▶ **处方** 多奈哌齐 5mg qd po（长期应用）

2．麦角碱衍生物

▶ **处方** 尼麦角林 10～20mg tid po

3．γ-氨基丁酸衍生物

吡拉西坦 0.8g tid po

或 茴拉西坦 0.2g tid po

**说明**：长期应用。

4．维生素

▶ **处方** 维生素E 50mg tid po

维生素C 0.2g tid po

5．中药制剂

银杏叶片 1片 tid po 长期应用

## （三）对症和康复治疗

对患者出现的精神症状、各种不良的行为、睡眠障碍等，应进行相应的药物治疗。患者的康复治疗亦很重要，关系到其生活质量。

## 【预后】

VD的预后与引起血管损害的基础疾病和颅内血管病灶的部位有关。

VD的治疗效果优于AD，通过改善脑循环、预防脑血管病复发可减轻症状、防止病情进一步恶化，使认知障碍尽量保持稳定。但是VD患者死于心脑血管病、肺部感染等情况的危险较高。研究数据表明，VD患者的生存时间平均为8年，与AD相比没有显著差别。

## ＞ 第八节　脑动脉炎

### 一、颞动脉炎

颞动脉炎又称巨细胞性动脉炎、颅动脉炎、肉芽肿性动脉炎。颞动脉炎病因不明，是成人最常见的系统性血管炎。本病主要累及颞浅动脉和眼动脉，其最严重的并发症是不可逆的视觉丧失。

### 【诊断要点】

#### （一）临床表现

本病平均发病年龄70岁（50～90岁），女多于男（2∶1）。本病发病可能是突发性的，但多数患者确定诊断之前已有几个月病程和临床症状，如发热（低热或高热）、乏力及体重减轻。58%的患者合并风湿性肌痛，约25%患者以此为首发症状。而与受累动脉炎相关的症状是本病的典型表现。

1. 头痛

是本病最常见症状，为一侧或两侧颞部剧烈疼痛，呈烧灼样或锤击，向头顶或枕部放散，夜间或咀嚼可加重。病侧颞浅动脉变粗、迂曲、搏动减弱或消失，疼痛部位皮肤红肿，有压触痛，有时可触及头皮结节或结节样怒张的颞浅动脉等。

2. 其他颅动脉缺血症状

睫后动脉、眼支动脉、视网膜动脉、枕皮质区动脉受累时，可引起复视、眼睑下垂或视力障碍等。10%～20%本病患者发生一侧或双侧失明，或出现一过性视力障碍、黑矇等先兆。失明是本病严重并发症之一。一侧失明，未能及时治疗，常1～2周内发生对侧失明，8%～15%

本病患者出现永久性失明，因而早期确定诊断与及早治疗是防治失明的重要原则。咀嚼肌、吞咽肌和舌肌供血不足时，表现典型的间歇性运动停顿，如咀嚼肌痛导致咀嚼暂停及吞咽或语言停顿等。部分患者可出现耳痛、眩晕及听力下降等症状。

3. 其他动脉受累表现

10%～15%本病表现出上、下肢动脉供血不足的征象，出现上肢间歇性运动障碍或下肢间歇跛行；颈动脉、锁骨下动脉或腋动脉受累时，可听到血管杂音，搏动减弱或搏动消失（无脉症）等；主动脉弓或主动脉受累时，可引致主动脉弓壁层分离，产生动脉瘤或夹层动脉瘤，需行血管造影诊断。

4. 中枢神经系统表现

本病可有抑郁、记忆减退、失眠等症状。

### （二）辅助检查

（1）常规项目　可行血常规、生化、血沉、C反应蛋白等实验室检查。

① 血常规：可有轻至中度正色素性正细胞性贫血。

② 生化：可有血清白蛋白轻度减低，血清转氨酶及碱性磷酸酶活性轻度升高。

③ 血沉：增快（多大于30mm/h，活动期常高达100mm/h）。

④ C反应蛋白：定量可增高（＞6μg/mL）。

（2）可选项目　必要时可追加动脉活组织检查、颞动脉造影、选择性大动脉造影等项目。

① 动脉活组织检查：颞浅动脉活检是确诊本病最可靠的手段。阳性率在40%～80%，特异性100%。颞动脉活检比较安全，一侧活检阴性可再做另一侧或选择枕动脉活检。

② 颞动脉造影：对本病诊断有一定价值，可发现颞动脉管腔不规则及狭窄等改变，也可作为颞动脉活检部位的指示。

③ 选择性大动脉造影：疑有大动脉受累时可进一步做选择性动脉造影，如主动脉弓及其分支动脉造影等。

### （三）诊断标准

凡50岁以上老年人，发热持续2周以上；出现一侧或双侧颞部疼痛、颞浅动脉搏动减弱或消失、沿颞浅动脉触痛和视力障碍（黑矇、视物模糊、复视、失明）；两臂血压不对称应疑及本病，抓紧做进一步检查，如颞动脉造影，以确定诊断。如条件不允许，可在排除其他风湿性疾病等情况后，试行糖皮质激素治疗。

### （四）鉴别诊断

本病应与其他血管炎性疾病进行鉴别。

（1）结节性多动脉炎　此病主要侵犯中小动脉，如肾动脉、腹腔动脉或肠系膜动脉，很少累及颞动脉。

（2）过敏性血管炎　此病主要累及皮肤小血管、小静脉或毛细血管，有明显的皮损如斑丘疹、丘疹、紫癜、瘀斑、结节、溃疡等。

（3）肉芽肿性多血管炎（韦格纳肉芽肿）　以上下呼吸道坏死性肉芽肿、泛发性中小动脉炎及局灶坏死性肾小球肾炎为主要特征。

（4）主动脉弓动脉炎　主动脉弓动脉炎病变广泛，常引起动脉节段性狭窄、闭塞或缩窄前后的动脉扩张征等。而侵犯主动脉的颞动脉炎少见。

## 【治疗原则】

本病用糖皮质激素治疗有效，且常侵犯多处动脉，易引起失明等严重并发症，因此一旦明确诊断应即给予糖皮质激素治疗。

## 【处方】

1. 抗炎

▶ **处方**　泼尼松　40～60mg/d　po（逐渐减量，总疗程需数月）

**说明**：一般主张用大剂量肾上腺皮质激素持续疗法，如泼尼松，维持到症状缓解、血沉下降到正常或接近正常时开始减量，总疗程约需数月，不宜过早减量或停用，以免病情复燃。病情稳定后改用晨间一次给药或改用隔日疗法是可取的有效方案。

2. 免疫抑制药

▶ **处方**　环磷酰胺　1～2mg/kg　po（疗程6～12个月）

**说明**：有糖皮质激素禁忌者，可采用非甾体抗炎药与细胞毒类免疫抑制药如环磷酰胺、甲氨蝶呤等联合治疗。也可试用雷公藤多苷治疗。

## 【预后】

本病对糖皮质激素反应较好，可迅速控制病情，减少和防止失明等严重并发症，一般预后较好。少数轻型病例有一定自限性。

# 二、主动脉弓综合征

主动脉弓综合征又称高安动脉炎、无脉症、大动脉炎综合征等，是主要累及主动脉及其主要分支和肺动脉的慢性非特异性炎性疾病。本病病因迄今未明，可能与结核杆菌、钩端螺旋体、链球菌感染等以及免疫异常和遗传易感性有关。

## 【诊断要点】

### （一）临床表现

本病好发于年轻女性，发展大多较缓慢，亦偶有自行缓解者。常有发热、乏力、食欲缺乏、关节疼痛等症状。根据受累血管可分为五型。

1. 头臂动脉型

占23%～33.3%，为颈动脉、锁骨下动脉、椎动脉狭窄或闭塞。可引起一过性脑缺血发作（TIA）至脑卒中等不同程度的脑缺血，可有头昏、眩晕、头痛、记忆力减退、视力减退；脑缺血严重者可有反复晕厥、抽搐、失语、偏瘫或昏迷。上肢缺血可出现单侧或双侧上肢无力、发凉、酸痛、麻木甚至肌肉萎缩。颈动脉、桡动脉和肱动脉可出现搏动减弱或消失（无脉征），约半数患者于颈部或锁骨上部可听到二级以上收缩期血管杂音。

2. 胸主、腹主动脉型

约占19.3%，血管炎症累及胸主动脉、腹主动脉甚至全部主动脉。上肢血压增高及下肢供血不足的症状：如头痛、头晕、心悸、下肢发冷、间歇性跛行等。下肢皮温低，阻塞远端脉搏明显减弱或消失。阻塞部位可闻及收缩期血管杂音，上肢血压常明显升高。

3. 主-肾动脉型

约占15.8%，主要累及主动脉、肾动脉。高血压为重要的临床表现，尤以舒张压升高明显，表现为头晕、心慌，因下肢缺血而有肢体乏力、发凉、间歇性跛行表现。患者上下肢血压相差＞20mmHg时提示主动脉有狭窄。大部分患者可于脐上部位闻及高调的收缩期杂音。

4. 肺动脉-冠状动脉型

病变累及肺动脉受累并不少见，占14%～50%，可见于单侧或双侧肺叶动脉或肺段动脉，且为多发性病变。冠状动脉受累者少见，以前降支开口或其近段狭窄或闭塞。以心悸、气短较多，但比较轻。冠状动脉一旦发生，后果严重。肺动脉瓣区可闻及收缩期杂音，肺动脉狭窄重的一侧呼吸音减弱。

5. 广泛型

占31.6%～41.5%，具有上述两种类型的特征，属多发性病变，多数患者病情较重。

（二）辅助检查

（1）常规项目 可查血常规、血沉、C反应蛋白等实验室检查；眼底检查；血管超声；CTA检查等项目。

① 血沉：可增快，是反映本病病变活动的一项重要指标。

② C反应蛋白：可增高，其临床意义与血沉相同，为病变活动的指标之一。

③ 血常规：少数患者在疾病活动期白细胞总数增高或血小板数增高，也为炎症活动的一种反应。

④ 眼底检查：视网膜动脉变细，静脉迂曲扩张，膨大呈豆状或梭形，静脉内血流呈念珠状或节段状。视网膜周边部早期有微血管瘤形成。视网膜中央动脉和静脉的吻合为本病最常见的体征，约占81%，吻合可发生在眼底任何部位，但常见于视盘及其周围，呈环形及花圈状。视盘表面也可有新生血管形成，可呈桑葚状或卷丝状。视网膜可有斑点状或火焰状出血，以及视网膜渗出。晚期可产生视神经萎缩，视网膜脉络膜萎缩，色素沉着，动脉变细有白鞘，新生血管形成导致玻璃体积血，增殖性视网膜病变和牵拉视网膜脱离。眼底改变为多发性大动脉炎的一种特异性改变。

⑤ 血管超声：可探查主动脉及其分支有无狭窄或闭塞，了解肢体血流情况，还可测定病变动脉的远端、近端血流及波形，测定肢体动脉压力。

⑥ CTA检查：CTA检查可以明确主动脉及各分支受累情况，由

于肺动脉型和冠状动脉型大动脉炎易被忽略，应注意相应部位的CTA检查。

（2）可选项目　必要时可加查血管造影。血管造影对头臂血管、胸-腹主动脉、肾动脉、肺动脉可进行全面检查，明确狭窄部位、程度、侧支情况等。冠状动脉造影明确冠状动脉狭窄的部位、程度。

### （三）诊断标准

典型临床表现者诊断并不困难。40岁以下女性，具有下列表现一项以上者，应怀疑本病。

① 单侧或双侧肢体出现缺血症状，表现动脉搏动减弱或消失，血压降低或测不出。

② 脑动脉缺血症状，表现为颈动脉搏动减弱或消失以及颈部血管杂音。

③ 近期出现的高血压或顽固性高血压，伴有上腹部二级以上高调血管杂音。

④ 不明原因低热，背部脊柱两侧或胸骨旁、脐旁等部位或肾区闻及血管杂音，脉搏有异常改变者。

⑤ 无脉及有眼底病变者。

### （四）鉴别诊断

（1）先天性主动脉缩窄　男性多见，无全身炎症活动的表现，胸主动脉可见特定部位（婴儿在主动脉峡部，成人位于主动脉导管相接处）狭窄。

（2）动脉粥样硬化　常在50岁后发病，有动脉硬化的危险因素及其他临床表现。

（3）肾动脉纤维肌结构不良　女性多见，肾动脉造影显示其远端2/3及分支狭窄。

（4）血栓闭塞性脉管炎　好发于四肢中小动脉、静脉的慢性血管闭塞性炎症。

（5）结节性多动脉炎　累及内脏的中小动脉。

（6）胸出口综合征　可出现动脉受压的症状。选择性血管造影可明确病变的性质和排除其他血管病变。

## 【治疗原则】

主动脉弓综合征是一种全身性疾病，应该以内科治疗为基础，外科只治疗因该病引起的血管病变（如动脉内膜切除术、经皮腔内血管成形术等）。

## 【处方】

1. 抗炎治疗

▷ **处方** 泼尼松 1mg/kg qm po（逐渐减量）

**说明**：对早期或活动期患者效果较好，短期内改善症状。在动脉炎症活动期和全身症状明显时，可用肾上腺皮质激素治疗至体温下降、血沉趋向正常后逐渐减量直至停药。如有结核或链球菌感染，应同时给予抗结核药物或青霉素治疗。

2. 免疫治疗

▷ **处方** 环磷酰胺 2mg/（kg·d） po或iv

**说明**：如用激素后仍有症状者，可加用环磷酰胺或硫唑嘌呤等免疫抑制药。

3. 扩血管药物

▷ **处方1** 烟酸 50～100mg tid po

▷ **处方2** 己酮可可碱 400mg tid po

▷ **处方3** 地巴唑 10mg tid po

**说明**：可以改善脑和肢体血运。

4. 抗血小板聚集药物

▷ **处方1** 阿司匹林 100mg qn po

▷ **处方2** 氯吡格雷 75mg qn po

**说明**：抗血小板聚集和黏附的药物，可防止血栓形成，可能有助于防止血管阻塞性病变和病情的发展，可用于心肌梗死后预防复发和预防脑动脉血栓栓塞。

5. 降压

▷ **处方1** 氨氯地平 5mg qd po

▷ **处方2** 吲达帕胺 1.5mg qd po

▶ **处方3** 比索洛尔 5mg qd po

说明：处方1可加用缬沙坦80mg qd po。本病对一种抗高血压药物效果不佳，需要两种以上药物合并应用。

【预后】

预后主要取决于高血压的程度及脑供血情况。其并发症有脑出血、脑血栓、心力衰竭、肾功能衰竭、心肌梗死、主动脉瓣关闭不全、失明等。

# 第九节 其他动脉疾病

## 一、脑动脉盗血综合征

脑动脉盗血综合征是在各种原因引起的主动脉弓及其附近大动脉血管严重狭窄和闭塞情况下，狭窄的远端脑动脉内压力明显下降，因虹吸作用使邻近的其他脑动脉血流逆流供应压力较低的动脉以代偿其供血。被盗血的脑动脉供血显著减少，相应脑组织缺血出现临床症状体征，又称为脑动脉逆流综合征。其主要病因是动脉硬化及大动脉炎，动脉炎的病因有：多发性大动脉炎、风湿热、类风湿关节炎、红斑狼疮、强直性脊柱炎及结核病。少数儿童的发病与血管先天畸形有关。

【诊断要点】

（一）临床表现

临床上包括以下四种类型。

（1）锁骨下动脉盗血综合征 当一侧锁骨下动脉或无名动脉狭窄或闭塞，因虹吸作用盗取对侧椎动脉血流，经患侧椎动脉逆流进入锁骨下动脉，供应患侧上肢，导致椎-基底动脉供血不足症状。本病男性较多，左侧多发；在患侧上肢活动时可出现发作性头晕、视物旋转、复视、共济失调、构音障碍、吞咽困难、晕厥等；严重时颈内动脉血液可经后交通动脉逆流，出现颈内动脉系统缺血症状，如偏瘫、偏身感觉障碍和失语等。患侧桡动脉搏动减弱,患侧上臂血压低于健侧20mmHg以上,锁骨上窝可闻及杂音。动脉粥样硬化是最常见原因,其次为特异性和非特异性动脉炎。DSA可确诊。

(2)颈内动脉盗血综合征 当一侧颈内动脉闭塞时,健侧颈内动脉血流通过前交通动脉流入患侧,出现健侧颈内动脉系统缺血表现;或椎-基底动脉血流经后交通动脉逆流入患侧颈内动脉,产生椎-基底动脉系统缺血表现。如双侧颈内动脉闭塞则由椎-基底动脉和颈外动脉代偿供血,可同时有大脑及小脑受损症状体征。病因多为动脉粥样硬化斑块形成。

(3)椎-基底动脉盗血综合征 当椎-基底动脉明显狭窄或闭塞时,可引起颈内动脉血流经后交通动脉逆流入椎-基底动脉进行代偿,出现一侧颈内动脉系统缺血表现,如偏瘫、偏身感觉障碍和失语等。本型临床较少见。

(4)大脑半球动脉盗血综合征 此种较少见,可发生在脑血管畸形、脑肿瘤以及脑梗死急性期治疗不当时,局部脑组织血液被"盗窃"而产生一系列精神神经症状。

**(二)辅助检查**

(1)常规项目 可查生化、血管超声等检查。

① 生化全套:可出现血脂异常。

② 超声检查:可发现血管狭窄或闭塞,

(2)可选项目 必要时可加查DSA检查。DSA检查可发现血管狭窄或闭塞,对比剂逆流入患侧血管可确诊。

**(三)诊断标准**

① 临床诊断根据患侧上肢动脉搏动显著减弱或消失,血压低于健侧20mmHg以上,同侧颈部闻及收缩期杂音,超声检查发现血管狭窄或闭塞,活动患肢可诱发或加重椎-基底动脉供血不足症状等。

② DSA检查发现对比剂逆流入患侧血管可确诊。

**(四)鉴别诊断**

应与椎动脉型颈椎病、颅后窝占位性病变以及梅尼埃病相区别。

**【治疗原则】**

缺血症状严重者可考虑手术治疗,如血管内膜剥离、血管内支架或血管重建术等。不宜使用扩血管和抗高血压药物。

# 二、烟雾病

烟雾病又名Moyamoya病、脑底异常血管网病，是颈内动脉虹吸段及大脑前、中动脉，有时也包括大脑后动脉起始部慢性进行性狭窄或闭塞，继发出现软脑膜动脉、穿通动脉等小血管代偿增生形成的脑底异常血管网为特点的一种脑血管病。因脑血管造影时呈现许多密集成堆的小血管影，似吸烟时吐出的烟雾，故名烟雾病。

## 【诊断要点】

### （一）临床表现

多见于儿童及青年，约半数10岁以前发病。常见的临床表现有TIA、脑卒中、头痛、癫痫发作和智能减退等。

（1）短暂性脑缺血发作（TIA）型 最多见，约见于全部特发性烟雾病的70%。临床特点是反复发生一过性瘫痪或肌力弱，多为偏瘫，亦可为左右交替性偏瘫或双偏瘫。发作后运动功能完全恢复。病程多为良性，有自发缓解或发作完全停止的倾向。极少数病例伴有半身惊厥发作、头痛或偏头痛。罕见一过性感觉障碍、不自主运动或智力障碍。

（2）梗死型 急性脑卒中，导致持续性瘫痪、失语、视觉障碍和智力障碍。

（3）癫痫型 频繁的癫痫全面性发作、部分性发作或癫痫持续状态，伴脑电图癫痫样放电。

（4）出血型 蛛网膜下腔出血或脑实质出血，成人患者出现本型的概率大于儿童患者。

以上临床分型的后三型合称为"非TIA型"，病程复杂多变，预后较差，多表现为混合型，如癫痫型加梗死型、癫痫型加TIA型等。如为单纯癫痫发作，预后不一定很差。无论何种类型，4岁以前起病者预后较差。此外，临床症状及其严重程度决定于侧支循环的代偿效果，如果能够维持足够的脑血流灌注，则可能不出现临床症状，或只有短暂的TIA型发作，或头痛。如果不能保持脑血流灌注，则症状严重，引起广泛脑损伤。

## （二）辅助检查

### 1. 常规项目

可行血常规、血沉、抗"O"、PPD试验、血清钩端螺旋体凝溶试验等实验室检查；头颅CT/MRI；磁共振血管成像（MRA）或计算机成像血管造影（CTA）。

（1）血常规　多数患者白细胞计数在$10 \times 10^9$/L以下。

（2）血沉　可稍高，但多数正常。

（3）抗"O"　可稍高。

（4）PPD试验　若患者系结核性脑膜炎所致，可为强阳性。

（5）血清钩端螺旋体凝溶试验　若为钩端螺旋体病引起，可为阳性。

（6）CT扫描　烟雾病在CT扫描中可单独或合并出现以下几种表现。①多发性脑梗死；②继发性脑萎缩；③脑室扩大；④颅内出血。CTA可能发现烟雾病特征性的血管狭窄和颅底异常血管网。

（7）磁共振（MRI）　可显示烟雾病以下病理形态变化：①陈旧性或是新近性脑梗死。②颅内出血者在所有成像序列中均呈高信号。③局限性脑萎缩，以额叶底部及颞叶最明显。④颅底部异常血管网因流空效应而呈蜂窝状或网状低信号血管影像。MRA可能发现烟雾病特征性的血管狭窄和颅底异常血管网。

### 2. 可选项目

必要时可加查脑脊液检查、脑电图、脑血管造影。

（1）脑脊液检查　脑脊液的化验检查与其他脑血管疾病相似。

（2）脑电图　一般无特异性变化，无论是出血患者还是梗死患者，其脑电图的表现大致相同，均表现为病灶侧或两侧慢波增多，并有广泛的中重度节律失调。

（3）脑血管造影　脑血管造影是确诊此病的主要手段。可显示双侧颈内动脉虹吸段及大脑前、中动脉起始部严重狭窄或闭塞，颅底异常血管网形成，可以伴有动脉瘤。

## （三）诊断标准

目前采用国际上普遍接受的烟雾病诊断标准，即日本烟雾病研究会1997年制定的标准：病因未明且DSA或MRA表现符合颈内动脉末端及大脑前、中动脉起始段进行性狭窄和（或）闭塞，动脉显示异常的烟雾状血管网，病变为双侧性。同时要排除以下疾病：动脉粥样硬化、自身免疫性疾病、脑膜炎、脑肿瘤、21-三体综合征、脑外伤、放射线头部照射和甲亢等。可能的烟雾病，即儿童或成人的单侧病变也需排除。

## 【治疗原则】

给予对症及病因治疗。

1．内科治疗

对出现梗死的患者一般按血栓治疗。可用扩容、扩张血管、钙通道阻滞药等治疗，也可以用激素治疗。缺血者用血管扩张药，出血者以降颅压、止血为主（参考第二节、第四节、第五节）。病因明确者应对病因积极治疗。

2．外科治疗

烟雾病的外科手术可以分为直接搭桥、间接搭桥及两者结合这三种方式。基于目前证据，专家一般认为，对于有脑缺血型临床表现亚型的患者，在改善血流动力学障碍的基础上：直接搭桥手术或间接搭桥手术对小儿均有效；直接搭桥或直接搭桥联合间接搭桥手术对成人有效，而单用间接搭桥手术因对成人效果欠佳一般不推荐使用。

## 【预后】

本病的预后多数情况下取决于疾病的自然发展，即与发病年龄、原发病因、病情轻重、脑组织损害程度等因素有关。治疗方法是否及时、恰当亦对预后有一定影响。一般认为其预后较好，病死率较低，少部分小儿患者可遗留智能低下。成人颅内出血者病死率高，若昏迷期较快度过，多数不留后遗症。

# 三、淀粉样脑血管病

淀粉样脑血管病（CAA）是由淀粉样物质在软脑膜和大脑皮质小动脉中层沉积导致的脑血管病。淀粉样脑血管病是老年人脑血管病的一种类型，发病率随着年龄增加而增高，55岁以前较少发病，90岁以上发病率高达60%。其病因尚不清楚，与遗传、感染、免疫有关。

## 【诊断要点】

### （一）临床表现

（1）脑出血　是淀粉样脑血管病最主要、最严重的并发症。淀粉样脑血管病引起的脑出血与高血压无关，以反复发生的多发性脑叶出血最常见，额叶、顶叶、颞叶、枕叶均可受累，很少在基底节、小脑、脑干、海马等，此点有别于高血压出血。近年来，淀粉样脑血管病致小脑出血亦增多。出血常向外穿透软脑膜出现继发蛛网膜下腔出血，甚至穿透蛛网膜导致硬膜下血肿。

（2）痴呆　30%的淀粉样脑血管病患者表现为痴呆，也可能是唯一的症状。发展快，进行性加重，可持续数天至数年（此为与AD区别之处）。白质脑病是淀粉样脑血管病伴痴呆一个突出的影像学特征。表现为记忆力、定向力、计算力、综合分析能力障碍或伴有各种精神症状，晚期可出现语言丧失。

（3）脑梗死　梗死多见于枕叶、颞叶、顶叶与额叶（参考第二节），但比一般的动脉硬化性脑梗死范围小，症状轻，可多发和反复，且易出血，故抗凝和溶栓要慎重。

（4）TIA　以颈内动脉系统多见，也可为椎-基底动脉系统（参考第一节）。慎用抗凝药和抗血小板药，因易诱发出血。

### （二）辅助检查

1. 常规项目

可行头颅CT、头颅MRI检查。

（1）头颅CT　表现为非特异性脑萎缩；皮质或皮质下的血肿（＞1），可位于不同部位和阶段，血肿常破入蛛网膜下隙，脑叶出血形状不规则，呈分叶状、多腔状和特征性的"手指样放射"状，部分有脑室出血，增强后血肿周边环状强化，可持续2周。

（2）头颅MRI　皮质和皮质下各阶段的多发斑点状、片状或大块状皮质出血和脑室旁白质变性，最有价值的是梯度回波脉冲序列（GRE），由于慢性出血造成的局部铁质沉着的信号的发放和磁敏性可出现有效增强。

2. 可选项目

必要时可查脑脊液常规、生化、全脑血管照影（DSA）和脑活检等项目。

（1）脑脊液常规和生化　通常正常。

（2）DSA　小部分伴有血管炎，余无阳性发现。

（3）脑活检　可见动脉壁内淀粉样物质广泛沉积。

### （三）诊断标准

老年患者，无高血压病史，无外伤史，出现慢性进行性痴呆或卒中后急性痴呆，CT/MRI在枕叶、颞叶、顶叶或额叶皮质、皮质下区可见反复性和多发性出血，常破入蛛网膜下隙，排除其他原因后，可临床拟诊淀粉样脑血管病。神经病理学检查是诊断淀粉样脑血管病最可靠的方法。

### （四）鉴别诊断

对于无出血表现的CAA，特别要与脑肿瘤进行鉴别。有些CAA表现局限性或多发性非出血占位性病灶，MRI为广泛长T1、T2，易与胶质瘤混淆。

## 【治疗原则】

脑淀粉样血管病治疗与其他原因脑出血的内科治疗大体相似。继发癫痫患者应予以抗癫痫治疗。恢复期避免应用抗凝药物，慎用抗血小板类药物。

# 四、皮质下动脉硬化性脑病

皮质下动脉硬化性脑病又称宾斯旺格病，是一种脑深部供血不足所导致的脑白质变性、血管源性脱髓鞘疾病，是一种较为常见的血管性痴呆。多数病例有多年高血压病史，多于55～65岁发病，男、女发病均等。其病因不清，可能与高血压及白质内深穿小动脉玻璃样变性有关。

## 【诊断要点】

### （一）临床表现

① 多于55～65岁发病，男、女发病均等，多数病例有多年高血压病史，发病隐匿，呈亚急性或慢性病程。

② 表现为慢性进行性痴呆、局灶性神经定位体征和精神症状；病

情可长期稳定或卒中后迅速加重。多以认知障碍为首发症状，记忆力减退、抑郁、定向力障碍，发展为生活不能完全自理。肢体运动障碍较轻，可出现共济失调、尿失禁等症状，是多数小的局灶性体征逐渐叠加的结果，很少出现完全性偏瘫体征，可出现假性延髓麻痹。

### （二）辅助检查

1. 常规项目

（1）神经心理检查  常用简易精神状态量表、长谷川痴呆量表、Blessed痴呆量表、日常生活功能量表、临床痴呆评定量表等确立痴呆及其程度；Hachinski缺血量表≥7分支持VD诊断。

（2）头颅CT  可见脑皮质轻度萎缩，不同程度的脑室扩张；可伴基底核、丘脑及脑桥等穿支小动脉丰富区多发性腔隙性梗死；可见皮质下白质或侧脑室旁白质的广泛低密度区。

（3）头颅MRI  可见脑萎缩以白质为主，皮质较轻，双侧脑室周围及半卵圆中心散在多发的T1WI低信号、T2WI高信号，伴多发腔隙性梗死灶。

2. 可选项目

必要时可查脑脊液检查、生化、脑电图、诱发电位等项目。

（1）脑脊液常规和生化  通常正常。

（2）脑电图  节律减慢至8～9Hz或以下，双侧额区、颞区和中央区出现弥漫性θ波，可伴局灶性阵发高波幅δ节律。

（3）诱发电位  视觉诱发电位（VEP）、脑干听觉诱发电位（BAEP）和事件相关电位（ERP）P300的潜伏期均较同龄对照组明显延长，40%的患者不能诱发明显的P300波形，提示认知功能严重损害。

### （三）诊断标准

根据长期高血压的中老年患者出现认知功能障碍、轻微肢体运动障碍、共济失调和尿失禁等，神经影像学显示脑白质萎缩、脑室旁白质疏松伴多发腔隙性梗死。

### （四）鉴别诊断

（1）正常颅压性脑积水  也表现为本病的进行性步态异常、尿失禁、痴呆三联征，脑室扩大，是脑脊液分泌或回吸收障碍及脑脊液循环通路受阻所致。起病隐匿，病前有脑外伤、蛛网膜下腔出血或脑膜炎等病史，无脑卒中史，发病年龄较轻，腰穿颅内压正常，CT可见双侧脑室对称性扩大，第三、四脑室及中脑导水管明显扩张，影像学上无脑梗死的证据。

（2）阿尔茨海默病（AD）　逐渐出现记忆障碍、认知功能障碍，日常生活需他人帮助，严重者卧床不起，CT可见脑皮质明显萎缩及脑室扩张，确诊需脑组织活检。有时AD可与血管性痴呆并存，此时AD常伴淀粉样脑血管病，合并脑叶出血。

## 【治疗原则】

包括治疗原发性脑血管疾病和脑功能恢复两方面。

## 【处方】

### （一）治疗原发性脑血管疾病

1. 降压

▶ **处方1**　氨氯地平　5mg　po　qd

▶ **处方2**　缬沙坦　80mg　po　qd

▶ **处方3**　培哚普利　4～8mg　po　qd

▶ **处方4**　氨氯地平与缬沙坦、培哚普利分别联合应用。

**说明**：使血压维持适当水平可阻止和延缓痴呆的发生。一般认为收缩压控制在135～150mmHg可改善认知功能。

2. 抗血小板聚集药物治疗

▶ **处方1**　阿司匹林　300mg　po　st（其后100mg　po　qn）

▶ **处方2**　氯吡格雷　75mg　po　qd

▶ **处方3**　西洛他唑　100mg　po　bid（长期应用）

**说明**：可抑制血小板聚集，防止血栓形成，改善脑循环。

3. 调脂

▶ **处方**　阿托伐他汀　20～80mg　po　qn

　　　或　瑞舒伐他汀　10～20mg　po　qn　长期应用

**说明**：可以降低胆固醇，对预防脑血管病有积极意义。

### （二）认知症状的治疗

参见血管性痴呆。

## 【预后】

与脑血管病的预后密切相关，同时痴呆的预后因病变部位、范围不同也不一致，但总认知功能衰退的过程，呈不可逆的进程，进展速度不一。

## 第十节 颅内静脉血栓形成

颅内静脉血栓形成（CVT）是由多种原因所致的脑静脉回流受阻的一组血管疾病，包括颅内静脉窦和静脉血栓形成，约占脑卒中事件的1%。任何年龄均可发病，但多见于老年人和产褥期妇女。其病因复杂，发病形式多样，常亚急性或隐匿起病，临床表现缺乏特异性。

## 【诊断要点】

### （一）临床表现

CVT的临床表现复杂而不典型，取决于其受累范围、部位以及血栓活性。但共同的常见临床表现包括颅高压症状、脑卒中症状以及脑病的症状。头痛是颅内压增高症状中最常见的临床表现，见于约80%的患者，有时是唯一的表现，呈持续性，较剧烈，多伴有呕吐，可见眼底视盘水肿。脑卒中症状包括出血性或缺血性静脉梗死的症状，以多发性小出血多见，可表现为局灶性神经缺损的症状和体征。脑病样症状表现为癫痫、精神异常、意识改变甚至昏迷等。不同部位的CVT临床表现有不同特点。

（1）海绵窦血栓形成　多由眼眶周围、鼻部及面部的化脓性感染或全身性感染所致。病变常先累及一侧海绵窦，迅速扩散至对侧。常急骤起病，出现发热、头痛、恶心呕吐、意识障碍等感染中毒症状。眼眶静脉回流障碍可致球结膜水肿、患眼突出、眼睑不能闭合和眼周软组织红肿。可出现多个脑神经如动眼神经、滑车神经、展神经和三叉神经第1、第2支受损，表现为瞳孔散大、对光反应消失、眼睑下垂、复视、眼球各向运动受限或固定、三叉神经第1、第2支分布区痛觉减退、角膜反射消失等。进一步加重可引起视盘水肿、视力障碍。严重者并发脑膜炎及脑脓肿；波及脑垂体可引起脓肿、坏死，导致水及电解质紊乱。如颈内动脉海绵窦段感染和血栓形成，可出现颈动脉触痛及颈内动脉梗死的临床表现，如对侧偏瘫和偏身感觉障碍。

（2）上矢状窦血栓形成　是非感染性静脉窦血栓形成的最常见部位。常见于产后1～3周的产妇，在妊娠、口服避孕药、婴幼儿或老年人严重缺水、感染或恶病质等情况下也可发生。急性或亚急性起病，患者常呈全身衰竭状态，最主要的临床表现是颅内压增高症状，如头痛、恶心、呕吐、视盘水肿等。33%的患者仅表现为不明原因的颅内高压，视盘水肿可以是唯一的体征。部分患者早期就发生全身性或局灶性癫痫发作；部分患者出现神经系统局灶体征。婴儿可表现为喷射性呕吐、前后囟静脉怒张、颅缝分离，囟门周围及额、面、颈枕等处的静脉怒张和迂曲；老年患者一般仅有轻微头晕、眼花、头痛、眩晕等症状，诊断困难。

（3）侧窦血栓形成　侧窦包括横窦和乙状窦。常由化脓性乳突炎或中耳炎引起。主要表现如下。①颅内高压症状：表现为头痛、呕吐、视盘水肿等。②局灶神经症状：血栓扩展到上岩窦及下岩窦，可出现同侧三叉神经及展神经损害症状；血栓延伸至颈静脉，可出现包括舌咽、迷走及副神经损害的颈静脉孔综合征，表现为吞咽困难、饮水呛咳、声音嘶哑、心动过缓和耸肩转头无力等症状。③化脓性乳突炎或中耳炎症状：发热、寒战、外周血白细胞增高、患侧耳后乳突部红肿、压痛、静脉怒张等。感染扩散可并发化脓性脑膜炎、硬膜外（下）脓肿及小脑、颞叶脓肿。

（4）大脑大静脉血栓形成　大脑大静脉是接受大脑深静脉回流的主干静脉。大脑大静脉血栓形成常见于产褥期、脱水和血液病等非感染性疾病，多因静脉窦血栓形成所致。主要累及间脑、基底节、内囊等深部结构，常表现为双侧病变。多表现为颅内高压症状：头痛、呕吐、视盘水肿。可出现嗜睡、精神症状、反应迟钝、记忆力和计算力及定向力的减退，手足徐动或舞蹈样动作等锥体外系表现。病情危重，严重时出现昏迷、高热、痫性发作、去大脑强直甚至死亡。

（5）直窦血栓形成　多与海绵窦、上矢状窦、横窦和乙状窦血栓同时发生，单独发生少见，病情较重。可因急剧的颅内高压出现昏迷、抽搐和去大脑强直发作。如累及大脑大静脉，会造成明显的脑静脉回流障碍，脑内可发生大量出血甚至破入脑室。

### （二）辅助检查

1. 常规项目

可行血常规、凝血全套、D-二聚体等实验室检查；头颅CT及CT静脉血管成像（CTV）；磁共振（MRI）及磁共振静脉血管成像（MRV）。

（1）血常规　感染性CVT患者可出现白细胞增高，多见于海绵窦、侧窦血栓形成。

（2）凝血全套　可出现凝血酶原时间、活化部分凝血酶原时间等缩短。

（3）D-二聚体　可增高。

（4）头颅CT及CT静脉血管成像（CTV）　在上矢状窦血栓形成的早期，部分患者（25%～30%）CT强化扫描可见空三角征或者Delta征，即静脉窦壁显示为高密度的三角形边，其中为等密度的血凝块。直窦和Galen静脉表现为条索征，但不具有特征性。CT的间接征象是脑梗死或出血性梗死，可见局部或全脑水肿。CTV可显示静脉窦内充盈缺损，静脉窦壁增强，异常引流。

（5）磁共振（MRI）及磁共振静脉血管成像（MRV）　头颅MRI在初期可见T1加权像正常的血流流空现象消失，呈等T1和短T2的血管填充影。1～2周后，高铁血红蛋白增多，T1、T2像均呈高信号。晚期流空现象再次出现。MRI还可显示脑梗死灶。MRV被公认为是目前最好的无创性脑静脉成像诊断方法，对较大的脑静脉和静脉窦病变显示较好。急性期（0～3天）血栓静脉表现呈等T1、短T2信号；亚急性期（3～15天）表现为短T1、长T2信号；慢性期（15天以后）梗死血管出现不同程度再通，可见流空现象。结合MRI诊断可靠性更高。

2. 可选项目

必要时可加查脑脊液检查、数字减影脑血管造影（DSA）等项目。

（1）脑脊液检查　无特异性改变，主要是压力增高。早期常规和生化一般正常，中后期可出现脑脊液蛋白轻中度增高，发现红细胞提示有出血。感染性CVT患者早期即可出现白细胞增高，多见于海绵窦、侧窦血栓形成。

（2）数字减影脑血管造影（DSA）　DSA可直接显示血栓的部位和轮廓，是CVT诊断的金标准。但由于是有创性检查，且价格昂贵，目前已经被无创性的CTV和MRV技术取代，仅用于无法确诊病例以及罕见的单独皮质静脉血栓病例中。

### （三）诊断标准

主要根据典型的病史、高颅压症状以及CT、MRI、CTV、MRV及DSA可以明确诊断。临床遇到脑叶出血而且原因不明者，或梗死病灶不符合脑动脉供血区分布者应该行脑静脉系统的影像学检查。对单纯颅内压增高、伴或不伴神经系统局灶体征者，或以意识障碍为主的亚急性脑病患者，均应考虑到脑静脉系统血栓形成的可能。结合CTV、MRV，尤其是DSA检查可帮助确诊。而对于非典型头痛的患者也推荐行脑静脉系统的影像学检查，以排除CVT。从出现症状到诊断的时间大概是7天。最敏感的是MRI和MRV。

### （四）鉴别诊断

要与脑脓肿、良性颅内压增高、脑炎、感染性心内膜炎、中枢神经系统血管炎、动脉性脑梗死及引起眼部症状的疾病等鉴别，主要依靠相应的临床表现及影像学检查以鉴别。

## 【治疗原则】

目前临床上推荐的关于CVT最佳治疗方法是抗凝治疗，可降低病死率及严重致残率，而且并不增加出血风险。昏迷患者可能需要局部溶栓治疗，效果可能优于肝素，至今尚无溶栓标准。患者症状轻微，单一症状，可以不治疗而痊愈，但缺乏可靠的预后标准。可予：①清除原发病源；②抗感染治疗；③治疗脑水肿；④抗凝治疗；⑤扩容剂；⑥对症治疗及合并症的治疗。

## 【处方】

### （一）病因治疗

1. 抗生素治疗

▷ **处方** 生理盐水 100mL
头孢哌酮/舒巴坦 3.0g ⎫ ivgtt q12h×14d

**说明**：对感染性CVT主要是尽早针对病原菌使用敏感、足量、足疗程的抗生素及处理原发病灶。

2．扩容治疗

▷ **处方** 生理盐水 500mL
维生素C 2.0g
维生素B₆ 0.2g ⎫ ivgtt qd
10%氯化钾 15mL

或 羟乙基淀粉（万纹） 500mL ivgtt qd（必要时）

**说明**：对非感染性CVT要根据已知或可能的病因进行相应治疗并纠正脱水、增加血容量、降低血黏度、改善脑血液循环等治疗。

## （二）对症治疗

1．脱水、降颅压

▷ **处方** 20%甘露醇 125～250mL ivgtt q12h～q6h

或 甘油果糖 250mL ivgtt q12h

或 呋塞米 40mg
生理盐水 20mL ⎫ iv q12h

**说明**：可交替使用。有脑水肿、颅内高压者，应积极行脱水、降颅压治疗，常用甘露醇快速静脉滴注，可加利尿药辅助脱水，应注意血液黏稠度、电解质及肾脏功能，也可用乙酰唑胺抑制脑脊液分泌，颅压过高危及生命时可行颞肌下减压术。

2．抗癫痫治疗

▷ **处方** 苯巴比妥钠 0.1～0.2g im q12h～q8h×2d
续 丙戊酸钠片 0.2g po tid～qid×14d

**说明**：癫痫发作者应给予抗癫痫治疗。

3．退热

▷ **处方1** 酒精擦浴

▷ **处方2** 柴胡注射液 4mL im prn

▷ **处方3** 对乙酰氨基酚 0.5g po prn

说明：高热患者应给予退热处理。

### （三）特异性治疗

1. 抗凝

▶ **处方** 低分子肝素 4000U H bid×14d

或 华法林 3mg po qd〔根据INR调整剂量（INR 2～3）〕

或 达比加群酯 150mg po qd×（3～6）个月

或 利伐沙班 10mg po qd×（3～6）个月

说明：肝素类抗凝药物治疗脑静脉系统血栓形成目的在于阻止血栓扩大，使闭塞的血管部分或完全再通。目前国内外倾向性的意见是：肝素抗凝治疗可能是安全、有效的，急性期可静脉给予普通肝素或皮下注射低分子量肝素，应足量总疗程。其后继续口服抗凝药3～6个月。

2. 血管内介入治疗

对病情严重者，可以考虑血管内介入局部给药溶栓或清除血栓，但效果待评价，技术难度较大，仅适用于有条件的医院。

▶ **处方1** 静脉窦内接触性溶栓

说明：适应于急性期（病程＜1周）的静脉窦血栓形成，不合并静脉窦狭窄患者。局部静脉窦接触性溶栓治疗能较快再通闭塞静脉血管及恢复血流。

▶ **处方2** 机械性碎栓

说明：适应证为主干静脉窦血栓形成时间较长、血栓机化、尿激酶等药物溶栓效果不佳患者。

▶ **处方3** 经导管血栓清除术

说明：适应证同机械性碎栓。

▶ **处方4** 球囊扩张血管成形术

说明：适应证为病程1个月以上，血栓机化、钙化且经静脉窦内机械性碎栓后效果不佳，或合并静脉窦狭窄患者。

▶ **处方5** 支架辅助静脉窦内成形术

说明：适应证为病程6个月以上，慢性静脉窦狭窄，经静脉窦内碎栓无效并存在局限性静脉窦狭窄或其他治疗方法无效的患者。

## 【预后】

CVT 预后较好，病死率为 6%～10%。23% 患者症状可于诊断后几天出现加重；3%～15% 患者可于急性期（1 个月内）死亡，多见于年轻人，主要死因是大量的脑出血导致小脑幕切迹疝。而晚期死亡多和潜在的状态，尤其与恶性肿瘤相关，常见于老年人。虽然患者存活率较高，但是多遗留神经系统后遗症，比如反复发作的癫痫、视力下降、局灶神经功能的缺损、认知功能的受损。CVT 复发的风险较低。

## 参考文献

[1] 短暂性脑缺血发作中国专家共识组. 短暂性脑缺血发作中国专家共识更新版（2011 年）. 中华内科杂志，2011，50（6）：530-533.

[2] 韩菲，杨中华. 短暂性脑缺血发作定义的演变及最新进展. 中国卒中杂志，2010：73-78.

[3] Easton J D，Saver J L，Albers G W，et al.Definition and evaluation of transient ischemic attack：a scientific statement for healthcare professionals from the American Heart Association/American Stroke Association Stroke Council；Council on Cardiovascular Surgery and Anesthesia；Council on Cardiovascular Radiology and intervention；Council on Cardiovacular Nursing；and the interdisciplinary Council on Peripheral Vascular Disease.The American Academy of Neurology affirms the value of this statement as an educational tool for neurologists.Stroke，2009，40：2276-2293.

[4] 贾建平主编. 神经病学. 北京：人民卫生出版社，2008.

[5] Latchaw，R E，et al. Recommendations for imaging of acute ischemic stroke：a scientific statement from the American Heart Association：Stroke，2009：3646-3678.

[6] O'Donnell M J，et al. Risk factors for ischaemic and intracerebral haemorrhagic stroke in 22 countries（the INTERSTROKE study）：a case-control study：Lancet，2010：376（9735）：112-123.

[7] 中华医学会神经病学分会脑血管病学组缺血性脑卒中二级预防指南撰写组，中国缺血性脑卒中和短暂性脑缺血发作二级预防指南 2014. 中华神经科杂志. 2015，48（4）：258-273.

[8] 中华医学会神经病学分会脑血管病学组，中国急性缺血性卒中诊治指南 2014. 中华神经科杂志. 2015，48（4）：246-257.

[9] 吴江，贾建平，崔丽英. 神经病学. 北京：人民卫生出版社，2012.

[10] 王介明. 脑血管病. 北京：中国科学技术出版社，2010.

[11] Anderson C S.Medical management of acute intracerebral hemorrhage.Curr Opin Crit CAre，2009，15：93-98.

[12] Morgenstern L B，Hemphill J C，3rd，Anderson C，et al.Guidelines for the management of spontaneous intracerebral hemorrhage：a guideline for healthcare professionals from the American Heart Association/American Stroke Association.Stroke，2010，41：2108-2129.

[13] Suarez J I，Tarr R W，Selman W R.Aneurysmal subarachnoid hemorrhage.N Engl J med，2006，354：387-396.

[14] 朱海英，宿英英. 脑血管病并发低钠血症的研究进展. 中国脑血管病杂志，2006：429-432.

[15] 刘强晖，耿晓增. 高血压高血容量及血液稀释治疗（3H 治疗）在蛛网膜下腔出血治疗中的应用. 中国急救医学，2003：481-482.

[16] 冯涛.血管性痴呆和血管性认知障碍的临床研究进展.中国卒中杂志，2006，1（10）：736-740.

[17] 中华医学会神经病学分会痴呆与认知障碍学组写作组.血管性认知障碍诊治指南.中华神经科杂志，2011，44（2）：142-147.

[18] 冯涛.血管性痴呆国际诊断标准的解读与比较.中国卒中杂志，2009，4（1）：62-66.

[19] Gary S. Firestein，Ralph C. Budd，Sherine E. Gabriel，et al. Kelly′s textbook of rheumatology. Ninth edition，2011.

[20] Jan Stam. Thrombosis of the Cerebral Veins and Sinuses. N Engl J Med，2005：352：1791-1798.

[21] Sposnik G，Baringarrementeria F，Brown R D Jr，et al. Diagnosis and Management of Cerebral Venous Thrombosis A Statement for Healthcare Professionals From the American Heart Association/American Stroke Association.Stroke，2011 Apr，42：1158-1192.

# 第四章 >>>

# 神经系统感染性疾病

## ▷ 第一节　脑膜炎

### 一、病毒性脑膜炎

　　病毒性脑膜炎是一组由各种病毒感染引起的软脑膜（软膜和蛛网膜）弥漫性炎症综合征，主要表现发热、头痛、呕吐和脑膜刺激征，是临床最常见的无菌性脑膜炎。常见的引起脑膜炎的病毒有埃可病毒4型、6型和9型，柯萨奇病毒 $A_7$、$A_9$ 及 $B_1 \sim B_5$ 各型，腮腺炎病毒、腺病毒等。

### 【诊断要点】

#### （一）临床表现

　　① 通常急性起病，有剧烈头痛、发热、呕吐、颈项强直、典型的脑膜刺激征如 Kernig 征阳性。头痛多伴有畏光、肌肉疼痛、感觉异常。发热，体温很少超过40℃，表现类似感冒的全身症状。可伴有咽痛，可有面部、躯干部位的斑丘样皮疹。体检除颈强直及脑膜刺激征外，一般无其他神经系统体征，少数伴有淋巴结肿大、肌无力等，但症状轻微，病程为3～14天。

　　② 临床神经系统损害症状较少见，偶尔发现斜视、复视、感觉障碍、共济失调、腱反射不对称和病理反射阳性，重者可出现昏睡等神经

系统损害的症状。

③ 病程呈良性，多在2周以内，一般不超过3周，有自限性，预后较好。

## （二）辅助检查

（1）常规项目  血常规、脑脊液、脑脊液及血清病毒学检查、头颅CT或MRI、脑电图。脑脊液压力正常或稍高，无色透明，白细胞增高，一般为（10～100）×$10^6$/L。起病数小时以中性多核细胞增多为主，8～12h后主要为淋巴细胞。糖及氯化物多正常，细菌涂片染色及培养均阴性。脑脊液中IgA、IgM、IgG均正常或轻度增高。

（2）可选项目  血清生化、心电图、脑脊液的病毒PCR。病毒的分离和PCR检查可明确诊断。

## （三）诊断标准

本病诊断主要根据急性起病的全身感染中毒症状、脑膜刺激征、脑脊液淋巴细胞轻中度增高，除外其他疾病等，确诊需脑脊液病原学检查。

## （四）鉴别诊断

需与其他病毒性脑炎、急性播散性脑脊髓炎、脑脓肿、硬膜下脓肿等鉴别。

## 【治疗原则】

① 抗病毒治疗。
② 对症治疗。
③ 防治并发症。

## 【处方】

1. 抗病毒治疗

▷ **处方**  阿昔洛韦  0.5g  |  ivgtt  q8h×（14～21）d
生理盐水  100mL

或  更昔洛韦  250mg  |  ivgtt  q12h×14d
生理盐水  250mL

说明：抗病毒治疗可明显缩短病程和缓解症状，针对单纯性疱疹病毒、EB病毒多用阿昔洛韦，更昔洛韦是巨细胞病毒性脑膜炎的首选药物。阿昔洛韦为鸟嘌呤衍生物，能抑制病毒DNA的合成，不良反应有谵妄、震颤、皮疹、血尿、血清转氨酶暂时性升高等。更昔洛韦为化学合成阿昔洛韦的衍生物，抗HSV的疗效是阿昔洛韦的25～100倍，不良反应中白细胞及血小板减少最常见，对肝肾功能有轻度损害。

2．对症治疗

▶ **处方1** 乐松　60mg　po　tid

　　或　布洛芬　0.6～1.2g　po　bid

说明：头痛严重者可用镇痛药。

▶ **处方2** 甘露醇　125～250mL（0.5～1g/kg）　ivgtt（快速）　q8h或q6h

　　或　呋塞米　20～40mg　iv　q12h

　　或　复方甘油果糖　250mL　ivgtt　qd或q12h

　　或　白蛋白　10g　ivgtt　qd或q12d

说明：据病情选择一种，也可2～3种脱水药物联合使用。急性期或紧急降低颅内压，应使用甘露醇或呋塞米，或两者交替使用。

# 二、化脓性脑膜炎

化脓性脑膜炎是由化脓性细菌感染所致的脑脊膜炎症，是中枢神经系统常见的化脓性感染。常与化脓性脑炎或脑脓肿并存。主要表现发热、头痛、呕吐和脑膜刺激征，仍然是全世界发病率和病死率高的疾病之一。

## 【诊断要点】

### （一）临床表现

通常急性起病，好发于婴幼儿、儿童和60岁以上老年人。各种细菌感染引起的化脓性脑膜炎临床表现类似，主要如下。

（1）感染症状　发热、寒战或上呼吸道感染表现等全身感染。或局部感染如耳、鼻、喉感染，肺部感染和皮肤化脓性感染的病史；头部外伤、手术或腰椎穿刺术史；与流脑患者接触史。伴有头痛、呕吐症状。

（2）脑膜刺激征　表现为颈项强直，Kernig 征和 Brudzinski 征阳性。但新生儿、老年人或昏迷患者脑膜刺激征常不明显。

（3）颅内压增高　表现为剧烈头痛、呕吐、意识障碍等。腰穿时检测颅内压明显升高，有的在临床上甚至形成脑疝。

（4）局灶症状　部分患者可出现局灶性神经功能损害的症状，如偏瘫、失语、抽搐等。

（5）其他症状　部分患者有比较特殊的临床特征，如脑膜炎双球菌脑膜炎菌血症时出现的皮疹，开始为弥散性红色斑丘疹，迅速转变成皮肤瘀点，主要见于躯干、下肢、黏膜以及结膜，偶见于手掌及足底。

### （二）辅助检查

（1）常规项目　血常规、血培养、咽拭子培养、瘀点涂片、脑脊液检查。

① 血常规：白细胞明显增高，分类以中性粒细胞为主。

② 脑脊液检查在急性期可见细胞数明显增高，高达千计，中性粒细胞占90%以上。发病或开始治疗3～6天后，细胞数迅速下降。IgG 显著增高。涂片或培养可查到致病菌。

（2）可选项目　头颅影像学检查了解脑膜炎的中枢神经系统并发症，如脑脓肿、脑梗死、脑积水、硬膜下积脓和静脉窦血栓形成等。

### （三）诊断标准

诊断主要根据急性起病的发热、头痛、呕吐，查体有脑膜刺激征，压力升高、白细胞明显升高，即考虑本病。确诊有病原学证据，包括细菌涂片检出病原菌、血细菌培养阳性等。

### （四）鉴别诊断

需与结核性、真菌性和病毒性脑炎及脑膜炎、脑脓肿等疾病相鉴别。

## 【治疗原则】

① 抗菌治疗。
② 激素治疗。

③ 对症支持治疗。

## 【处方】

1．抗生素治疗

（1）肺炎球菌感染

▷ **处方** 青霉素 400万U | ivgtt q4h×14d
生理盐水 100mL |

或 氨苄西林 2.0g | ivgtt q4h×14d
生理盐水 100mL |

或 氯霉素 1.6～2.0g | ivgtt qd×14d
生理盐水 100mL |

或 头孢噻肟 2.0g | ivgtt q6h×14d
生理盐水 100mL |

或 头孢三嗪 2.0g | ivgtt q8h×14d
生理盐水 100mL |

或 万古霉素 1.0g | ivgtt q12h×14d
生理盐水 100mL |

**说明**：青霉素敏感者可用大剂量青霉素，其他可选用氨苄西林或氯霉素。对青霉素耐药者，可考虑用头孢噻肟或头孢三嗪，必要时联合万古霉素治疗。通常开始抗生素治疗后24～36h内复查脑脊液，以评价治疗效果。治疗过程中血脑屏障功能逐渐恢复，抗生素不宜减量。一般14天为1个疗程。

（2）脑膜炎双球菌感染 见流行性脑脊髓膜炎。

（3）金黄色葡萄球菌感染

▷ **处方** 甲氧西林 2.0g | ivgtt q6h×14d
生理盐水 100mL |

或 万古霉素 1.0g | ivgtt q12h×14d
生理盐水 100mL |

**说明**：首选甲氧西林，耐药或过敏者选用万古霉素。14天为1个疗程。

（4）流感杆菌性感染

▷ **处方** 氨苄西林　2.0g ┃ ivgtt　q4h×14d
生理盐水　100mL

或　氯霉素　1.6～2.0g ┃ ivgtt　qd×14d
生理盐水　100mL

或　头孢噻肟　2.0g ┃ ivgtt　q6h×14d
生理盐水　100mL

或　头孢三嗪　2.0g ┃ ivgtt　q8h×14d
生理盐水　100mL

**说明**：首选氨苄西林或氯霉素，耐药或过敏者选用头孢噻肟或头孢三嗪。一般14天为1个疗程。

（5）革兰阴性杆菌性感染

▷ **处方** 头孢他啶　2.0g ┃ ivgtt　q8h×21d
生理盐水　100mL

或　头孢噻肟　2.0g ┃ ivgtt　q6h×21d
生理盐水　100mL

或　头孢曲松　2.0g ┃ ivgtt　q12h×21d
生理盐水　100mL

或　庆大霉素　80mg ┃ ivgtt　q8h×21d
生理盐水　100mL

或　阿米卡星　500mg ┃ ivgtt　q12h×21d
生理盐水　100mL

**说明**：对铜绿假单胞菌引起的脑膜炎可使用头孢他啶，其他革兰阴性杆菌脑膜炎可用头孢曲松、头孢噻肟或头孢他啶，可加用氨基糖苷类。21天为1个疗程。

2. 肾上腺皮质激素应用

▷ **处方** 地塞米松　10～20mg ┃ ivgtt　qd×（3～5）d
生理盐水　100mL

**说明**：激素可以抑制炎性细胞因子的释放，稳定血脑屏障。对病情较重且没有明显激素禁忌证的患者可考虑应用。

3．抗癫痫治疗

见单纯疱疹病毒性脑炎。

4．降颅压治疗

见单纯疱疹病毒性脑炎。

5．感染性休克治疗

见流行性脑脊髓膜炎。

# 三、结核性脑膜炎

结核性脑膜炎是由结核杆菌引起的脑膜和脊膜的非化脓性炎症性疾病。在肺外结核中有5%～15%的患者累及神经系统，其中又以结核性脑膜炎最为常见，约占神经系统结核的70%。

## 【诊断要点】

### （一）临床表现

多起病隐匿，慢性病程，也可急性或亚急性起病，可缺乏结核接触史，症状往往轻重不一，其自然病程发展一般表现如下。

（1）结核中毒症状　低热、盗汗、食欲减退、全身倦怠无力、精神萎靡不振。

（2）脑膜刺激症状和颅内压增高　早期表现为发热、头痛、呕吐及脑膜刺激征。颅内压增高在早期由于脑膜、脉络丛和室管膜炎性反应，脑脊液生成增多，蛛网膜颗粒吸收下降，形成交通性脑积水所致。颅内压多为轻中度增高，通常持续1～2周。晚期蛛网膜、脉络丛粘连，呈完全性或不完全性梗阻性脑积水，颅内压多明显增高，表现头痛、呕吐和视盘水肿。严重时出现去脑强直发作或去皮质状态。

（3）脑实质损害　如早期未能及时治疗，发病4～8周时常出现脑实质损害症状，如精神萎靡、淡漠、谵妄或妄想，部分性、全身性癫痫发作或癫痫持续状态，昏睡或意识模糊；肢体瘫痪如因结核性动脉炎所致，可呈卒中样发病，出现偏瘫、交叉瘫等；如由结核瘤或脑脊髓蛛网膜炎引起，表现为类似肿瘤的慢性瘫痪。

（4）脑神经损害　颅底炎性渗出物的刺激、粘连、压迫，可致脑神经损害，以动眼神经、展神经、面神经和视神经最易受累，表现视力减退、复视和面神经麻痹等。

（5）老年人TBM的特点　头痛、呕吐较轻，颅内压增高症状不明显，约半数患者脑脊液改变不典型，但在动脉硬化基础上发生结核性动脉内膜炎而引起脑梗死的较多。

## （二）辅助检查

（1）常规项目　血常规、皮肤结核菌素试验、脑脊液检查（常规、生化、细胞学及涂片找结核菌、结核菌PCR、结核菌培养）、胸部X线片、头颅CT或MRI等。

脑脊液检查压力增高，外观清或呈毛玻璃样，放置数小时后可有纤维蛋白薄膜形成。细胞数在（25～500）×10$^6$/L，以淋巴细胞占优势，蛋白高，糖和氯化物降低。脑脊液的PCR检查早期诊断率可高达80%。脑脊液标本涂片抗酸染色可发现结核杆菌。

头颅CT扫描可显示结核瘤、基底池渗出及脑实质粟粒性结核病灶以及脑积水。

（2）可选项目　血清生化、心电图、肺部CT、脑电图。

## （三）诊断标准

根据结核病病史或接触史，出现头痛、呕吐等症状，脑膜刺激征，结合脑脊液淋巴细胞显著增多、蛋白增高、糖及氯化物下降等特征性改变。脑脊液抗酸染色涂片、结核分枝杆菌培养和PCR检查等可作出诊断。

## （四）鉴别诊断

主要和隐球菌性脑膜炎、细菌性脑膜炎、脑膜癌病、淋巴瘤、脑寄生虫病、脑静脉窦血栓形成等相鉴别。

## 【治疗原则】

本病的治疗原则是早期给药、合理选药、联合用药及系统治疗。包括抗结核治疗、皮质类固醇、药物鞘内注射、对症支持治疗。

## 【处方】

1. 抗结核治疗

至少选择三种药物联合治疗。

▶ **处方1** 异烟肼 600mg po或ivgtt qd×（1～2）年

**说明**：异烟肼可抑制结核杆菌DNA合成，破坏菌体内酶活性，对细胞内、外结核杆菌均有杀灭作用。无论脑膜有无炎症，均能迅速渗透到脑脊液中。单独应用易产生耐药性。主要不良反应有末梢神经炎、肝损害等。

▶ **处方2** 利福平 450mg po qd×（6～12）个月

**说明**：利福平与细菌的RNA聚合酶结合，干扰mRNA的合成，抑制细菌的生长繁殖，导致细菌死亡。对细胞内外结核杆菌均有杀灭作用。利福平不能透过正常的脑膜，只部分通过炎性脑膜，是治疗结核性脑膜炎的常用药物。单独应用也易产生耐药性。主要不良反应有肝毒性、过敏反应等。

▶ **处方3** 吡嗪酰胺 500mg po tid×（2～3）个月

**说明**：在酸性环境中杀菌作用较强，能杀灭酸性环境中缓慢生长的吞噬细胞内的结核杆菌，对中性和碱性环境中的结核杆菌几乎无作用。吡嗪酰胺能够自由通过正常脑膜和炎性脑膜，是治疗结核性脑膜炎的重要抗结核药物。主要不良反应有肝损害，关节酸痛、肿胀、强直、活动受限，血尿酸增加等。

▶ **处方4** 链霉素 750mg im qd×（2～3）个月

**说明**：为氨基糖苷类抗生素，仅对吞噬细胞外的结核菌有杀灭作用，为半效杀菌药。主要通过干扰氨酰基-tRNA和与核蛋白体30S亚单位结合，抑制70S复合物的形成，抑制肽链延长、蛋白质合成，致细菌死亡。链霉素能透过部分炎性的血脑屏障，是结核性脑膜炎早期治疗的重要药物之一。主要不良反应有耳毒性和肾毒性。

▶ **处方5** 乙胺丁醇 750mg po qd×（2～3）个月

**说明**：与二价锌离子络合，干扰多胺和金属离子的功能，影响戊糖代谢和脱氧核糖核酸、核苷酸的合成，抑制结核杆菌的生长。对生长繁殖状态的结核杆菌有作用，对静止状态的细菌几乎无影响。主要不良反应有视神经损害、末梢神经炎、过敏反应等。

2. 皮质类固醇治疗

▶ **处方** 地塞米松 10～20mg | ivgtt qd（连用2～3周后逐渐减
生理盐水 100mL | 量，4～6周内停药）

或　泼尼松　30～40mg　po　qm（3～4周后逐渐减量，2～3周内停药）

**说明**：用于脑水肿引起颅内压增高，伴局灶性神经体征和蛛网膜下腔阻塞的重症患者，可减轻中毒症状，抑制炎症反应及减轻脑水肿，需与抗结核药物联用。

3．药物鞘内注射

▶ **处方**　糜蛋白酶　4000U

透明质酸酶　1500U

异烟肼　0.1g

地塞米松　5mg ｜ 鞘内注射（缓慢）　q2～3d

或　糜蛋白酶　4000U

地塞米松　5mg ｜ 鞘内注射　q2～3d

或　透明质酸酶　1500U

地塞米松　5mg ｜ 鞘内注射　q2～3d

症状消失后每周2次，体征消失后每1～2周1次，直至脑脊液检查正常

**说明**：脑脊液蛋白定量明显增高、有早期椎管梗阻、肝功能异常致使部分抗结核药物停用、慢性、复发或耐药的情况下，在全身药物治疗的同时可辅以鞘内注射。

4．对症支持治疗

（1）降颅压治疗　见单纯疱疹病毒性脑炎。

（2）抗癫痫治疗　见单纯疱疹病毒性脑炎。

（3）抗精神药物　见单纯疱疹病毒性脑炎。

# 四、真菌性脑膜炎

真菌性脑膜炎是由真菌侵犯脑膜所引起的炎症，常与脑实质感染同时存在，属于深部真菌病。引起中枢神经系统真菌感染的有致病性真菌和条件致病菌。前者有新型隐球菌、环孢子菌、皮炎芽生菌、副球孢子菌、申克孢子丝菌、荚膜组织胞浆菌等；后者有念珠菌、曲霉菌、接合菌、毛孢子菌属等。

## 【诊断要点】

### （一）临床表现

1. 一般全身症状

多为亚急性病程，早期出现头痛、恶心、呕吐、轻至中度发热等感染现象，晚期表现为头痛持续性加重、高热等症状。

2. 神经系统症状

（1）头痛、恶心、呕吐、视盘水肿等颅内压力增高表现。晚期头痛剧烈，甚至出现抽搐、去大脑强直和脑疝等。

（2）颈项强直、凯尔尼格征阳性等脑膜刺激征。

（3）多脑神经受损症状 视神经受损时出现视力低下甚至失明，其他如动眼神经、展神经、面神经及听神经也常易受累而出现相应的神经受损症状和体征。

（4）脑受损症状 当病变波及脑实质和（或）形成脑内肉芽肿时，临床上可出现嗜睡、烦躁不安、谵妄等精神症状和瘫痪等局灶性定位体征，并可伴有智力障碍和意识障碍，严重者进入昏迷状态。

3. 双重或多重感染症状

此类患者常可同时伴发其他菌种的新感染或体内既往潜在的菌种感染复发，常见的有结核或弓形虫病等的伴发，促使病情更趋严重复杂和临床表现上的多样化。

### （二）辅助检查

（1）常规项目 脑脊液常规及生化检查、血及脑脊液病原学检查及免疫学检查头颅CT或MRI等影像学检查。

（2）可选项目 心电图、生化全套、脑电图。

### （三）诊断标准

根据患者有皮肤黏膜、上呼吸道或肺等真菌感染证据，亚急性脑膜炎或多发性脑实质损害表现，脑脊液检查等有助于确诊。

### （四）鉴别诊断

主要和隐球菌性脑膜炎、细菌性脑膜炎、脑膜癌病、淋巴瘤、脑寄生虫病、脑静脉窦血栓形成等相鉴别。

## 【治疗原则】

有抗真菌治疗、对症支持疗治疗、免疫增强剂治疗、手术治疗。

## 【处方】

1. 抗真菌治疗

▶ **处方1** 两性霉素B   1～5mg/kg（成人首次剂量）│ ivgtt（＞6h）
5%葡萄糖   500mL                        │ qd

**说明**：可逐渐加量至每次1mg/kg。一般持续用药12周，如病情需要和许可时还可适当延长疗程，直至临床症状基本消失和脑脊液检查正常为宜。两性霉素B首次剂量为0.1mg（用脑脊液稀释并加适量地塞米松1mg）鞘内注药，以后每次增加0.1mg，逐渐加量至每次1mg，每周2～3次，总剂量不超过15mg。两性霉素B为多烯类抗真菌抗生素，通过影响细胞膜通透性发挥抑制真菌生长的作用。不良反应主要有高热、剧烈头痛、恶心、呕吐、肝肾功能障碍和静脉炎等，治疗中需严加注意和防治。

▶ **处方2** 两性霉素B脂质体   首次1mg/kg │
5%葡萄糖   500mL                 │ ivgtt   qd

**说明**：次日可考虑增至3mg/kg，如病情需要且能耐受者以6mg/kg继续应用。如两性霉素B疗效欠佳或患者难以耐受时，可改用两性霉素B脂质体，因其毒副反应较两性霉素B轻且易通过血脑屏障而具有一定临床应用优势，但药液需通过输液管内过滤膜后方可给予。

或   两性霉素B胆固醇复合体   3～4mg/kg │
5%葡萄糖   500mL                    │ ivgtt   qd

**说明**：首次给药前先以本品小剂量5mg/10mL静脉滴注15～30min以上，滴完后观察30min，如患者适应则可正式给药，滴注时间需持续2h以上。两性霉素B现仍为当前临床上首选常用药物如两性霉素B疗效欠佳或患者难以耐受时，可改用两性霉素B脂质体或两性霉素B胆固醇复合体。

或   氟康唑   400mg │
生理盐水   250mL    │ ivgtt   qd

或　氟康唑　400mg　po　qd×（6～12）个月

**说明**：本品属吡咯类抗真菌药，作用机制主要为高度选择性干扰真菌的细胞色素P450的活性，从而抑制真菌细胞膜上麦角固醇的生物合成，抗真菌谱较广。不良反应主要表现为恶心、呕吐、腹痛、腹泻、皮疹等，肝肾功能受损及一过性中性粒细胞和血小板减少等血液学检查指标改变。

▷ **处方3**　氟胞嘧啶　400mg　po　tid×3个月

**说明**：临床上本品用于念珠菌和隐珠菌感染，单用效果不如两性霉素B，与两性霉素B合用具有协同作用，但可使本品自肾脏排泄减少，血药浓度升高，促使肾、血液系统毒性反应发生。不良反应有转氨酶及碱性磷酸酶升高、胃肠道症状、白细胞减少、贫血、血小板减少、肾损害、头痛、视力减退、幻觉、听力下降、运动障碍、血清钾钙磷下降以及过敏反应等。

▷ **处方4**　伏立康唑　6mg/kg
　　　生理盐水　250mL ｜ ivgtt　q12h（24h内）

　　　伏立康唑　4mg/kg
　　　生理盐水　250mL ｜ ivgtt　q12h（24h后）

　　或　伏立康唑　400mg　po　q12h（24h内）

　　或　伏立康唑　200mg　po　q12h（24h后）

**说明**：用药疗程不宜超过6个月，静脉滴注和口服两种给药途径可以互换。其治疗机制是抑制真菌中由细胞色素P450介导的14α-甾醇去甲基化，抑制麦角甾醇的生物合成，从而具有较好的广谱抗真菌作用。伏立康唑常可引起一过性的、可逆性的视物模糊、视觉改变、视觉增强和（或）畏光等视觉障碍，故此时不宜从事驾驶或操作机器等工作。

▷ **处方5**　醋酸卡泊芬净　70mg
　　　生理盐水　250mL ｜ ivgtt　qd　d1

　　续　醋酸卡泊芬净　50mg
　　　生理盐水　250mL ｜ ivgtt　qd　d2

**说明**：疗程取决于患者疾病的严重程度、治疗效果、免疫功能恢复的情况。是首个全新类型的棘白菌素类抗真菌药物，其作用机制为阻止真菌细胞壁的形成。可单独或合用于对上述药物疗效欠佳的重症患者。不良反应主要有发热、头痛、腹痛、疼痛、寒战、恶心、呕吐、腹泻、肝酶水平升高及贫血。

2．免疫调节剂

▷ **处方**　胸腺肽α1　1.6mg　｜ H（每周2次，两次相隔3～4天）×
注射用水　1mL　｜ （2～3）个月

或　聚肌苷酸-聚胞苷酸　1～2mg　im　bid或tid（2周后改为每周两次）×（2～3）个月

或　α-干扰素　30～60μg　H或im　qod×（4～6）个月

**说明**：此类患者的细胞和体液免疫功能往往低下，久病后还可出现继发性补体缺陷，因此应据病情给予免疫增强剂治疗。不良反应温和，最常见的是发热、疲劳等反应，其他可能存在的不良反应有头痛、肌痛、关节痛、食欲缺乏、恶心等。

3．对症支持疗治疗
（1）降颅压治疗　见单纯疱疹病毒性脑炎。
（2）抗癫痫治疗　见单纯疱疹病毒性脑炎。
（3）抗精神药物　见单纯疱疹病毒性脑炎。

4．手术治疗

**说明**：对较大脑脓肿或肉芽肿者可予手术治疗。

# 五、流行性脑脊髓膜炎

流行性脑脊髓膜炎（简称流脑）是由脑膜炎双球菌引起的化脓性脑膜炎。致病菌由鼻咽部侵入血循环，形成败血症，最后局限于脑膜及脊髓膜，形成化脓性脑脊髓膜病变。

## 【诊断要点】

### （一）临床表现

1．轻型

临床表现为低热、轻微头痛及咽痛等上呼吸道症状，皮肤可有少数细小出血点和脑膜刺激征脑脊液多无明显变化，咽拭子培养可有病原菌。

2．普通型

最常见，分为以下4期。

（1）前驱期（上呼吸道感染期）　为1～2天，可有低热、咽痛、咳嗽等上呼吸道感染症状。多数患者无此期表现。

（2）败血症期　突发或前驱期后突然寒战、高热，伴头痛、肌肉酸痛、食欲减退及精神萎靡等毒血症症状。此期的特征性表现是皮疹，通常为瘀点或瘀斑，70%～90%患者有皮肤或黏膜瘀点或瘀斑，直径1mm至2cm，开始为鲜红色，后为紫红色，最早见于眼结膜和口腔黏膜，大小不一，多少不等，分布不均，以肩、肘、臀等易受压处多见，色泽鲜红，后变为紫红。严重者瘀斑迅速扩大，其中央因血栓形成而出现紫黑色坏死或形成大疱，如坏死累及皮下组织可留瘢痕。多数患者12～24h发展致脑膜炎期。

（3）脑膜炎期　脑膜炎症状多与败血症期症状同时出现。在前驱期症状基础上出现剧烈头痛、频繁呕吐、狂躁以及脑膜刺激症状，血压可升高而脉搏减慢，重者谵妄、神志障碍、抽搐，通常在2～5天后进入恢复期。

（4）恢复期　经治疗后体温逐渐降至正常，皮肤瘀点、瘀斑消失。大瘀斑中央坏死部位形成溃疡，后结痂而愈，症状逐渐好转，神经系统检查正常。约10%患者出现口唇疱疹。患者一般在1～3周内痊愈。

3．暴发型

此型成人较少见，多见于儿童，起病急骤，病情凶险而且发展迅速凶猛，如果抢救不及时，常在24h内危及生命。

（1）败血症休克型　患者起病急骤，突然表现剧烈寒战、高热、头痛、呕吐，迅速出现精神极度萎靡、嗜睡和不同程度的意识障碍。循环功能衰竭为本型突出的特征性表现，多数患者无脑膜刺激征的表现。

（2）脑膜脑炎型　主要以脑实质损害和颅内压增高为其突出特征。由于脑水肿或颅内压增高严重，患者可发生脑疝而危及生命。

（二）辅助检查

1．常规项目

血常规、脑脊液检查、瘀点涂片检查、血培养、脑膜炎双球菌免疫学试验等。

（1）血常规　白细胞总数明显增高，一般高达（20～40）×10⁹/L，中性粒细胞占80%～90%。

（2）脑脊液检查　病程初期仅有压力增高，外观正常。典型脑膜炎期，压力明显增高，且外观混浊或脓样，白细胞数达数千至上万，以中性粒细胞为主，蛋白高，而糖明显减少，氯化物降低。

2. 可选项目

影像学检查，其诊断和鉴别诊断意义有限。

## （三）诊断标准

主要根据流行病学资料，临床表现急性起病的发热、头痛、呕吐，查体有脑膜刺激征。血象白细胞总数明显增加，脑脊液压力升高、混浊脓性改变、脑脊液沉淀涂片见革兰阴性菌球菌。血液及脑脊液免疫学试验检查脑膜炎球菌特异性抗原对早期诊断有帮助。

## （四）鉴别诊断

需与其他脑炎（化脓性、结核性、真菌性和病毒性）、脑膜炎、脑脓肿等疾病相鉴别。

# 【治疗原则】

有呼吸道隔离治疗、病原治疗、激素的应用、对症支持治疗、抗休克治疗、呼吸衰竭的治疗。

# 【处方】

1. 病原治疗

▶ **处方1**　磺胺嘧啶　1.0g　po　q6h（首剂加倍）

或　磺胺甲噁唑　2片
　　甲氧苄啶　200mg　｜ po　bid×7d

**说明**：鉴于我国流脑仍以脑膜炎球菌A群为主，加之多数病例对磺胺类药物敏感，故磺胺类药物仍为首选。若经治疗48h症状仍无明显改善，可能属于耐药，必须及时改换药物，选用青霉素或其他抗生素。有肝、肾疾病，对磺胺类药物过敏或有毒性反应者均不宜应用。

▶ **处方2** 青霉素 400万U ┆ ivgtt q4h×7d
生理盐水 100mL ┆

或 氯霉素 1.6～2.0g ┆ ivgtt qd×7d
生理盐水 100mL ┆

或 氨苄西林 2.0g ┆ ivgtt q4h×7d
生理盐水 100mL ┆

或 头孢噻肟 2.0g ┆ ivgtt q6h×7d
生理盐水 100mL ┆

或 头孢三嗪 2.0g ┆ ivgtt q8h×7d
生理盐水 100mL ┆

**说明**：脑膜炎双球菌B、C群，对青霉素敏感者可用大剂量青霉素，青霉素过敏者可选用氯霉素。对青霉素耐药及重症患者，可考虑用氨苄西林、头孢噻肟或头孢三嗪。

2. 激素应用

▶ **处方** 地塞米松 10～20mg ┆ ivgtt qd×（3～5）d
生理盐水 100mL ┆

或 氢化可的松 300～500mg ┆ ivgtt qd×（3～5）d
生理盐水 100mL ┆

3. 对症支持治疗

（1）脱水药的应用

▶ **处方** 甘露醇 125～250mL（0.5～1g/kg） ivgtt（快速） q8h～q6h

和（或） 呋塞米 20～40mg iv q12h

和（或） 复方甘油果糖 250mL ivgtt qd～q12h

和（或） 白蛋白 10g ivgtt qd～q12d

**说明**：据病情选择一种，也可2～3种脱水药物联合使用。急性期或紧急降低颅内压，应使用甘露醇或呋塞米，或两者交替使用。

（2）亚冬眠疗法

▶ **处方** 氯丙嗪 25～50mg ┆ im或iu
异丙嗪 25～50mg ┆

**说明**：以后每4～6h肌注一次，共3～4次。主要用于高热、频繁惊厥患者，以降低脑含水量和耗氧量，保护中枢神经系统。

**4．感染性休克治疗**

▶ **处方1** 右旋糖酐-40 500～1000mL ivgtt qd

　　 或 羟乙基淀粉 500～1000mL ivgtt qd

▶ **处方2** 乳酸林格液 500～1000mL ivgtt qd

▶ **处方3** 5%碳酸氢钠 250～500mL ivgtt qd

▶ **处方4** 山莨菪碱 0.3～0.5mg/kg iv q10～20min×数次

▶ **处方5** 去甲肾上腺素 2～200μg/min ⎤
　　 多巴酚丁胺 2～20μg/（kg·min）⎦ 联用

**说明**：扩充血容量、改善微循环、纠正酸中毒是抗休克的重要措施，扩容液体包括胶体液和晶体液两类，首选等张晶体液。经扩充血容量、抗休克治疗后，患者病情仍未改善，可用血管活性药物。

**5．呼吸衰竭的处理**

▶ **处方1** 洛贝林 3～6mg ivgtt q30min（必要时）

▶ **处方2** 可拉明 0.25～1.25g ivgtt q1～2h（必要时）

**说明**：发生呼吸功能衰竭时，除加强脱水治疗外，给吸氧、抽吸积液、头部置水袋防治脑水肿和降低脑组织耗氧等，同时给予呼吸兴奋药，必要时做气管插管，辅以人工辅助呼吸。

---

## ▶第二节　脑蛛网膜炎

脑蛛网膜炎即颅内蛛网膜炎，是一种由于感染、外伤、异物刺激等因素导致脑部非特异性慢性蛛网膜炎症，又称浆液性脑膜炎、局灶性粘连性蛛网膜炎。

### 【诊断要点】

#### （一）临床表现

常隐袭起病，多见于11～30岁，缓慢进行性发展，可有多次缓解与加重，也有急性或亚急性起病者。患者出现不同程度的发热和全身症状。根据临床特点可分为以下三型。

（1）急性弥漫型　突然起病，类似急性脑膜炎，但病情较轻，多有低热、畏寒恶心、呕吐及脑膜刺激征，可出现第Ⅲ、Ⅵ、Ⅶ对脑神经麻痹，部分患者出现共济失调、眼球震颤等小脑症状。疗程数日至数周，逐渐好转或呈波动性。

（2）慢性弥漫型　缓慢发病、进行性加重或呈间歇性发作，主要表现颅内压增高如头痛、头晕、呕吐、视盘水肿，伴嗜睡及精神障碍，一侧或两侧展神经麻痹，表现颇似颅内肿瘤。

（3）局灶粘连型　按粘连部位不同又分为以下几型。

①颅后凹型：易引起梗阻性脑积水和早期颅内压增高症状。早期头痛显著，继而出现呕吐和视力减退等症状。神经系统检查除视盘水肿或继发性萎缩、展神经麻痹、颈项强直等颅内压增高的症状和体征外，局限病征不明显。发病较快，病情较重。

②脑桥小脑角型：病变在脑干腹侧区，常有一侧不同程度的脑神经损害，包括三叉神经、面神经、听神经的不全麻痹和面肌痉挛伴同侧小脑性共济失调和眼球震颤，颅内压增高症状出现晚。病程可长达数年。

③视交叉部蛛网膜炎：炎症主要侵犯视神经颅内段及视交叉周围，主要是慢性头痛、视力障碍及视缺损方面，广泛的脑底部蛛网膜炎，可出现第Ⅰ～Ⅵ对脑神经损害的征象，少数下丘脑受累者可有尿崩症、嗜睡症、肥胖、性功能减退等症状。

④大脑半球凸面蛛网膜炎：炎症病变在大脑外侧裂周围，少数在大脑半球之间、胼胝体前上方或大脑表面其他部位。早期症状是头痛、癫痫发作或精神症状。

**（二）辅助检查**

（1）常规项目　血常规、脑脊液检查、头颅CT及MRI。

（2）可选项目　颅骨X线片。

**（三）诊断标准**

根据起病方式，病程较长，症状可出现缓解及复发，患者有头外伤、头部或全身感染史、脑室内或鞘内注药史，以及与病变部位相关的症状和体征，结合CT检查，排除鞍区或颅后窝肿瘤，通常可作出诊断。

### （四）鉴别诊断

颅后窝中线型蛛网膜炎需与小脑蚓部肿瘤、第四脑室肿瘤鉴别；脑桥小脑角型蛛网膜炎需与该区听神经瘤、脑膜瘤、表皮样囊肿鉴别；视交叉部位蛛网膜炎与该区垂体腺瘤、颅咽管瘤、鞍结节脑膜瘤鉴别；大脑半球凸面蛛网膜炎与大脑半球表浅胶质瘤、转移瘤等病变相鉴别。

## 【治疗原则】

有病因治疗、肾上腺皮质激素、对症治疗、手术治疗。

## 【处方】

1. 病因治疗

▷ **处方1** 抗生素治疗
参考化脓性脑膜炎。

▷ **处方2** 抗结核治疗
参考结核性脑膜炎。

**说明**：对非特异性蛛网膜炎不是特效的，在治疗可能存在于颅内或身体其他部位的隐性或显性细菌性感染或结核感染，特别在蛛网膜炎活动期，有一定疗效。

2. 肾上腺皮质激素

▷ **处方** 抗结核治疗
参考结核性脑膜炎。

**说明**：对防治蛛网膜粘连和炎症有较好疗效，初期应用疗效好。

3. 降低颅内压力

▷ **处方** 参考结核性脑膜炎。

4. 手术治疗

▷ **处方** 脑脊液分流术

或 松解粘连术

**说明**：如颅内压增高显著或内科治疗无效，甚至脑疝形成时可行手术松解粘连或脑脊液分流术。

## 第三节 脑炎

### 一、单纯疱疹病毒性脑炎

单纯疱疹病毒侵犯中枢神经系统引起相应的炎性改变，临床称为单纯疱疹病毒性脑炎，又称为急性坏死性脑炎，是中枢神经系统最常见的病毒感染性疾病。在中枢神经系统中单纯疱疹病毒最常累及大脑颞叶、额叶及边缘系统，引起脑组织出血性坏死和（或）变态反应性脑损害。

### 【诊断要点】

#### （一）临床表现

① 任何年龄均可患病，约2/3的病例发生于40岁以上的成人。多急性起病，约1/4患者有口唇疱疹史，前驱期可有发热、全身不适、头痛、肌痛、嗜睡、腹痛和腹泻等症状。

② 临床常见症状包括头痛、呕吐、轻微的意识和人格改变、记忆丧失、轻偏瘫、偏盲、失语、共济失调、多动（震颤、舞蹈样动作、肌阵挛）、脑膜刺激征等。约1/3的患者出现全身性或部分性癫痫发作。部分患者可因精神行为异常为首发或唯一症状而就诊于精神科，表现为注意力涣散、反应迟钝、言语减少、情感淡漠、表情呆滞、呆坐或卧床、行动懒散，甚至生活不能自理；或表现木僵、缄默；或有动作增多、行为奇特及冲动行为等。

③ 重症患者病情常在数日内快速进展，多数患者有意识障碍，表现意识模糊或谵妄，随病情加重可出现嗜睡、昏睡、昏迷或去皮质状态，部分患者在疾病早期迅即出现昏迷。重症患者可因广泛脑实质坏死和脑水肿引起颅内高压甚至脑疝。

#### （二）辅助检查

（1）常规项目　血常规、脑脊液常规生化检查、脑脊液病原学检查（脑脊液检测HSV特异性IgM、IgG抗体、检测CSF脑脊液中HSV DNA、脑脊液HSV病毒分离）、脑电图、头颅CT、头颅MRI检查。

① 脑脊液常规检查：急性期压力增高，90%以上患者白细胞数在

$500 \times 10^6$/L 以内。并可出现大量红细胞，晚期有黄变，这是脑实质出血灶在脑脊液中的反应。

② 脑脊液病原学检查：其诊断标准为脑脊液及血液中抗体均增高达 1 ： 80 以上；脑脊液中抗体有 4 倍以上升高；血与脑脊液抗体比值 < 40。

（2）可选项目　脑活检。

### （三）诊断标准

1．临床诊断依据

（1）口唇或生殖道疱疹史，或本次发病有皮肤、黏膜疱疹。

（2）起病急，病情重，有发热、咳嗽等上呼吸道感染的前驱症状。明显精神行为异常、抽搐、意识障碍及早期出现的局灶性神经系统损害体征。

（3）脑脊液中未检出细菌、真菌，常规及生化检查符合病毒性感染特点，如红细胞增多更支持本病的诊断。

（4）脑电图以颞区、额区异常更明显，甚至可出现颞区的尖波与棘波。

（5）头颅 CT、MRI 检查提示颞叶和额叶局灶性出血性软化灶。

（6）双份血清和双份脑脊液 HSV 特异性 IgM、IgG 抗体检测病程中 2 次及 2 次以上抗体滴度呈 4 倍以上增加，血与脑脊液的抗体比值 < 40，均可确诊。做脑脊液病原学检查，包括：①采用 Western 印迹法、双份脑脊液抗体有增高的趋势，滴度在 1 ： 80 以上，间接免疫荧光测定及 ELISA 法，采用 HSV-1 抗体的动态观察；② 检测脑脊液中 HSV DNA，用 PCR 检测病毒 DNA，可早期快速诊断，标本最好在发病后 2 周内送检。

（7）特异性抗病毒药物治疗也可间接支持诊断。

2．确诊依据

① 双份血清和脑脊液检查发现单纯疱疹病毒特异性抗体有显著变化趋势。

② 脑组织活检或病理发现组织细胞核内包涵体，或原位杂交发现 HSV 病毒核酸。

③ 脑脊液的 PCR 检测发现该病毒 DNA。

④ 脑组织或脑脊液标本单纯疱疹病毒分离、培养和鉴定。

### （四）鉴别诊断

需与脑脓肿、结核性脑膜炎、化脓性脑膜炎、真菌性脑膜炎、其他病毒性脑炎鉴别。

## 【治疗原则】

有抗病毒药物治疗、免疫治疗、对症治疗。

## 【处方】

1. 抗病毒药物

▶ **处方** 阿昔洛韦（无环鸟苷） 500mg | ivgtt q8h（每次需滴1h）
生理盐水 100mL | ×（14～21）d

或 更昔洛韦 250mg |
生理盐水 250mL | ivgtt q12h×14d

**说明**：抗病毒药物可任选一种，阿昔洛韦是目前治疗 HSE 有效的首选药物，50% 可通过血脑屏障，对正在细胞内复制的病毒有抑制其 DNA 合成的作用。更昔洛韦抗 HSV 的疗效强于阿昔洛韦数倍，抗病毒谱广。对耐药株敏感。主要副作用是肾功能损害和骨髓抑制。

2. 免疫调节治疗

▶ **处方** 地塞米松 10～20mg |
生理盐水 100mL | ivgtt qd×（3～5）d

或 免疫球蛋白 20g [0.4g/（kg·d）] ivgtt qd×（3～5）d

或 α-干扰素 60×10⁶U im qd×30d

**说明**：可选用干扰素、转移因子、免疫球蛋白等。糖皮质激素对减轻炎症区域水肿有一定效果，但目前尚存在争议，对症状反应较重的患者，可早期酌情使用。

3. 脱水药的应用

▶ **处方** 甘露醇 125～250mL（0.5～1g/kg） ivgtt（快速） q8h 或 q6h

和（或） 呋塞米 20～40mg iv q12h

和（或）　复方甘油果糖　250mL　ivgtt　qd或q12h

和（或）　白蛋白　10g　ivgtt　qd或q12d

**说明**：据病情选择一种，也可2～3种脱水药物联合使用。急性期或紧急降低颅内压，应使用甘露醇或呋塞米，或两者交替使用。

4．抗癫痫药物

▶ **处方**　卡马西平　100～200mg　po　tid

或　丙戊酸钠　200～400mg　po　tid

或　德巴金　0.5g　po　qd～bid

或　苯妥英钠　100mg　po　tid

或　托吡酯　100～200mg　po　bid

或　苯巴比妥钠100mg　im　q12h或q8h（仅在癫痫频发或持续状态时使用）

或　地西泮10～20mg　iv　st（仅在癫痫频发或持续状态时使用）

**说明**：抗癫痫药物可任选一种，首选卡马西平，必要时可加至200～300mg　po　tid。

5．抗精神病药物

▶ **处方**　羟哌氯丙嗪　2mg　po　bid

或　氯丙嗪　12.5mg　po　bid

或　奥氮平　5mg　po　qd

或　氟哌啶醇　10mg

东莨菪碱　0.3mg 　｜　im　st或qd

# 二、其他病毒性脑炎

## （一）带状疱疹病毒性脑炎

带状疱疹病毒性脑炎是由水痘-带状疱疹病毒侵入脑组织而引起相应的神经功能受损，也是该病毒引起的较严重疾病。

【诊断要点】

① 多在机体抵抗力低下时发病。一般在出皮疹后2～4周发生，此时疱疹大多已消退并遗留有色素沉着斑。

② 主要表现为发热、头痛、呕吐抽搐、言语障碍、精神异常、肢体瘫痪；脑干受累者出现脑神经麻痹、共济失调等；严重者出现烦躁不安、谵妄，继而出现意识障碍，可因颅内压过高或累及延髓致死。

③ 脑脊液呈炎性改变。

④ 头颅 CT 和 MRI 提示脑内有局灶性病变。

## 【治疗原则】

治疗同"单纯疱疹病毒性脑炎"。

### （二）巨细胞病毒性脑炎

巨细胞病毒通过垂直或水平传染而导致脑组织炎性病变，出现相应的神经功能障碍称为巨细胞病毒性脑炎，也称巨细胞包涵体脑炎。巨细胞病毒性脑炎包括先天性感染和后天性感染。儿童巨细胞病毒感染是先天畸形及婴儿智力障碍的重要原因。在成人，中枢神经系统感染仅发生于细胞免疫者。

## 【诊断要点】

① 新生儿和具有恶性或慢性疾病的成人出现全身及脑神经功能障碍。

② 脑脊液检查明确为炎症。

③ 影像学检查发现脑内多发灶病变。

④ 血中抗巨细胞病毒 IgM 阳性，尿、唾液、空腹胃液、脑脊液镜检找到特征性含包涵体的巨细胞以及 PCR 检出体液及组织中的巨细胞病毒基因者均可诊断。

## 【治疗原则】

本病至今仍无有效治疗。

### （三）腮腺炎病毒性脑炎

腮腺炎病毒性脑炎是流行性腮腺炎的主要合并症之一，也可单独发病，其病原体为腮腺炎病毒。

## 【诊断要点】

① 本病好发于儿童，其中 3 ～ 5 岁占 56% ～ 60%，2 岁与 6 岁次之。

儿童患者男女比例无明显差异，青春期后男性多于女性。

②　腮腺炎临床表现差别较大，轻者可没有临床症状，重者出现明显的典型表现；不典型者可始终没有腮腺肿胀，而以单纯睾丸炎和脑膜脑炎的症状出现。

③　神经系统症状可以是腮腺炎的并发症，也可以是单纯的神经系统感染症状，表现为脑膜脑炎、脑膜炎、脑室管膜炎、脑脊髓炎、脑血管炎、多发性神经根神经炎、听神经受损致耳聋等。

④　脑脊液检查类似其他脑炎。

## 【治疗原则】

同"疱疹病毒性脑炎"。

## 第四节　颅内脓肿

脑脓肿是指化脓性细菌感染引起的化脓性脑炎、脑化脓及脑脓肿包膜形成，少部分也可是真菌及原虫侵入脑组织而致脑脓肿。常见的致病菌为金黄色葡萄球菌、变形杆菌、大肠杆菌和链球菌。

## 【诊断要点】

### （一）临床表现

（1）急性感染症状　患者有发热、头痛、全身乏力、肌肉酸痛、脉搏频速、食欲缺乏、嗜睡倦怠等表现。颈部抵抗或脑膜炎症，通常不超过2～3周，由于应用广谱抗生素，这些症状大多数好转消失。

（2）脑脓肿颅内压增高症状　随着脑脓肿形成和增大，患者出现颅内压增高症状，患者有不同程度的头痛，为持续性并有阵发性加剧，伴有呕吐，尤以小脑脓肿时呕吐频繁。可伴有不同程度的精神和意识障碍、脉搏缓慢、血压升高、脉压增宽、呼吸变慢等征象，半数患者有视盘水肿。

（3）局限性症状　脑脓肿脑局部定位症状脑脓肿位于半球者可有对侧中枢性面瘫，对侧同向偏盲，或象限性偏盲，对侧肢体偏瘫或锥体束征阳性；位于优势半球者出现失语，也可有癫痫发作。脓肿位于小脑者出现强迫头位，眼球震颤，步态不稳，共济失调和同侧肢体肌张力减低。

（4）脑脓肿脑疝形成和脓肿破溃　随着病情发展，颅内压增高严重致脑疝危及生命。患者脓肿破溃可引起弥散性化脓性脑炎。

### （二）辅助检查

（1）常规项目　血常规、脑脊液检查、头颅 X 线平片、头颅 CT、头颅 MRI。

（2）可选项目　脑血管造影、脓腔的造影。

### （三）诊断标准

诊断根据患者有化脓性感染源，如慢性中耳炎、乳突炎、鼻旁窦炎、肺部感染。有开放性颅脑损伤、先天性心脏病及身体其他部位感染源史。逐渐出现颅内压增高征象，出现脑脓肿相应部位的大脑或小脑损害征象。头颅 CT 或 MRI 检查显示相应有明显的占位性病变。

### （四）鉴别诊断

需与脑肿瘤、脑梗死、硬膜下脓肿、血栓性静脉炎合并脑出血或梗死、单纯疱疹病毒性脑炎及急性出血性脑白质病等鉴别。

## 【治疗原则】

有抗感染治疗、对症治疗、手术治疗。

## 【处方】

1. 抗感染治疗

▶ **处方 1**　甲硝唑+头孢菌素

① 甲硝唑　0.5g　ivgtt　q8h

② 头孢噻肟　2.0g  ｜
生理盐水　100mL ｜ ivgtt　q8h

或　头孢三嗪　2.0g  ｜
生理盐水　100mL ｜ ivgtt　q8h

或　头孢曲松　2.0g  ｜
生理盐水　100mL ｜ ivgtt　q12h

**说明**：疗程 4～6 周。适用于中耳炎或乳突炎。常见病原菌为链球菌、类杆菌、普氏菌、肠杆菌。

▶ **处方2** 甲硝唑+头孢菌素+万古霉素

① 甲硝唑　0.5g　ivgtt　q8h

② 头孢噻肟　2.0g  
生理盐水　100mL $\Big|$ ivgtt　q8h

或　头孢三嗪　2.0g  
生理盐水　100mL $\Big|$ ivgtt　q8h

或　头孢曲松　2.0g  
生理盐水　100mL $\Big|$ ivgtt　q12h

③ 万古霉素　1.0g  
生理盐水　100mL $\Big|$ ivgtt　q12h

**说明**：疗程4～6周。用于鼻窦炎患者。常见病原菌为链球菌、类杆菌、嗜血杆菌、肠杆菌、金黄色葡萄球菌，如MRSA阳性必须加万古霉素。

▶ **处方3** 甲硝唑+青霉素

① 甲硝唑　0.5g　ivgtt　q8h

② 青霉素　400万U  
生理盐水　100mL $\Big|$ ivgtt　q4h

或　苯唑西林　4.0g  
生理盐水　100mL $\Big|$ ivgtt　q4h

**说明**：疗程4～6周。见于口腔感染者。常见病原菌为梭菌属、链球菌、类杆菌、普氏菌。

▶ **处方4** 万古霉素+头孢吡肟+甲硝唑

① 万古霉素　1.0g  
生理盐水　100mL $\Big|$ ivgtt　q12h

② 头孢吡肟　2.0g  
生理盐水　100mL $\Big|$ ivgtt　q8h

③ 甲硝唑　0.5g　ivgtt　q8h

**说明**：疗程4～6周。见于直接接种（创伤、手术）的患者。

▶ **处方5** 甲硝唑+青霉素（+磺胺甲噁唑）

① 甲硝唑　0.5g　ivgtt　q8h

② 青霉素　400万U
生理盐水　100mL ∣ ivgtt　q4h

或　苯唑西林　4.0g
生理盐水　100mL ∣ ivgtt　q4h

或加③磺胺甲噁唑　1.0g　po　bid（首剂加倍）

**说明**：疗程4～6周。见于气管、肺感染或脓胸。常见病原菌为放线菌、链球菌、梭菌属、类杆菌、普氏菌、诺卡菌；如为诺卡菌应加磺胺甲噁唑。

▶ **处方6**　万古霉素+庆大霉素

① 万古霉素　1.0g
生理盐水　100mL ∣ ivgtt　q12h

② 庆大霉素　80mg
生理盐水　100mL ∣ ivgtt　q8h

**说明**：疗程4～6周。见于心内膜炎患者。常见病原菌为金黄色葡萄球菌、链球菌。

▶ **处方7**　头孢菌素

头孢噻肟　2.0g
生理盐水　100mL ∣ ivgtt　q8h

或　头孢三嗪　2.0g
生理盐水　100mL ∣ ivgtt　q8h

或　头孢曲松　2.0g
生理盐水　100mL ∣ ivgtt　q12h

**说明**：疗程4～6周。见于先天性心脏病患者。常见病原菌为链球菌、嗜血杆菌。

▶ **处方8**　甲硝唑+万古霉素+头孢菌素

① 甲硝唑　0.5g　ivgtt　q8h
② 万古霉素　1.0g
生理盐水　100mL ∣ ivgtt　q12h

③ 头孢吡肟  2.0g ｜ ivgtt  q8h
生理盐水  100mL ｜

或  头孢噻肟  2.0g ｜ ivgtt  q8h
生理盐水  100mL ｜

或  头孢三嗪  2.0g ｜ ivgtt  q8h
生理盐水  100mL ｜

或  头孢曲松  2.0g ｜ ivgtt  q12h
生理盐水  100mL ｜

**说明**：疗程 4～6 周。部分原因不明者，常见病原菌为金黄色葡萄球菌、链球菌、嗜血杆菌，少见的有厌氧菌。

2. 降颅压治疗

处方见单纯疱疹病毒性脑炎。

3. 激素治疗

处方见单纯疱疹病毒性脑炎。

**说明**：激素应慎用，以免削弱机体免疫能力。

4. 抗癫痫治疗

处方见单纯疱疹病毒性脑炎。

**说明**：癫痫发作可加重脑水肿及颅内压增高，诱发脑疝，应有效控制癫痫发作，无发作也应予预防性抗癫痫治疗。

5. 手术治疗

▶ **处方1**  穿刺抽脓术，导管持续引流术

▶ **处方2**  脑脓肿切除

**说明**：脓肿形成后，手术是唯一有效的治疗方法。

## 第五节 脑寄生虫病

### 一、脑囊虫

脑囊虫是由猪带绦虫蚴虫的（囊尾蚴）幼虫寄生于人脑组织形成包

囊所引起的疾病，是我国中枢神经系统最常见的脑寄生虫病。

## 【诊断要点】

### （一）临床表现

多见于青壮年，男性多于女性。因囊尾蚴寄生虫的部位、数量不同，感染发育、死亡先后不一，临床表现复杂多样，症状也可波动，根据临床症状可分为以下几种类型。

（1）癫痫型　由于囊虫主要寄生于大脑皮质，癫痫发作是脑囊虫病的首发症状，部分患者癫痫发作是唯一症状，癫痫发作有多样性和易变性特点，即同一位患者，可以出现两种以上不同形式的发作，最常见的发作类型有全面性强直-阵挛发作、部分性运动性发作及复杂性部分性发作（精神运动性发作）等。

（2）颅内压增高型　主要表现剧烈头痛、恶心、呕吐、视物不清、视力下降以致失明，部分患者表现急性颅内压增高过程，头痛剧烈，呕吐频繁，出现不同程度意识障碍、表情淡漠、意识蒙眬，甚至昏迷、脑疝形成。主要原因是虫体数量多。少数患者在当头位改变时突然出现剧烈眩晕、呕吐、意识障碍及呼吸循环功能障碍，称为Brun综合征，系囊虫寄生于脑室内所致。

（3）脑膜脑炎型　囊尾蚴主要寄生于脑蛛网膜下隙、皮质表浅部位、软脑膜、脑池中，表现为脑膜炎或脑膜脑炎以及蛛网膜粘连引起交通性或非交通性脑积水或颅内神经受累。

（4）精神障碍型　以精神错乱、幻听、幻视、语言障碍等为突出症状，严重者可出现痴呆。

（5）混合型　具有两种以上类型的表现。

### （二）辅助检查

（1）常规项目　血常规、粪常规、脑脊液、免疫学检查、头颅CT或头颅MRI。

① 血及脑脊液：嗜酸粒细胞增多。

② 粪便检查：发现绦虫卵或节片。

③ 免疫学检查：补体结合试验、间接血凝试验、酶联免疫法吸附试验，阳性者有助于诊断。

④ 头颅CT或头颅MRI：可见多个散在病灶。

（2）可选项目　脑组织活检及皮下结节活组织检查。

## （三）诊断标准

① 有相应的临床症状和体征，如癫痫发作、颅内压增高、精神障碍等脑部症状和体征，基本排除了需与之鉴别的其他疾病。

② 免疫学检查阳性，脑脊液常规及生化正常，或有炎性改变，白细胞增多，特别是嗜酸粒细胞增多。

③ 头颅CT或MRI显示囊虫影像改变。

④ 皮下、肌肉或眼内囊虫结节，经活检病理学检查证实为囊虫者。

⑤ 患者来自绦虫病流行区，粪便有排绦虫节片或吃"米猪肉"史，可作为诊断的参考依据。

凡具备4条以上者即可确诊；或者具备①、②、③或①、②、⑤或①、③、⑤条者亦可确诊。

## （四）鉴别诊断

需与原发性癫痫及其他所致的继发性癫痫鉴别。多发囊虫病变应与多发性脑转移瘤、多发性腔隙性脑梗死及中枢神经系统结核鉴别。脑膜脑炎型脑囊虫病应与结核性、病毒性及真菌性脑膜脑炎鉴别。

# 【治疗原则】

有对症治疗、病因治疗、手术治疗。

# 【处方】

1．病因治疗（驱虫治疗）

▶ **处方1**　吡喹酮　100mg　po　bid

**说明**：根据药物反应逐渐加量，每日剂量不超过1.8g，达到总剂量即为1个疗程。成人1个疗程总剂量为300mg/kg。2～3个月后再进行第2个疗程，通常用3～5个疗程。为广谱抗寄生虫药物，主要通过5-羟色胺样作用使宿主体内寄生虫产生痉挛性麻痹脱落。常见的不良反应有头昏、头痛、恶心、腹痛、腹泻、乏力、四肢酸痛等，严重心、肝、肾患者及有精神病史者慎用。

▶ **处方2**　阿苯达唑　100mg　po　bid

说明：根据药物反应逐渐加量，每日剂量不超过1.8g，达到总剂量即为1个疗程，成人1个疗程总剂量为300mg/kg。1个月后再进行第2个疗程，通常用3～5个疗程。高效广谱驱虫新药，选择性及不可逆性地抑制寄生虫肠壁细胞胞浆微管系统的聚合及与微管蛋白结合，阻断其对多种营养和葡萄糖的摄取吸收及细胞内运输堵塞，引起虫体死亡。不良反应有口干、乏力、思睡、头晕、头痛以及恶心、上腹不适等症状，不需处理可自行缓解。少数患者可出现脑炎综合征、剥脱性皮炎。

2. 糖皮质激素

▷ **处方** 地塞米松 10～20mg
生理盐水 100mL ｜ ivgtt qd×（3～5）d

或 泼尼松 30mg po qd×（3～5）d

或 甲泼尼龙 80～240mg
生理盐水 100mL ｜ ivgtt qd×（3～5）d

或 氢化可的松 100～200mg
生理盐水 100mL ｜ ivgtt qd×（3～5）d

说明：抗囊尾蚴过程中，囊尾蚴死亡可产生异性蛋白质反应，使颅内压进一步增高，可用地塞米松静脉滴注或推注，或泼尼松口服。

3. 脱水药的应用

▷ **处方** 20%甘露醇 125～250mL（0.5～1g/kg） ivgtt（快速）q8h或q6h

或 呋塞米 20～40mg iv q12h

或 复方甘油果糖 250mL ivgtt qd或q12h

说明：据病情选择一种，也可2～3种脱水药物联合使用。急性期或紧急降低颅内压，应使用甘露醇或呋塞米，或两者交替使用。对严重的难以控制的颅内压增加，可先行颞肌下去骨瓣减压手术。

4. 抗癫痫药物

▷ **处方** 卡马西平 100～200mg po tid（必要时可加至200～300mg）

或 丙戊酸钠 200～400mg po tid

或 德巴金 0.5g po qd～bid

或　苯妥英钠　100mg　po　tid

或　托吡酯　100～200mg　po　bid

或　苯巴比妥钠　100mg　im　q12h或q8h（仅在癫痫频发或持续状态时使用）

或地西泮　10～20mg　iv　st（仅在癫痫频发或持续状态时使用）

5．抗精神药物

▶ **处方**　羟哌氯丙嗪　2mg　po　bid

或　氯丙嗪　12.5mg　po　bid

或　奥氮平　5mg　po　qd

或　氟哌啶醇　10mg

东莨菪碱　0.3mg　｜　im　st或qd

6．手术治疗

▶ **处方1**　开颅术

或　虫体摘除术

**说明**：合并眼囊虫病时，必须先手术摘除虫体，而后进行药物治疗。脑室型及病灶局限需手术治疗。

▶ **处方2**　脑室腹腔分流术

**说明**：出现梗阻性脑积水。

# 二、脑包虫

脑包虫病又称脑棘球蚴病，是人体感染细粒棘绦虫棘球蚴引起的一种慢性脑部疾病，脑包虫占包虫病患者的1%～4%。本病的传染源为犬，主要症状有颅内占位效应，并可对脑室系统压迫和梗阻，以至于颅内压增高，以及局灶性症状如偏瘫、失语、偏身感觉障碍等以及癫痫发作。

## 【诊断要点】

### （一）临床表现

（1）原发型　棘球蚴逐渐增大，造成颅内占位效应，并对脑室系统压迫和梗阻，以致颅内压增高。由于包虫囊肿扩张性生长，刺激大脑皮质，引起癫痫发作，囊肿较大的出现头痛、恶心、呕吐、视力减退和视盘水肿等，依囊肿所在部位产生局灶性症状如偏瘫、失语、偏身感觉障碍等，主要临床特点是颅内压增高和癫痫发作。

（2）继发型　症状比较复杂，一般分为原发棘球蚴破入心内期、潜伏静止期和颅内压增高期。继发棘球蚴破入心内，由于大量棘球蚴的内容物突然进入血液，可出现虚脱、呼吸急迫、心血管功能障碍以及过敏性反应等症状，由于棘球蚴不断长大，且系多个，分布广泛，所以该型临床特点与脑转移瘤相似。

## （二）辅助检查

（1）常规项目　血常规、脑脊液检查、包虫囊液皮内试验、补体结合试验、X线平片、头颅CT、头颅MRI。

① 血液半数患者嗜酸粒细胞增多，偶可达70%，包虫囊肿破裂后常显著增高。

② 皮内试验：囊液抗原0.1mL注射前臂内侧，15～20min后观察反应，阳性者局部出现红色丘疹，可有伪足。阳性率80%～95%，但有假阳性。

③ 补体结合试验：70%～90%呈阳性反应。

④ 头颅X线平片：可有颅骨破坏。

⑤ 头颅CT/MRI：CT见有脑内圆形或类圆形囊肿，周边无水肿，无强化。占位效应明显，囊内容物呈水样。

（2）可选项目　生化全套、免疫全套、脑电图。

## （三）诊断标准

根据患者来自畜牧区，有犬、羊等密切接触史，可同时患有肝、肺包囊虫病，加上脑部症状即可考虑本病。头颅CT、MRI和脑血管造影具有定位诊断价值。虫病所致的颅内压增高和定位症状与颅内肿瘤相似，常误诊为颅内肿瘤而手术，故对来自流行区有颅内压增高的患者应高度警惕，必须做详细而全面的体检，特别注意是否伴有肝脏或肺脏包虫，必要时做包虫卡松尼皮内试验和各种免疫学检查，CT及MRI检查可以确诊。

## （四）鉴别诊断

需与脑部其他寄生虫病如脑猪囊尾蚴病、脑肺吸虫病、脑血吸虫病、脑肿瘤及颅内蛛网膜囊肿鉴别。

## 【治疗原则】

有手术根治、药物治疗、对症治疗。

## 【处方】

1. 手术根治

**说明**：手术为根治的唯一疗法，目前尚无杀灭包虫的特效药物。应早期手术治疗，完全摘除囊肿，同时防止囊肿破裂。

2. 驱虫药

▶ **处方1** 甲苯达唑　400mg　po　tid

**说明**：30天为1个疗程，半个月后再进行第2个疗程，通常用3～4个疗程。苯并咪唑类衍生物为广谱驱肠虫药，影响虫体多种生化代谢途径，减少ATP生成，抑制虫体生存及繁殖而死亡。大剂量偶见过敏反应、粒细胞减少、血尿、脱发等。孕妇、2岁以下儿童及肝肾功能不全者禁用。

▶ **处方2** 硫苯咪唑　750mg　po　bid×6周

**说明**：是广谱、高效、低毒的新型驱虫药，抑制虫体对葡萄糖的吸收，致使虫体因能量耗竭而逐渐死亡。不良反应有轻度头痛、头昏、恶心、呕吐、腹泻、口干、乏力等，无需处理可自行消失。有严重肝、肾、心脏功能不全及活动性溃疡病者慎用。

▶ **处方3** 阿苯达唑　400mg　po　bid×30d

▶ **处方4** 吡喹酮　400mg　po　bid×30d

3. 降颅压、抗癫痫等对症治疗

见"脑囊虫"。

## 三、脑型疟疾

脑型疟疾是疟原虫寄生于人体所致的感染性疾病，是一种常见而且严重的中枢神经系统寄生虫感染性疾病。脑型疟疾主要通过蚊虫叮咬传播，也可通过其他方式如输血、污染的针头或器官移植等方式传播。

## 【诊断要点】

### （一）临床表现

脑型疟疾在恶性疟中的发生率为2%左右。儿童与新进入流行区的非疟区人群，由于免疫力低下或无免疫力，感染恶性疟后，易发展为脑型。

（1）脑部症状 大量疟原虫及毒素进入血液循环，导致脑组织缺血、缺氧和水肿。通常在疟疾症状基础上病情迅速恶化，出现寒战、高热、头痛、呕吐、抽搐、烦躁、谵妄、嗜睡、昏迷和精神错乱等，以及失语、肢体瘫和锥体外系表现，或小脑、脑干及脑神经症状，常出现视盘水肿、眼底出血等颅高压征象。

（2）脑膜症状 出现高热、剧烈头痛、呕吐和脑膜刺激征等，主要因恶性疟疾所致。

（3）脊髓症状 亦称疟疾性脊髓炎，很少见，表现截瘫双下肢感觉障碍和尿路障碍等急性横贯性脊髓炎症状。

（4）周围神经症状 出现单神经炎、神经根炎和神经从炎及末梢型或反射性神经痛，多发性神经炎少见。

### （二）辅助检查

（1）常规项目 血常规检查、外周血液涂片、骨髓涂片、血清学抗疟抗体、脑脊液检查。如临床高度怀疑而血涂片多次阴性者，可做骨髓穿刺涂片查找疟原虫。

（2）可选项目 脑电图、头颅CT及MRI检查。

### （三）诊断标准

临床要首先确诊疟疾诊断，外周血涂片找疟原虫是诊断重要依据，应当在寒战发作时多次重复查找，并要做厚血涂片查找。脑型疟疾诊断主要依据伴发神经系统症状体征，疟疾发作期神经系统症状加重，病情凶险，抗疟疾治疗疗效良好。

### （四）鉴别诊断

需与败血症、流行性乙型脑炎、中毒性痢疾、中暑鉴别。

## 【治疗原则】

有控制临床发作、控制复发和传播、对症治疗。

## 【处方】

**1. 控制临床发作药物**

▶ **处方1** 氯喹 1.0g（8h后0.5g） po

**说明**：然后在第24h和第48h分别以0.5g po；脑型疟疾可再服2日，每次0.5g po qd。本品属4-氨基喹啉类抗疟药，主要对疟原虫的红内期起作用，对原发性红外期无效，对配子体也无直接作用，故不能作病因预防，也不能阻断传播。不良反应有头痛、眼花、食欲减退、恶心、呕吐、腹痛、腹泻、皮疹、耳鸣等，久服可致视网膜轻度水肿和色素聚集。氯喹还可引起窦房结的抑制及听力损害。

▶ **处方2** 青蒿素

片剂 首次1.0g（6～8h后0.5g，第2、第3日各0.5g） po

水混悬剂 首剂600mg（第2、第3日各150mg） im

**说明**：青蒿素是从复合花序植物黄花蒿中提取得到的一种无色针状晶体。抗疟机制的主要作用在通过对疟原虫表膜线粒体功能的干扰，导致虫体结构的全部瓦解。青蒿素是继乙胺嘧啶、氯喹之后最热门的抗疟特效药，尤其是对于脑型疟疾和抗氯喹疟疾，青蒿素具有速效和低毒的特点。不良反应有轻度恶心、呕吐及腹泻等，不加治疗能很快恢复正常。可出现一过性转氨酶升高及轻度皮疹。

▶ **处方3** 咯萘啶 250mg

5%葡萄糖液 500mL ┃ ivgtt（2h内滴完）×2次（间隔6h）

**说明**：为我国创制的抗疟药物，主要能杀灭裂殖体，抗疟疗效显著。其特点为对氯喹有耐药性的患者亦有效，适用于治疗各种疟疾包括脑型疟和凶险疟疾的危重患者。乙胺嘧啶或伯氨喹与本品合用可增强疗效，延缓耐药性的产生，防止复燃。不良反应有轻度腹痛、胃部不适，少数患者有头昏、恶心、心悸等反应；严重心、肝、肾病患者慎用。

▶ **处方4** 硫酸奎宁 650mg po q8h×（3～7）d

**说明**：是喹啉类衍生物，能与疟原虫的DNA结合，形成复合物抑制DNA的复制和RNA的转录，从而抑制原虫的蛋白合成，作用较氯喹为弱。不良反应与水杨酸反应大致相似，有耳鸣、头痛、恶心、呕吐、视力听力减退等症状，还可引起皮疹、瘙痒、哮喘等。心房纤颤及其他严重心脏疾病、葡萄糖-6-磷酸脱氢酶缺乏患者和妇女月经期均应慎用。孕妇禁用。

2. 控制复发和传播药物

▶ **处方1** 伯氨喹 15mg po qd×14d

　　或 45mg po qw×8周

说明：属8-氨基喹啉类衍生物，其抗疟作用可能与干扰疟原虫DNA合成有关，能抑制线粒体的氧化作用，使疟原虫摄氧量减少。对红外期与配子体有较强的杀灭作用，为阻止复发、中断传播的有效药物。不良反应易发生疲乏、头昏、恶心、呕吐、腹痛、发绀、药物热等症状，停药后可自行恢复。

▶ **处方2** 乙胺嘧啶 15mg po qd×14d

　　或 45mg po qw×8周

说明：本品对恶性疟及间日疟原虫红细胞前期有效，常用于预防疟疾和休止期抗复发治疗。口服一般抗疟治疗量的毒性很低，应用安全。长期大量应用会出现叶酸缺乏症状，偶可出现巨幼细胞贫血、白细胞缺乏症等，应定期检查血象，及早停药，可自行恢复。

3. 对症治疗

▶ **处方1** 柴胡注射液 2～4mL im st

　　或 乐松 60mg po tid

▶ **处方2** 右旋糖酐-40 500mL ivgtt qd

说明：降低血液黏度防止血管内红细胞凝聚，减少血栓形成，从而改善内脏血液循环。

▶ **处方3** 苯巴比妥钠 100mg im q12h或q8h

　　或 地西泮 10～20mg im或iv st

说明：控制抽搐。但因有呼吸抑制作用，应用时需密切观察呼吸变化。

▶ **处方4** 20%甘露醇 125～250mL（0.5～1g/kg） ivgtt（快速）q8h或q6h

或　呋塞米　20～40mg　iv　q12h

或　复方甘油果糖　250mL　ivgtt　qd或q12h

**说明**：降颅压治疗（见"脑囊虫"）。

# 四、脑血吸虫病

脑血吸虫病是血吸虫卵在脑组织中沉积所引起的虫卵性肉芽肿和炎性反应。一般认为主要来源于肺部病灶，虫卵沉积的脑组织发生脑软化，肉芽肿形成周围脑水肿。

## 【诊断要点】

### （一）临床表现

神经系统血吸虫病因感染的轻重、人体对感染的反应和病变部位不同，其临床表现轻重不等，症状多样，可分为急性和慢性两类。

1. 急性血吸虫病的神经系统表现

（1）脑膜脑炎型　患者多有发热、轻者有嗜睡、定向力障碍、意识不清及精神异常；重者出现昏迷、抽搐、大小便失禁和瘫痪。查体可见双侧锥体束征、视盘水肿和脑膜刺激征。

（2）脊髓炎型　少见，表现急性截瘫、感觉障碍、膀胱直肠功能障碍，常合并全身症状。便中可查到血吸虫卵，吡喹酮治疗后脊髓症状改善。

（3）周围神经炎型　表现多发性神经炎，多合并血吸虫病全身症状。

2. 慢性血吸虫病的神经系统表现

（1）癫痫型　是脑吸血虫病最常见的症状，多由于虫卵引起的局部性脑膜脑炎或瘢痕结节所致。癫痫发作形式多样。多数患者发作后可出现短暂性偏瘫，但无颅内压升高。

（2）脑瘤型　通常由于颅内血吸虫肉芽肿所致。其临床表现与颅内肿瘤相似，除颅内压增高症状外，常伴有明显的定位症状。

（3）脑膜脑炎　虫卵中毒和过敏导致脑膜及脑实质损害，引起弥漫性脑膜脑炎表现。

（4）脑卒中型　多由于血吸虫虫卵引起脑血管栓塞所致，有时亦可因血管的炎性变化损害管壁造成颅内出血或蛛网膜下腔出血。其临床表现与急性脑血管病相似。

（5）脊髓压迫症型　少见。由于脊髓内或脊膜酸性和假结核性虫卵肉芽肿压迫所致。临床表现与其他原因所致脊髓压迫症相似，主要为腰段脊髓症状，很少累及胸段脊髓。

## （二）辅助检查

（1）常规项目　血常规、脑脊液检查、粪便直接涂片、皮内试验、环卵沉淀试验（COPT）、间接血凝试验（IHA）、头颅CT、头颅MRI。

① 血常规：白细胞总数多在（$10 \sim 30$）$\times 10^9/L$，可呈类白血病反应。嗜酸粒细胞明显增多，一般$20\% \sim 40\%$，是本病的特点。

② 脑脊液：有时可找到虫卵。白细胞数增高，以淋巴细胞为主。

③ 粪便直接涂片：可找到虫卵或孵化出毛蚴。

④ 皮内试验、环卵沉淀试验（COPT）、间接血凝试验（IHA）及酶联免疫吸附试验等检查均可应用。环卵沉淀试验（COPT）最常用，有较高的敏感性和特异性。

⑤ 头颅CT：急性型为脑实质低密度灶，无强化；慢性型为局限性肉芽肿，有占位，边界不清楚，有水肿及增强效应。

（2）可选项目　直肠镜或乙状结肠镜下取肠黏膜活检，如行手术治疗，可取脑组织进行病理学检查。

## （三）诊断标准

首先确定患过血吸虫病，可根据：①疫源接触史；②临床特点；③粪便检查；④免疫学检查。脑部症状出现于血吸虫感染之后，结合外周血或脑脊液嗜酸粒细胞、病原学、免疫学检出及头颅CI、MRI等辅助检查，排除其他疾病引起的神经系统症状后，临床上诊断可以成立。

## （四）鉴别诊断

需与蛛网膜下腔出血、脑脓肿、结核性脑膜炎、脑肿瘤、脑囊虫病等鉴别。

## 【治疗原则】

有病原治疗、手术治疗、对症治疗。

## 【处方】

1. 病原治疗

▶ **处方1**　吡喹酮　600mg　po　tid

**说明**：急性血吸虫病连服4日，治疗慢性血吸虫病连服2日。吡喹酮为本病首选的治疗药物，本药不但可以杀死成虫，尚可杀灭虫卵并抑制虫卵肉芽肿生长。过去采用锑剂、呋喃丙胺、六氯对二甲苯与硝硫氰胺等药物治疗血吸虫病，但自合成吡喹酮后，上述药物均被吡喹酮替代。不良反应主要为头痛、头晕、肌肉酸痛、乏力、多汗等，但有个别患者发生昏厥、精神失常、癫痫发作，因此对精神病及反复癫痫发作者，治疗应慎重并做好相应措施。严重心律失常、严重肝肾功能障碍者慎用。

▶ **处方2**　硝硫氰胺　50mg　qd×3d

**说明**：为合成的抗血吸虫新药，为广谱杀虫药。不良反应有腹胀腹痛、恶心呕吐、食欲减退及头晕乏力，少数有共济失调及精神症状。

2. 降颅压及抗癫痫治疗

见"脑囊虫"。

3. 手术治疗

▶ **处方**　开颅肉芽肿切除术

或　一侧或双侧颞肌减压术

或　脑室-腹腔引流术

**说明**：手术指征是大的占位性肉芽肿，有明显临床症状者可施行开颅手术切除。高颅压或脑疝以及梗阻性脑积水时行减压术或分流术。但术后一般仍需内科驱虫治疗。

# 五、脑型肺吸虫病

脑型肺吸虫病是由卫氏并殖吸虫和墨西哥并殖吸虫寄生人体所引起的疾病，通常在食用生的或未煮熟的水生贝壳类后被感染，成虫可从纵隔沿颈内动脉周围软组织上行入颅侵犯脑部。

## 【诊断要点】

### （一）临床表现

1. 全身症状

低热、乏力、盗汗、消瘦和皮疹等，肺部症状如咳嗽、咳铁锈色痰、气促、胸闷、呼吸困难等。

2. 神经系统症状

（1）脑膜脑炎型　起病较急，表现为头痛、呕吐、颈项强直、Kernig征阳性。脑型患者往往有蛛网膜下腔出血表现。腰穿脑脊液压力增高不明显，脑脊液细胞计数增多，特别是嗜酸粒细胞增多明显，可见红细胞、蛋白含量轻度增高，有时脑脊液可查见虫卵。

（2）假瘤型　见于虫体在颅内停留较久后，出现圆形或卵形囊肿型肉芽肿。其表现类似脑肿瘤。表现为颅内压增高症状和局部灶性损害症状。腰穿脑脊液压力轻度增高，脑脊液细胞计数增多不明显，蛋白含量轻度增高。

（3）萎缩型　见于虫体离去或死亡较久后，病变纤维化。此时主要表现为智力减退、精神异常、癫痫部分性发作或全身性发作、偏瘫、偏身感觉障碍等局灶性症状。缺乏急性脑膜脑炎及颅内压增高症状。腰穿脑脊液压力不高，细胞计数及蛋白含量均在正常范围。

（4）脊髓型　少见，早期下肢麻木、刺痛或伴有腰痛，继之发生一侧或双侧下肢瘫痪、大小便失禁等脊髓压迫症状。

### （二）辅助检查

（1）常规项目　血常规、痰粪涂片检查、皮内试验、酶联免疫吸附试验、斑点法酶联免疫吸附试验、补体结合试验、胸部X线平片、头颅CT、头颅MRI。

（2）可选项目　血清生化、心电图、脑电图、肺部CT。

### （三）诊断标准

在流行区有生食或半生食溪蟹、蝲蛄，饮用过生溪水者，病史中曾有咳嗽、咳铁锈色痰，继之出现不明原因的头痛、呕吐、癫痫发作及瘫痪均应考虑脑型肺吸虫病可能。血嗜酸粒细胞数增加、肺吸虫皮内试验、血清及脑脊液抗体、循环抗原检测阳性可确诊。

## （四）鉴别诊断

需与其他脑寄生虫病、脑部非寄生虫感染性疾病、脑梗死、脑血管畸形、结节性硬化、多发性硬化、脑瘤及脑转移瘤鉴别。

## 【治疗原则】

有病原治疗、手术治疗、对症治疗。

## 【处方】

1. 病原治疗

▶ **处方1** 吡喹酮 600mg po tid×5d

**说明**：需重复治疗2～3个疗程，疗程间隔为5～7天。吡喹酮的不良反应轻微，以头昏、恶心、呕吐、胸闷多见，一般不影响治疗。

▶ **处方2** 硫双二氯酚 1.0g po tid

**说明**：每个疗程10～15天，需重复治疗2～3个疗程，疗程间隔为1个月。疗效较吡喹酮为低，且不良反应较多，有头晕、头痛、呕吐、腹痛、腹泻和荨麻疹等，可有光敏反应，也可能引起中毒性肝炎。该药已有被取代的趋势。

2. 对症治疗

见"脑囊虫"。

3. 手术治疗

**说明**：有明显压迫症状，且病变不属于萎缩型者可采用手术治疗。手术可采用减压术。当病灶局限、形成脓肿或囊肿时也可切除病灶，术中应尽量去除成虫，阻止更多的神经组织受损。

# 六、弓形虫病

弓形虫病是由刚地弓形虫所引起的人畜共患的传染病，分为先天性和后天获得性感染。孕妇感染后，病原可通过胎盘感染胎儿，引起严重畸形。后天获得性感染是由于食用含有包囊的未煮熟的肉类或饮用污染囊合子的水所致。本病与免疫缺陷者如艾滋病、器官移植、恶性肿瘤密切相关。

## 【诊断要点】

### （一）临床表现

（1）先天性弓形虫病　弓形虫病经胎盘感染胎儿，可表现为视网膜脉络膜炎、脑积水、小头畸形、斜视、失明、癫痫、精神运动或智力迟钝等。

（2）后天获得性弓形虫病　亚急性起病，主要表现为头痛、癫痫性发作、精神异常、局灶性神经体征以及淋巴结肿大、关节痛、肌痛、关节痛等。

### （二）辅助检查

（1）常规项目　脑脊液检查、特异性抗体（IgM、IgG、IgA）检测、血清循环抗原检测、颅CT或MRI。

（2）可选项目　淋巴结活检可找到病原体。

### （三）诊断标准

根据流行病学史、临床表现、特异性抗体和病原学检查。病原学检查是确诊的依据，包括直接镜检，查弓形虫滋养体、包囊等。

### （四）鉴别诊断

弓形虫性中枢神经系统病变，应与其他病原体引起的脑膜脑炎、脑血管病变和颅内占位性病变相区别，久治不愈的神经衰弱表现及以精神障碍为主的脑弓形虫病应与其他病因的症状性精神病相鉴别。

## 【治疗原则】

有病因治疗、对症治疗。

## 【处方】

1. 病因治疗

▶ **处方1**　乙胺嘧啶　50mg　po　bid　d1

**说明**：第2天起25mg　po　bid，同时加磺胺嘧啶1g　po　qid，每个疗程4～6周，可用2个疗程，疗程间隔2周。乙胺嘧啶与磺胺嘧啶合用，有协调作用，但仅对急性期滋养体有效，对包囊无效。

▶ **处方2**　复方磺胺甲噁唑　2片　po　tid×4周

▶ **处方3**　螺旋霉素　1.0g　po　tid

**说明**：3周为1个疗程，间隔1周重复1个疗程。螺旋霉素适用于妊娠妇女。

▶ **处方4** 阿奇霉素 500mg po tid

或 阿奇霉素 500mg ⎤
磺胺嘧啶 1g ⎦ po qid×4周

**说明**：阿奇霉素对包囊可能有一定作用。

▶ **处方5** 克林霉素 250mg ⎤
磺胺嘧啶 1g ⎦ po qid×4周

2. 对症治疗

见"脑囊虫"。

**说明**：对颅内压增高、痫性发作、精神症状者可酌情对症处理。

---

## ▷ 第六节 神经系统钩端螺旋体病

钩端螺旋体病是由各种不同血清型的致病性钩端螺旋体所引起的一种急性传染病。神经系统钩端螺旋体病是以神经系统损害为突出表现的临床综合征。

### 【诊断要点】

#### （一）临床表现

患者常在感染后1～2周突然发病，临床经过分以下三个阶段。

（1）早期（钩体血症期） 持续2～4日，出现发热、头痛、全身乏力、眼结膜充血、腓肠肌压痛、浅表淋巴结肿大等感染中毒症状。

（2）中期（钩体血症极期） 病后4～10日，表现脑膜炎症状，如剧烈头痛、频繁呕吐、颈强直和脑膜刺激征等；个别病例可见大脑或脑干损害，脑脊液可分离出钩端螺旋体。

（3）后期（恢复期） 大部分患者完全恢复，部分出现两种类型神经系统并发症。

① 后发脑膜炎型：多为急性期后变态反应，表现脑膜刺激征，脑

脊液淋巴细胞增多，蛋白增高超过1g/L，可检出钩端螺旋体IgM抗体，但不能分离出螺旋体。

② 钩体脑动脉炎：急性期退热后半个月至5个月发病，是常见的神经系统严重并发症，病理改变为多发性脑动脉炎，内膜增厚、血管闭塞引起脑梗死，表现中枢性面舌瘫、偏瘫或单瘫、运动性失语、假性延髓麻痹。

### （二）辅助检查

（1）常规项目　脑脊液检查（常规、生化、病原学）、钩体抗体（凝集溶解试验）、头颅MRA或DSA、头颅CT或MRI。

（2）可选项目　血清生化、凝血功能、心电图、胸部X线片。

### （三）诊断标准

诊断主要依据流行病学、临床表现、病原学检测等辅助检查。

### （四）鉴别诊断

神经系统表现应与其他类型脑膜炎、多发性或单发性神经根神经炎、周围神经炎、多发性硬化脑炎、感染性动脉炎等相鉴别。

## 【治疗原则】

有病因治疗、糖皮质激素治疗、扩血管药及改善微循环治疗、对症治疗。

## 【处方】

1. 抗生素治疗

▷ **处方1** 青霉素　400万U ｜
生理盐水　100mL ｜ ivgtt　q6h×2周

　　或　头孢曲松钠　1g　im　qd×14d

　　或　红霉素　500mg　po　qid×14d

　　或　甲硝唑　1.0g　ivgtt　qd×（10～12）d（后再改用200mg po　tid×12d）

　　或　多西环素　200mg　po　bid×30d

**说明**：首选青霉素，其疗效肯定并优于其他抗生素，宜早期足量使用，青霉素过敏者可改用头孢曲松钠等其他抗生素。

▶ **处方2** 碳酸铋 2mL im qd×5次

10%碘化钾 5mL po tid×2周

**说明**：青霉素、铋剂及碘化钾联合治疗，其效果优于单独使用青霉素。用青霉素治疗急性期过后，加用碳酸铋2mL im qd，5次为1个疗程；10%碘化钾5mL po tid，共服2周。

2．糖皮质激素治疗

处方见"脑囊虫"。

3．扩血管药及改善微循环药

处方见"脑血管病脑血栓形成"。

4．脱水降颅内压治疗

处方见"脑囊虫"。

5．镇静镇痛

处方见"脑囊虫"。

6．抗癫痫治疗

见"脑囊虫"。

7．抗精神病治疗

见"脑囊虫"。

## 第七节 莱姆病和神经莱姆病

莱姆病是由伯氏疏螺旋体经蜱叮咬传播引起一种自然疫源性急性传染病。神经莱姆病是由伯氏疏螺旋体引起的神经系统感染。

### 【诊断要点】

#### （一）临床表现

本病夏季多发，病程分三期。

（1）第1期 在蜱叮咬后3～32天，首先出现皮肤病变，被咬处皮肤出现红斑性丘疹，环状，中央部无病变，但病变可扩散。前驱症状有头痛、肌痛、寒战、发热、乏力、颈强直及罕见的面神经瘫痪，环形红斑常在 3 ～ 4 周后消失。

（2）第 2 期　股部、腹股沟或腋窝环形红斑发生后数周，出现无菌性脑膜炎或脑膜脑炎，表现为脑膜刺激征如头痛、颈强，常同时出现或先后出现双侧面神经麻痹以及畏光、眼球活动疼痛、疲劳、易怒、情绪不稳定、记忆和睡眠障碍、关节或肌肉疼痛、食欲下降和咽痛等；常累及周围神经、多个和单个神经根，出现剧烈神经根痛或肢体无力，脑脊液淋巴细胞数增多。可出现心脏传导障碍、心肌炎、心包炎、心脏扩大或心功能不全等。

（3）第 3 期　常见于原发感染后数月，特征是出现关节炎，多见于 HLA-DR2 阳性患者。少数患者可见慢性脑脊髓病，如记忆认知障碍、视神经和括约肌功能异常等。

### （二）辅助检查

（1）常规项目　血常规、尿常规、生化检查、脑脊液检查、血清特异性伯氏疏螺旋体抗体。

（2）可选项目　脑电图、头颅 CT 和 MRI 检查多为正常。

### （三）诊断标准

诊断依据流行病学史、动物接触史、蜱咬史等；全身表现如发热、皮肤环形红斑等及眼部表现；血清学试验阳性；试验性抗生素治疗有效。

### （四）鉴别诊断

本病早期症状不典型，发病隐袭，潜伏期可长达数月至 1 年，病程有复发与缓解过程，有时会误诊为结核病毒性脑膜炎、贝尔麻痹、多发性硬化等。还需与多种其他病因引起的皮肤、心脏、关节及神经系统病变，如风湿热、多形性红斑、类风湿关节炎等相鉴别。

## 【治疗原则】

有病因治疗、对症治疗。

## 【处方】

1. 病因治疗

▶ 处方 1　四环素　250mg　po　qid×（10 ～ 30）d

或　多西环素　100mg　po　bid×（3～4）周

或　莫西林　500mg　po　qid×（3～4）周

或　克拉霉素　250mg　po　bid×（10～30）d

**说明**：伯氏疏螺旋体对四环素、氨苄西林高度敏感。可选用四环素、多西环素、阿莫西林或克拉霉素。

▶ **处方2**　头孢曲松　2.0g
生理盐水　100mL　｜ ivgtt　qd×（3～4）周

或　青霉素　400万U
生理盐水　100mL　｜ ivgtt　q6h×（3～4）周

或　头孢噻肟　2.0g
生理盐水　100mL　｜ ivgtt　q8h×（3～4）周

**说明**：脑膜炎或中枢神经系统受累可用头孢曲松、青霉素或头孢噻肟。

▶ **处方3**　地塞米松　10～20mg
5%葡萄糖液　100mL　｜ ivgtt　qd×（2～3）d

**说明**：糖皮质激素预防及治疗雅里希-赫克斯海默反应。

2．对症处理

处方见"脑囊虫"。

# 第八节　神经梅毒

神经梅毒是由苍白密螺旋体侵犯神经系统出现脑膜、大脑、血管或脊髓等损害的一组临床综合征，可发生于梅毒病程的各个阶段，往往是因为早期梅毒未经彻底治疗，常为晚期（Ⅲ期）梅毒全身性损害的重要表现。

## 【诊断要点】

### （一）临床表现

（1）无症状性神经梅毒　患者无症状，个别患者瞳孔异常。诊断主要依据血清和脑脊液检查梅毒相关抗体阳性，脑脊液细胞数大于 $5 \times 10^6/L$，头颅MRI可见脑膜强化。

（2）神经梅毒脑膜梅毒　可发生于梅毒感染任何时期，多见于梅毒感染1年后，急性脑膜炎表现为发热、头痛、呕吐、脑膜刺激征阳性。慢性脑膜炎时以颅底脑膜炎为主，易累及脑神经，表现为脑神经麻痹症状，如眼肌麻痹、面瘫和听力丧失。如脑脊液循环通路受阻可出现脑积水，脑脊液检查可出现压力增高，细胞数和蛋白增高。

（3）神经梅毒脑膜血管梅毒　梅毒感染可累及脑血管，引起脑梗死。发生于梅毒感染后数年。

（4）麻痹性痴呆　主要的精神表现为智力障碍、个性改变、痴呆、夸大妄想、欣快，部分表现为抑郁；神经系统表现为癫痫发作、卒中样发作，突然出现偏瘫、失语。此外，还可出现阿-罗瞳孔、视神经萎缩，面、唇、舌、手指震颤。随着病情恶化，痴呆日益明显，大小便及日常生活不能自理。未经治疗者，从发作到死亡为数月至 $4 \sim 5$ 年。

（5）脊髓结核　主要是腰骶部神经后根和脊髓后索受损的表现。后根受损出现下肢闪电痛、感觉异常或感觉减退、腱反射消失、肌张力降低、尿潴留性尿失禁和阳痿；脊髓后索变性引起深感觉障碍，导致感觉性共济失调，还可以出现夏可关节，早期见瞳孔对光反射迟钝，晚期见阿-罗瞳孔、视神经萎缩和内脏危象。

（6）视神经萎缩　梅毒性视神经萎缩可以是神经梅毒的一个孤立表现，也可以是脊髓结核或麻痹性痴呆中的一种表现，先是单侧受损，而后再累及对侧，呈进行性视力减退，最后失明。

（7）先天性神经梅毒　由母体传给胎儿，表现为哈钦森三联征（间质性角膜炎、畸形齿、听力丧失）。

### （二）辅助检查

（1）常规项目　脑脊液检查、高效价血清VDRL反应、密螺旋体荧光抗体吸附试验（FTA-ABS）、快速血浆反应素试验（RPR）和梅毒螺旋体凝集试验（TPHA）。诊断神经梅毒需要进行脑脊液梅毒试验。

（2）可选项目　头颅CT和MRI、肌电图及体感诱发电位。

## （三）诊断标准

目前神经梅毒的诊断没有金标准，主要根据先天或后天梅毒感染病史，有神经梅毒的临床症状和体征，脑脊液淋巴细胞和蛋白增多，血清和脑脊液梅毒实验阳性。

## （四）鉴别诊断

临床应注意与各种类型的脑膜炎、脑炎、脑血管病痴呆、脊髓或周围神经病鉴别。

## 【治疗原则】

有病因治疗、对症治疗。

## 【处方】

1. 病因（驱梅）治疗

▷ **处方** 青霉素　400万U ｜ ivgtt　q4h×（10～14）d
生理盐水　100mL

或　头孢曲松　1.0g ｜ im　qd×2周
注射用水　2mL

或　多西环素　200mg　po　bid×（10～14）d

**说明**：首选青霉素治疗，对β-内酰胺酶抗生素过敏可选用多西环素。治疗后必须第3、第6、第12个月及第2、第3年复查脑脊液常规、生化、血和脑脊液特异性梅毒抗体。

2. 对症治疗

▷ **处方** 卡马西平　100mg　po　tid
苯妥英钠　0.1g　po　tid

**说明**：抗癫痫药，治疗脊髓结核的闪电样疼痛等症状。

3. 激素治疗

▷ **处方** 地塞米松　10～20mg ｜ ivgtt　qd×（2～3）d
5%葡萄糖液　100mL

**说明**：糖皮质激素预防及治疗雅里希-赫克斯海默反应。

## 第九节　艾滋病的神经系统病变

艾滋病（AIDS）即获得性免疫缺陷综合征，系感染人类免疫缺陷病毒（HIV）引起的免疫功能障碍性疾病。HIV属于反转录病毒科慢病毒属中的人类慢病毒组，它进入人体后，选择性地侵犯CD4-T淋巴细胞，导致机体细胞免疫严重受损，感染HIV的单核细胞可通过血脑屏障进入中枢神经系统，直接损害大脑、脊髓和周围神经。

## 【诊断要点】

### （一）临床表现

1. HIV直接引起的神经系统损害

（1）急性原发性神经系统感染　初期可无症状，但神经系统表现可为HIV感染的首发症状，包括：①急性可逆性脑病，表现为意识模糊、记忆力减退和情感障碍。②急性化脓性脑膜炎，表现头痛、颈强、畏光和四肢关节疼痛，偶见皮肤斑丘疹，可有脑膜刺激征。③单发脑神经炎、急性上升性或横贯性脊髓炎、炎症性神经病。

（2）HIV慢性原发性神经系统感染　包括：①AIDS痴呆综合征，是一种隐匿进展的皮质下痴呆，约见于20%的AIDS患者。早期出现淡漠、回避社交、性欲降低、思维减慢、注意力不集中和健忘等，可见抑郁或狂躁、运动迟缓、下肢无力、共济失调，也可出现帕金森综合征等。晚期出现严重痴呆、无动性缄默、运动不能、截瘫和尿失禁等。CT或MRI显示皮质萎缩、脑室扩大和白质改变等。②复发性或慢性脑膜炎，表现为慢性头痛和脑膜刺激征，可伴有脑神经损害，以三叉神经、面神经和听神经受累最多，脑脊液呈慢性炎性反应，HIV培养阳性。③慢性进展性脊髓炎病，胸髓后索及侧索病变明显，可见脊髓白质空泡样变性，表现为进行性痉挛性截瘫，伴深感觉障碍、感觉性共济失调和痴呆，多数在数周至数月内完全依赖轮椅，少数在数年内呈现无痛性进展，颇似亚急性联合变性，原位杂交或HIV分离培养可证实。④周围神经病，可表现为远端对称性多发性神经病、进行性多发性神经根神经病和神经节神经炎等，其中以多发性神经病最常见。⑤肌病，炎性肌病最为常见，表现为亚急性起病的近端肌体无力，CPK或LDH增高。

2．机会性中枢神经系统感染

（1）脑弓形虫病　是AIDS常见的机会性感染，病情缓慢进展，出现发热、意识模糊状态和局灶性或多灶性脑病症状和体征，如脑神经麻痹或轻偏瘫、癫痫发作、头痛和脑膜刺激征等。MRI可发现基底核一处或多处大块病灶、有环形增强，PCR可检出弓形虫DNA，确诊有赖于脑活检。

（2）真菌感染　以新型隐球菌感染引起脑膜炎最常见。

（3）病毒感染　单纯疱疹病毒、巨细胞病毒、带状疱疹病毒等引起脑膜炎、脑炎和脊髓炎，乳头多瘤空泡病毒引起进行性多灶性白质脑病。

（4）细菌感染　分枝杆菌、李斯特菌、金黄色葡萄球菌等引起各种脑膜炎，以结核性脑膜炎较常见。

（5）寄生虫感染　一般很少见，但近来有脑卡氏肺囊虫感染的报道。

3．继发性中枢神经系统肿瘤

AIDS患者细胞免疫功能被破坏使其对某些肿瘤的易感性增加，原发性淋巴瘤是AIDS中最常见的一种肿瘤，发生率为0.6% ～ 3%。

4．继发性脑卒中

肉芽肿性脑血管炎可引起多发性脑血管闭塞；非细菌性血栓性心内膜炎继发性脑栓塞；血小板减少导致脑出血或蛛网膜下腔出血。

## （二）辅助检查

（1）常规项目　血象检查、酶联免疫吸附试验等检测，HIV感染者的血清、尿液、脑脊液等体液的抗体，HIV抗原测定。

（2）可选项目　血清生化、心电图、脑电图、头颅CT和MRI、肺部CT、脑组织活检、肌肉及神经活检。

## （三）诊断标准

艾滋病神经综合征可根据患者流行病学资料、临床表现、免疫学和病毒学检查综合判定，CT显示进行性脑萎缩有助于艾滋病合并痴呆诊断，确诊有赖于脑活检、HIV抗原及抗体检测，可行立体定向脑活检，ELISA法测定p24核心抗原。钆增强MRI可检查脊髓病，脑脊液检查可帮助诊断脊髓病、周围神经病，肌电图和神经传导速度可诊断周围神经病和肌病，必要时辅以肌肉和神经组织活检。

### （四）鉴别诊断

需与特发性CD4$^+$T淋巴细胞减少症、其他病原微生物引发的脑膜炎、脑炎、各种亚急性进展性痴呆综合征、亚急性联合变性、其他原因导致的脊髓病、周围神经病和肌病相鉴别。

# 【治疗原则】

### （一）抗HIV治疗

HIV感染联合药物治疗通过抑制HIV复制和增强免疫功能延长生命。目前主张高效抗反转录病毒疗法治疗，患者外周血CD4细胞≤350×10$^6$/L时开始治疗，采用"鸡尾酒疗法"，各类药物通过合适的组合用以增强药效。例如，两种NRTI与一种NNRTI组合、两种NRTI与一种PI组合等。

### （二）免疫治疗

① 增强抗HIV-1特异免疫反应。
② 增强调节机体免疫功能，如转移因子、细胞因子治疗。

### （三）机会性中枢神经系统感染治疗

# 【处方】

1. 抗HIV治疗

▶ 处方1　齐多夫定　200mg　po　tid

　　或　300mg　po　bid

　　或　拉米夫定　150mg　po　bid

　　或　阿波卡韦　150mg　po　bid

说明：为核苷类反转录酶抑制剂，与病毒的DNA聚合酶结合，中止DNA链的增长，从而阻抑病毒的复制。不良反应有骨髓抑制发生贫血或中性粒细胞缺乏、肌痛、心肌病、乳酸性酸中毒、肝功能受损。

▶ 处方2　依非韦伦　600mg　po　qd

　　或　奈韦拉平　200mg　po　qd（2周后改为200mg　po　bid）

说明：属人免疫缺陷病毒–1型的选择性非核苷反转录酶抑制剂，通过非竞争性结合并抑制HIV-1反转录酶活性，阻止病毒转录和复制。不良反应有皮疹、恶心、疲劳、发热、头痛、嗜睡、呕吐、腹泻、腹痛、肌痛和肝功能异常。

▶ **处方3**　沙奎那韦　600mg　po　tid

　　或　奈非那韦　750mg　po　tid

　　或　茚地那韦　800mg　po　tid

说明：人免疫缺陷病毒蛋白酶抑制剂，体外显示可逆和选择性抑制蛋白酶的活性。不良反应有腹泻、腹部不适、恶心、皮疹、头痛、周围神经病。

2．免疫治疗

▶ **处方1**　被动输入HIV-1感染患者的血浆或免疫球蛋白

　　或　被动输入抗HIV-1特异的细胞群

说明：增强抗HIV-1特异免疫反应。

▶ **处方2**　胸腺肽α1　1.6mg｜H　每周2次（两次相隔3～4天）
注射用水　1mL　｜　×（2～3）个月

　　或　聚肌苷酸-聚胞苷酸　1～2mg　im　bid或tid（2周后改为每周肌注2次）×（2～3）个月

　　或　α-干扰素　30～60μg　H或　im　q0d×（4～6）个月

说明：免疫调节剂增强机体免疫功能。不良反应温和，最常见的是发热、疲劳等反应，其他可能存在的不良反应有头痛、肌痛、关节痛、食欲缺乏、恶心等。

3．机会性中枢神经系统感染治疗
处方见相关章节。

## 参考文献

[1] 贾建平，陈生弟．神经病学．北京：人民卫生出版社，2016.

[2] 王维治主编．神经病学．北京：人民卫生出版社，2015.

[3] 王拥军主编．神经内科医师效率手册．北京：中国协和医科大学出版社，2006.

［4］耿德勤，倪秀石主编．神经内科临床处方手册．南京：江苏科学技术出版社，2011.

［5］李长龄主编．常用处方药物手册．北京：科学技术出版社，2009.

［6］安得仲编著．神经系统感染性疾病诊断与治疗．北京：人民卫生出版社，2005.

［7］吴江主编．神经病学．北京：人民卫生出版社，2016.

［8］王拥军主编．神经内科学高级教程．北京：人民军医出版社，2012.

［9］贾建平主编．神经内科疾病临床诊疗规范教程．北京：北京大学医学出版社，2010.

［10］蒲传强，吴卫平，郎森阳．神经系统感染免疫病学．北京：科学技术出版社，2003.

［11］李梦东，王宇明．实用传染病学．北京：人民卫生出版社，2004.

［12］中华医学会感染病学分会艾滋病学组制订．艾滋病诊疗指南．中华传染病杂志，2006.

［13］王得新主译．哈里森临床神经病学．北京：人民卫生出版社，2010.

# 第五章 >>>

# 脑肿瘤

　　脑肿瘤又称颅内肿瘤，是指发生于颅腔内的神经系统肿瘤，包括起源于神经上皮、外周神经、脑膜和生殖细胞的肿瘤，淋巴和造血组织肿瘤，蝶鞍区的颅咽管瘤与颗粒细胞瘤，以及转移性肿瘤。

　　以下就神经科几种常见的脑肿瘤的诊治进行简要介绍。

## ▶第一节　神经胶质瘤

　　神经胶质瘤简称胶质瘤，也称为胶质细胞瘤，是神经外胚叶肿瘤，也是最常见的原发性中枢神经系统肿瘤，占所有脑原发肿瘤的33.3%～58.6%。

### 【诊断要点】

#### （一）临床表现

　　（1）病程　一般其发病缓慢，但可因继发脑积水或出血可导致病程相对较短。

　　（2）颅内压增高　可见不同程度头痛、呕吐和眼底视盘水肿、脉搏徐缓及血压升高。

　　（3）局灶症状与体征　位于大脑半球肿瘤可有精神症状、癫痫发作、对侧半身或单一肢体力弱渐瘫痪、感觉异常、失语和视野改变；位于三脑室后部肿瘤可有眼球活动障碍、共济失调等；位于颅后窝肿瘤可有交叉性麻痹、耳鸣、耳聋、眩晕、面部麻木、面肌抽搐、面肌麻痹、声音嘶哑、进食呛咳和病变侧小脑性共济失调等。

## （二）辅助检查

1. 常规项目

影像学检查（CT/MRI）、脑电图。

（1）CT 可见脑实质内有异常密度区，不同类型有各自特征，如出血、囊性变、钙化、坏死；瘤体周边可有水肿带；有不同程度占位效应，甚至梗阻性脑积水。

（2）MRI 对幕下胶质瘤优于CT。

（3）脑电图 对大脑凸面胶质瘤定位有帮助。局部可有慢波、棘波等表现。

2. 可选项目

脑脊液常规和生化、脑诱发电位。

（1）脑脊液常规和生化 脑脊液成分基本正常，蛋白、细胞轻度增高。脑脊液脱落细胞检查可见肿瘤细胞，有助于髓母细胞瘤、室管膜瘤、脉络丛乳头瘤的诊断。

（2）脑诱发电位 视诱发电位对视觉通路上的肿瘤有一定价值；听诱发电位可用于脑干胶质瘤。

胶质瘤分级见表5-1。

表5-1 根据CT及MRI的胶质瘤分级

| Kernohan 分级 | 影像学特征 | |
| --- | --- | --- |
| I | CT：低密度<br>MRI：异常信号 | 无占位效应，无增强 |
| II | CT：低信号<br>MRI：异常信号 | 占位效应，无增强 |
| III | 复杂 | 增强 |
| IV | 坏死 | 环形增强 |

## （三）诊断标准

根据详细病史和神经系统体格检查，结合影像学等辅助检查等，作出病变的定位及定性诊断。需根据患者的发病年龄、性别、病程、部位及生物学特征评估其病理分型。

按照2007年第四版《WHO中枢神经系统肿瘤分类》蓝皮书，对胶质瘤进行病理诊断和分级：WHO Ⅰ～Ⅳ级，其中Ⅰ～Ⅱ级为低级别胶质瘤，Ⅲ、Ⅳ级为恶性胶质瘤，占所有胶质瘤的77.5%。病理诊断分类如下。

① 星形细胞瘤：星形细胞瘤（Ⅱ级）、间变（恶性）星形细胞瘤（Ⅲ级）、多形性胶质母细胞瘤（GBM）（Ⅳ级）、毛细胞型星形细胞瘤（Ⅰ级）、多形性黄色星形细胞瘤（Ⅱ或Ⅲ级）、室管膜下巨细胞型星形细胞瘤（Ⅱ级）。

② 少突胶质细胞瘤（Ⅰ～Ⅲ级）。

③ 室管膜细胞源性肿瘤（Ⅰ～Ⅲ级）。

④ 脉络丛肿瘤（Ⅱ或Ⅲ级）。

⑤ 胶样囊肿（Ⅱ或Ⅲ级）。

⑥ 血管母细胞瘤（Ⅰ级）。

⑦ 髓母细胞瘤（Ⅳ级）。

⑧ 髓上皮瘤（Ⅱ或Ⅲ级）。

⑨ 神经母细胞瘤（Ⅱ或Ⅲ级）。

⑩ 视网膜母细胞瘤（Ⅱ级）。

⑪ 神经节细胞瘤、神经节胶质细胞瘤，包括间变（恶性）神经节胶质细胞瘤（Ⅱ或Ⅲ级）。

⑫ 多形性胶质细胞瘤（Ⅲ或Ⅳ级）。

## 【治疗原则】

目前主张综合疗法，以手术切除为主，术后配合放疗、化疗、免疫治疗及生物治疗。

## 【处方】

1. 手术治疗

▶ **处方1**　肿瘤切除术

**说明**：最大范围安全切除肿瘤适用于局限于脑叶的原发性高级别胶质瘤（WHO Ⅲ～Ⅳ级）和低级别胶质瘤（WHO Ⅱ级）；肿瘤部分切除术适用于恶性星形细胞瘤（WHO分类的Ⅲ级和Ⅳ级）。手术应注意保护重要的神经功能区域。

▶ **处方2** 去骨瓣减压术

**说明**：适用于有颅内压增高脑疝倾向者。

▶ **处方3** 脑脊液分流术

**说明**：适用于脑干肿瘤引起阻塞性脑积水。

2．肿瘤放射治疗

▶ **处方1** 全脑照射 每次1.8～2.0Gy qd 5次/周（总剂量40～45Gy）

局部照射 每次1.8～2.0Gy qd 5次/周（总剂量50～60Gy）

**说明**：针对高级别胶质瘤。

▶ **处方2** 局部照射 每次1.8～2.0Gy qd 5次/周（总剂量45～54Gy）

**说明**：针对低级别胶质瘤。肿瘤对放射线敏感者，放疗可作为首选。照射范围超出肿瘤边缘2～3cm或包括瘤水肿区外2～3cm。适用于不耐受手术、对手术不能彻底切除病灶、部位深在不易手术或侵及重要功能区无法手术的患者。常见副作用有头晕、头痛、脱发、局部水肿加重及细胞损伤出现相应的神经症状。

3．化疗

▶ **处方1** 替莫唑胺（TMZ） 75mg/m$^2$ po qd×42d（与放疗同步）

或 TMZ 150mg/m$^2$ po qd×5d（放疗结束后4周）

**说明**：适用新诊断高级别胶质瘤和低级别胶质瘤。使用本品需定期监测血常规，孕妇禁用，中度肝功能损害者慎用。

▶ **处方2** 卡氮芥（BCNU） 125mg ivgtt qd×3d

**说明**：本品加入生理盐水250～500mL稀释后于1～2h内滴完，该方案每6～8周重复，可用6次。适用于高度恶性神经胶质瘤。此药避免与皮肤接触，主要不良反应为恶心、呕吐及迟发的骨髓抑制，白细胞和血小板下降，注意肝肾毒性。既往对本药过敏的患者，妊娠及哺乳期妇女禁用。

▶ **处方3** 环己亚硝脲（CCNU） 130mg/m$^2$ po qd×1d

**说明**：每6～8周口服1次，以3次为1个疗程。用于多形性成胶质细胞瘤。此药孕妇禁用，主要不良反应是骨髓抑制，偶有胃肠道出血及迟发性肝损害。

▶ **处方4**　环己亚硝脲　$110mg/m^2$　po　qd　d1
　　甲基苄肼　$60mg/m^2$　po　qd　d8～21
　　长春新碱　$1.4mg/m^2$　ivgtt　qd　d7、d29

**说明**：PCV化疗方案，该方案每6～8周重复使用。适用于多形性成胶质细胞瘤和退行性神经胶质瘤。该方案常见副作用有胃肠道反应、肝损害、骨髓抑制等，吡咯系列抗真菌剂可影响长春新碱体内代谢，应避免合用。

▶ **处方5**　生理盐水　250mL　｜ivgtt（缓慢，配制后3h内）
　　鬼臼吩苷（VM-26）　100mg　｜　qd　d1、d2
　　环乙亚硝脲　$110mg/m^2$　po　qd　d3

**说明**：TL化疗方案，该方案6～8周后重复，适用于中高恶性胶质细胞瘤。鬼臼吩苷注意注射过快可能发生猝死，常见副作用有骨髓抑制、胃肠道反应、脱发等。

▶ **处方6**　卡氮芥　$40mg/m^2$　ivgtt　qd　d1～3
　　顺铂　$40mg/m^2$　ivgtt　qd　d1～3

**说明**：BC化疗方案，卡氮芥溶入5%葡萄糖或生理盐水150mL中快速滴注，其使用需导致骨髓抑制及男性不育，注意监测血常规。顺铂使用需预防肾脏毒性，溶入生理盐水稀释后使用，用前12h静滴等渗葡萄糖液2000mL充分水化，用后需利尿处理，每天保持2000～3000mL尿量。该方案每28天为一周期，共3周期，适用于星形细胞瘤（高度恶性）。

4. 对症治疗

包括脱水、降颅压。

▶ **处方1**　20%甘露醇注射液　125mL　ivgtt（30～60min滴完）q8h或q6h

**说明**：甘露醇注射液用于治疗各种原因引起的脑水肿，降低颅内压，防止脑疝。常见不良反应中水和电解质紊乱最为常见，其他有渗透性肾病、低血容量及甘露醇外渗致组织坏死等。注意急性肾小管坏死的无尿患者、严重失水者、颅内活动性出血者、急性肺水肿或严重肺淤血者禁用。

▷ **处方2**　甘油果糖注射液　250mL　ivgtt　qd或q12h

**说明**：甘油果糖注射液用于降低颅内压，治疗各种原因引起的脑水肿。不良反应偶有瘙痒、皮疹、头痛、恶心、口渴和出现溶血现象。对乳果糖过敏者、高钠、无尿、严重脱水禁用。

▷ **处方3**　人血白蛋白注射液　10g　ivgtt　qd或q12h

**说明**：人血白蛋白注射液治疗脑水肿引起的颅压升高，不良反应偶可见出现寒战、发热、颜面潮红、皮疹、恶心呕吐等症状，快速输注可引起血管超负荷导致肺水肿，偶有过敏反应。对白蛋白有严重过敏者、严重贫血、肾功能不全以及心力衰竭患者禁用。

▷ **处方4**　地塞米松　10mg　iv　qd或bid

**说明**：地塞米松通过稳定毛细血管通透性并减少脑脊液的生成等机制从而减轻和预防脑水肿的进程；适用于16岁以上无禁忌证患者，治疗过程不宜单独使用，多与呋塞米及甘露醇合用。注意监测血压、血糖和血钾，适当补钾、补钙，活动性消化性溃疡、严重糖尿病及高血压患者慎用。

## ▷第二节　脑膜瘤

脑膜瘤（meningioma）是成人常见的颅内良性肿瘤，占颅内原发肿瘤的14.3%～19%，发病率仅次于胶质瘤。

### 【诊断要点】

#### （一）临床表现

（1）癫痫　局限性癫痫或全身发作。

（2）颅内压增高症状　（具体参照第五章第一节）。

（3）局部神经功能障碍　根据肿瘤生长的部位及邻近神经血管结构不同，可有不同的局部神经功能障碍表现（具体参照第五章第一节）。

#### （二）辅助检查

（1）常规项目　颅骨平片、头颅CT和MRI检查、脑电图。

① CT检查：平扫可见病灶密度均匀；CT增强后强化明显，基底宽附着于硬脑膜上。

② MRI检查：一般表现为等或稍长T1、T2信号，T1像上60%肿瘤与灰质等信号，30%为低于灰质的低信号，在T2像上，50%为等信号或高信号，40%为中度高信号，也可能为混杂信号；MRI增强检查可见"脑膜尾征"（dural tail），有特殊诊断意义。

③ 脑电图：脑电图可呈现慢波，背景脑电图的改变较轻微。

（2）可选项目　脑脊液常规和生化、脑血管造影。

① 脑脊液常规和生化：正常或细胞数、蛋白轻度增高。

② 脑血管造影可了解肿瘤供血、肿瘤与重要血管的关系，可作为血管栓塞治疗依据。

## （三）诊断标准

脑膜瘤的确诊有赖于CT扫描、MRI、脑血管造影及颅骨平片等，病理分型诊断是其金标准。WHO根据病理类型予以分级如下。

Ⅰ级：包括脑膜上皮细胞性脑膜瘤、成纤维细胞型脑膜瘤、过渡型（混合型）脑膜瘤、沙砾体型脑膜瘤、血管瘤样脑膜瘤、微囊型脑膜瘤、分泌型脑膜瘤、淋巴浆细胞丰富的脑膜瘤、化生型脑膜瘤。

Ⅱ级：包括非典型脑膜瘤、透明细胞型脑膜瘤、脊索状细胞脑膜瘤。

Ⅲ级：包括杆状脑膜瘤、乳头状脑膜瘤、间变性（恶性）脑膜瘤。

## 【治疗原则】

治疗手段包括手术治疗、放射治疗及药物治疗，其中手术切除脑膜瘤是最有效的治疗手段。术前术后应注意防治脑水肿及癫痫发作。

## 【处方】

1. 手术治疗

▶ **处方1**　肿瘤切除术

**说明**：原则是在保存神经功能的前提下尽可能切除肿瘤，解除脑脊液循环障碍，缓解及降低颅内压。手术采用显微镜下全切除、部分切除及肿瘤单纯减压［和（或）活检］等方式，根据影像学资料提供的肿瘤位置，结合翼点、冠状缝、外侧裂和中央沟等结构的体表投影，设计手术切口。手术入路应尽量选择到达肿瘤距离最近的路径，同时应避开重要神经和血管；手术应注意保护邻近重要的神经功能区域。

▶ **处方2** 去骨瓣减压术

**说明**：适用于有颅内压增高脑疝倾向者。

▶ **处方3** 脑脊液分流术

**说明**：适用于脑干肿瘤引起阻塞性脑积水。

▶ **处方4** 伽马刀治疗

**说明**：适用于术后肿瘤残留或复发、颅底和海绵窦内肿瘤，以肿瘤最大直径≤3cm为宜。注意放射治疗产生的并发症。

**2.放射治疗**

▶ **处方** 局部照射　每次1.8～2.0Gy　qd　5次/周　总剂量45～54Gy

**说明**：WHO Ⅰ、Ⅱ级病例可以分阶段接受,45～54Gy的照射剂量；WHO Ⅲ级脑膜瘤作为恶性肿瘤，可以以每次1.8～2.0Gy的阶段剂量对瘤床、瘤体和肿瘤边缘2～3cm进行54～60Gy的照射；WHO Ⅰ级病例可以一次性接受12～15Gy照射。具体方法可参考第五章第一节。

**3.化疗**

▶ **处方** 羟基脲　1g　po　tid×（3～7）d

**说明**：羟基脲能抑制脑膜瘤培养细胞的增生，且呈浓度依赖性；其副作用可见骨髓抑制、脱发、胃肠道反应等，用药期间监测血常规、肾功能及血尿酸，避免接种疫苗。

**4.免疫治疗**

▶ **处方1** α-干扰素　30万U　sc　每周1、3、5×半年

**说明**：干扰素具有抗肿瘤、调节细胞免疫作用，用前需皮试。其副作用有寒战、发热和不适等流感样症状，少见脱发、骨髓抑制等副作用。

▶ **处方2** 甲泼尼龙片　8mg　po　bid×3d（术前3天）

　　或　泼尼松　5mg　po　bid×3d（术前3天）

　　或　地塞米松　10～20mg　iv　qd×（3～5）d

说明：有报道显示糖皮质激素有减轻水肿、抑制肿瘤生长的作用；适用于16岁以上无禁忌证患者。注意监测血压、血糖和血钾，适当补钾补钙，活动性消化性溃疡、严重糖尿病及高血压病患者慎用。

5．对症治疗

▷ **处方1** 丙戊酸钠片（德巴金） 0.5g po bid（术前1周）

说明：丙戊酸钠片（德巴金）为广谱抗癫痫药物，手术前1周以预防癫痫发作。需监测血药浓度、血氨、血常规、肝肾功能等。

▷ **处方2** 丙戊酸钠注射液 800mg ivgtt

说明：抗癫痫治疗。丙戊酸钠注射液在手术结束前30min静脉给予以防止手术后癫痫发作。

▷ **处方3** 丙戊酸钠片 0.5g po qd或bid（术后）

说明：手术后口服抗癫痫治疗3个月，无癫痫发作者可逐渐减少药量，直到停止用药。手术前有癫痫病史的患者，抗癫痫治疗时间应适当延长，一般建议1～2年。需定期监测血药浓度、血氨、血常规、肝肾功能等。

▷ **处方4** 甘露醇注射液
具体参考第五章第一节。

▷ **处方5** 甘油果糖注射液
具体参考第五章第一节。

## ▶ 第三节 脑垂体瘤

垂体腺瘤（pituitary adenoma）是鞍内最常见的肿瘤，占颅内肿瘤的10%～20%，垂体腺瘤中功能性腺瘤约占65%。绝大多数的垂体腺瘤都是良性肿瘤。

### 【诊断要点】

### （一）临床表现

1．垂体瘤的占位效应

常见头痛、视力下降及视野改变；垂体腺受压表现为垂体腺功能低下；累及海绵窦可导致突眼、结膜水肿及部分脑神经受压症状。

2. 垂体瘤的内分泌亢进表现

泌乳素（PRL）腺瘤：女性患者停经、溢乳、不孕、性功能减退；男性患者表现性欲减退、阳痿、乳房发育及无生育功能。促肾上腺皮质激素（ACTH）腺瘤：表现为库欣综合征、糖尿病或糖耐受不良、电解质紊乱、高血压、精神症状等。生长激素（GH）腺瘤：成人肢端肥大症或巨人症。甲状腺刺激素细胞腺瘤：甲状腺功能亢进症状。促性腺激素细胞腺瘤：早期无症状，晚期出现性功能减退、性器官萎缩等。无内分泌功能的腺瘤：早期患者无特殊感觉，晚期因肿瘤压迫致垂体功能低下。

### （二）辅助检查

（1）常规项目　头颅X线平片或蝶鞍断层检查、内分泌学检查及测定激素、CT扫描及MRI检查。

① 头颅X线平片或蝶鞍断层检查：了解蝶鞍大小、鞍背、鞍底等骨质破坏的情况。

② 高分辨多层面CT扫描检查：CT提示垂体高度 $\geqslant$ 8mm，鞍山池可见等密度均匀或密度不均肿块，其中可见少数钙化、出血、囊变以及蝶鞍局部骨质破坏、垂体柄移位等征象。

③ MRI检查：大多数微腺瘤T1像表现为低信号，在T2像表现为高信号，质子像等信号，垂体柄的移位也提示垂体微腺瘤；大腺瘤内囊变或坏死可见T1像更低信号。

④ 内分泌学检查：测定激素水平，包括PRL、GH、ACTH、TSH、FSH、LH、MSH、$T_3$、$T_4$及TSH。

（2）可选项目　DSA检查、视觉诱发电位（VEP）。

① DSA检查：主要用于除外鞍内动脉瘤。

② 视觉诱发电位（VEP）检查：协助判断视路的损害情况。

### （三）诊断标准

根据症状体征、实验室检查，结合影像学表现，可作出诊断。

## 【治疗原则】

首选手术治疗，也可用伽马刀和X线刀治疗，术后辅以放疗和化疗。

## 【处方】

### 1. 手术治疗

▶ **处方1** 经颅入路

**说明**：适于晚期向鞍旁、鞍上、脑叶和第三脑室发展的巨大侵袭性垂体腺瘤，伴视路受压、下丘脑受损、垂体危象、癫痫、精神症状等。术中注意保护邻近重要组织。

▶ **处方2** 经蝶入路

**说明**：常为首选入路，适用于早期微腺瘤、各种无分泌性或分泌功能腺瘤鞍上型及鞍内型。优点创伤小，手术时间短。术中注意保护邻近重要神经组织；术后可能出现激素失衡、继发性空蝶鞍综合征、脑积水伴昏迷、脑脊液鼻漏等。

### 2. 放射治疗

▶ **处方** 每次 1.8 ～ 2.0Gy   qd   5次/周

**说明**：总剂量为 40 ～ 50Gy，在 4 ～ 6 周内完成立体定向放射治疗；适用无法耐受手术、或肿瘤巨大或侵袭性垂体瘤无法手术的患者。其副作用是邻近组织损伤及远期垂体功能低下。

### 3. 药物治疗

▶ **处方1** 甲磺酸溴隐亭片   1.25mg   po   tid

**说明**：溴隐亭可作为 PRL 腺瘤首选，也适用 GH 腺瘤。从每次 1.25mg 开始，一日 3 次口服，逐渐增大剂量至每日 15 ～ 20mg，分 2 ～ 4 次口服。其副作用出现恶心、呕吐、头痛、眩晕或疲劳、直立性低血压；出现头晕恶心时不需要停药，可在服用之前 1h 服用某些止吐药如甲氧氯普胺等预防；大剂量治疗时，可能会发生幻觉、意识精神错乱、视觉障碍、运动障碍、口干、便秘、腿痉挛等；长期应用可使腺瘤纤维化而增加手术难度。

▶ **处方2** 生长抑素如奥曲肽   每次100μg   sc   q8h

**说明**：剂量从每次 100μg 起，然后每月依循环 GH、IGF-1 水平和临床反应及耐受性做相应调整（目标为 GH 小于 2.5ng/mL；IGF 正常范围）。多数患者每日最适剂量为 0.2 ～ 0.3 mg；对长期接受同一剂量治疗的患者每 6 个月测定一次 GH 浓度。本品适用于 GH 腺瘤、患者身体条件差、不能耐受手术或术后GH未恢复正常者。其不良反应有眩晕、耳鸣、脸红、恶心、呕吐。

▶ **处方3** 糖皮质激素如氢化可的松 50mg iv q6h×1d（术前给药）

**说明**：术后第二天改为甲泼尼龙片4mg或泼尼松5mg，每6h一次；一天后改为5mg，每日2次，术后第6日停药。糖皮质激素可起到术后替代治疗，其副作用及禁忌证参考第五章第二节糖皮质激素的使用。

▶ **处方4** 甘露醇注射液减轻水肿治疗

具体参考第五章第一节。

## 第四节 颅内转移性肿瘤

颅内转移性肿瘤简称脑转移瘤（cerebral metastases），是指身体其他部位恶性肿瘤经血液或其他途径转移至颅内所致，多见于肺癌、胃癌及乳腺癌等转移。

### 【诊断要点】

#### （一）临床表现

① 急性或亚急性起病，病程多继发于颅外原发肿瘤后。

② 出现颅高压、局灶性神经功能障碍、癫痫、精神状态改变及肿瘤卒中等症状。

#### （二）辅助检查

（1）常规项目 系统检查（包括胸部X线片、胸腹部CT、腹部彩超、乳腺超或钼靶、前列腺及甲状腺彩超、骨扫描、妇科等部位检查）、头颅CT和MRI检查。

① CT表现为大脑半球、丘脑和小脑的多个或单个类圆形病灶，呈低密度、等或略高密度；肿瘤周边水肿明显，呈指状分布。

② MRI提示瘤内可见出血高信号和液平；注药后多发结节多呈均一强化，较大病灶可呈环状强化，中心坏死区不强化。钙化少见。

（2）可选项目 脑脊液常规和生化、病理学检查。

① 脑脊液常规和生化：正常或细胞数、蛋白轻度增高。脑脊液病理检查可见肿瘤细胞。

② 病理学检查：肿瘤呈灰褐色或灰白色，质地不一，较脆软；切面中呈颗粒状，有时瘤内发生坏死，周围脑组织水肿明显。显微镜下显示：肿瘤组织呈浸润性生长，转移瘤的组织形态与原发瘤相似。

### （三）诊断标准

根据病史、症状、系统检查结果及头颅CT、MRI增强扫描等不难作出诊断。确诊需依据其病理分型诊断。

## 【治疗原则】

大多数脑转移瘤伴无法控制的原发癌瘤，且全身状况差，治疗方案多采用姑息性治疗，包括手术治疗、放射治疗、化疗等综合治疗。

## 【处方】

1. 手术治疗

▶ **处方1** 肿瘤切除术

**说明**：适用于①单发病变，如较大的单发孤立的转移瘤，位于可切除部位且术后无严重神经功能缺损的；或占位效应明显，伴有颅内压增高，已威胁患者生命；②多发病变，指尽管是多发转移灶，但比较集中，转移部位允许手术，患者一般情况较好，家属积极要求手术者。全身转移或神经功能缺失严重，患者情况比较差者不宜手术。

▶ **处方2** 立体定向活检

**说明**：适用于①病灶位于脑深部（如丘脑）的可疑病变（手术切除可能造成严重并发症）；②患者一般情况差，或伴有严重系统性疾病而不适合外科手术治疗；③原发病灶未能很好控制的活动性或全身播散性疾病；④多发小病灶无法明确诊断。

▶ **处方3** 伽马刀或X线刀。

**说明**：适用于①单病灶直径不超过3～4cm者，或病灶在重要功能部位无法手术者；②患者全身状况差，不能耐受开颅手术；③多发肿瘤不能一次性切除的。

2. 放射治疗

▶ **处方** 常用剂量为20～30Gy 2周内分10次进行

说明：适用于对全脑放射治疗敏感的肿瘤，注意同时在放射治疗前给予激素治疗，预防放射性脑水肿。

3．对症治疗

▶ **处方1** 糖皮质激素

具体参照第五章第二节。

▶ **处方2** 丙戊酸钠（德巴金）

具体参照第五章第二节。

▶ **处方3** 甘露醇注射液降颅压治疗

具体参考第五章第一节。

▶ **处方4** 甘油果糖注射液降颅压治疗

具体参考第五章第一节。

4.化疗

▶ **处方1** 环磷酰胺 800～1200mg ivgtt qd d1、d8
长春新碱 1.4mg/m² ivgtt qd d1、d8
甲氨蝶呤 10～20mg/m² im qd d2、d3、d5、d10、d12
依托泊苷 100mg/m² ivgtt qd d3～7

说明：COMVP化疗方案。该方案每3周重复1次，2～3次为1个疗程；适用于小细胞肺癌脑转移；此方案肝功能损害和骨髓抑制副作用较大，总有效率约30%，有广泛转移时效果较差。

▶ **处方2** 多柔比星 20mg/m² ivgtt qd d1、d8
甲氨蝶呤 10～20mg/m² ivgtt qd d1、d8
环磷酰胺 400mg/m² ivgtt qd d1、d8

说明：CAF化疗方案。此方案每4周重复1次，2次为1个疗程。适用于非小细胞肺癌。常见副作用有胃肠道反应、脱发、白细胞减少等。此方对肝肾功能损害较重，总有效率25%左右。

▶ **处方3** 环磷酰胺 600mg/m² ivgtt qd d1
多柔比星 45mg/m² ivgtt qd d1
顺铂 50mg/m² ivgtt qd d1

说明：CAP化疗方案。此方案21～28天重复适用于卵巢癌脑转移。常见副作用有胃肠道反应、脱发、白细胞减少、肝肾功能损害等。还可能损害第Ⅷ对脑神经，注意监测肝肾功能、血常规。

▶ **处方4** 氟尿嘧啶　50mg/m$^2$　ivgtt　qd　d1

多柔比星　50～60mg/m$^2$　ivgtt　qd　d1

环磷酰胺　600mg/m$^2$　ivgtt　qd　d1

**说明**：FAC化疗方案。该方案21天为一周期，重复3周期。常见副作用有胃肠道反应、白细胞和血小板减少，心脏毒性如心律失常、肝肾功能损害等。

# 参考文献

[1] 郭玉璞，王维治. 神经病学. 北京：人民卫生出版社，2006.
[2] 江涛，赵志刚. 脑肿瘤的化学治疗. 北京：人民卫生出版社，2008.

# 第六章 >>>

# 头痛

## 第一节 偏头痛

偏头痛是临床常见的慢性神经血管性头痛。表现为反复发作的一侧或两侧搏动性头痛，可合并自主神经系统功能障碍如恶心、呕吐、畏光和畏声等症状，约1/3的偏头痛患者在发病前可出现先兆症状如视觉、感觉和运动等先兆，常有家族史。此外还可与焦虑、抑郁共病。

## 【诊断要点】

### （一）临床表现

女性多见，占75%。早年发病，10岁前、20岁前和40岁前发病分别占25%、55%、90%。大多数患者有家族史。10%有先兆，发作频率从每周至每年1次至数次不等，偶见持续性发作。

（1）典型偏头痛（有先兆的偏头痛）　发作前出现短暂的视觉先兆，如视野缺损、暗点、闪光并逐渐扩散，或折线、城垛、闪光样云彩等。持续10min后继之搏动性头痛，多位于框上、眶后或额颞部，持续数小时或1～2天。常伴有面色苍白、恶心、畏光、出汗，重则呕吐。持续数日不缓解者称偏头痛持续状态。

（2）普通型偏头痛（无先兆的偏头痛）　是最常见的偏头痛类型，占80%。常有家族史，头痛性质与典型偏头痛相似，但无先兆，程度也较轻。头痛的诱发因素包括情绪刺激、食物（乳酪、巧克力、酒精）和月经来潮。

（3）特殊类型偏头痛

① 眼肌麻痹型偏头痛（少见）；

② 偏瘫型偏头痛；

③ 基底动脉型偏头痛；

④ 偏头痛持续状态。

## （二）辅助检查

（1）常规项目　血常规、生化全套、头颅CT/MRI；以上检查均无阳性发现。头颅MRI可见白质缺血改变，提示有白质的损害。

（2）可选项目　脑电图、脑血流图、脑脊液常规和生化、颅脑DSA。有助于排除颅内动脉瘤、脑血管畸形、颅内占位性病变和痛性眼肌麻痹。

## （三）诊断标准

1. 典型偏头痛（有先兆的偏头痛）

① 符合下述②～④项，发作至少5次以上。

② 每次发作持续4～72h（未见治疗或治疗无效者）。

③ 具有以下特征至少2项：单侧性；搏动性；中至重度；上楼或其他类似活动使之加重。

④ 发作期间至少有1项：恶心和（或）呕吐；畏光和（或）畏声。

2. 普通型偏头痛（无先兆的偏头痛）

① 至少2次符合上述发作。

② 先兆由视觉、感觉和（或）言语症状组成，每种先兆完全可逆，没有运动、脑干及视网膜症状。

③ 至少符合以下4项中的2项：a.至少一种先兆症状逐渐发展的过程＞5min，和（或）两种或多种先兆症状接连发生；b.每种先兆症状持续5～60min；c.至少有一种先兆是单侧的；d.先兆时伴有头痛或在先兆发生60min内出现头痛。

④ 其他类型不能解释的，且已排除短暂性脑缺血发作。

## （四）鉴别诊断

要与丛集性头痛、痛性眼肌麻痹、血管性头痛等疾病鉴别。

## 【治疗原则】

目的是控制或减轻头痛发作，缓解伴发症状，预防头痛的复发。

1. 偏头痛发作期治疗

以缓解头痛及其伴发症状。

选药原则：应根据头痛的严重程度、伴随症状、既往用药情况及患者的个体情况而定。用药方法有两种。①分层法：基于头痛程度、功能受损程度及之前对药物的反应选药。②阶梯疗法：每次头痛发作时均首先给予非特异药物治疗。药物使用应在头痛的早期足量使用，延迟使用可使疗效下降、头痛复发及不良反应的比例增高。

① 曲普坦类。

② 麦角类。

③ 非甾体镇痛药。

④ 镇静药。

2. 偏头痛缓解期治疗

预防头痛的复发，减少头痛的发作次数。

预防性治疗的指征：通常，偏头痛致存在以下情况下考虑。①患者的生活质量、工作和学业严重受损；②每月发作频率2次以上；③急性期药物治疗无效或患者无法耐受；④存在频繁、长时间或令患者极度不适的先兆，或为偏头痛性脑梗死、偏瘫型偏头痛、伴有脑干先兆偏头痛亚型等；⑤连续2个月，每月使用急性期治疗6～8次以上；⑥偏头痛发作持续72h以上。

① β受体阻滞药。

② 抗抑郁药。

③ 抗癫痫药。

④ 钙通道阻滞药。

## 【处方】

1. 偏头痛发作期

（1）处方药（非特异性药物）

▷ **处方1**　佐米普坦　2.5 ～ 5mg　po　st

　　或　琥珀酸舒马普坦　25 ～ 50mg　po　st

或　利扎曲坦　5～10mg　po　st

**说明**：是曲普坦类药物。高选择性5-羟色胺1B/1D受体激动剂，选择性抑制三叉神经传导疼痛，并引起颅内血管收缩。用于偏头痛发作期治疗。目前国内有佐米普坦、舒马普坦和利扎曲坦。那拉曲坦、阿莫曲坦和夫罗曲坦在国内尚未上市。曲坦类药物在头痛期舒马普坦的任何时间应用均有效，但越早应用效果越好。但处于安全不主张在先兆期使用。与麦角类药物相比，曲坦类治疗24h内头痛的复发率15%～40%，但如果首次使用有效，复发后再用仍有效。患者对一种曲坦类无效，仍可能对另一种有效。副反应为恶心、呕吐、心悸、烦躁和焦虑。

▶ **处方2**　麦角胺　0.5～1.0mg　po　q0.5h（总量不超过8mg）

**说明**：为麦角类药物，是α受体激动剂，与5-HT受体有很强的结合力，从而产生血管收缩。疗效不及曲坦类。但药物半衰期长，头痛的复发率低，适用于发作持续时间长的患者。有明显恶心、呕吐和血压增高，对孕妇、严重高血压、冠心病禁用。另外，极小量的麦角胺类即可迅速导致药物过量性头痛，因此应限制药物的使用频度，不推荐常规使用。

▶ **处方3**　麦角胺咖啡因合剂　1～2mg　po　bid

**说明**：麦角胺咖啡因合剂可治疗某些中重度的偏头痛发作（Ⅲ证据）。要注意合用咖啡因会增加药物依赖、成瘾及药物过量性头痛的危险。

▶ **处方4**　降钙素基因相关肽（CGRP）受体拮抗剂

**说明**：该类药物通过将扩张的脑膜动脉恢复至正常而减轻偏头痛症状，且该过程不导致血管收缩。用于部分对曲坦类无效或不能耐受的患者，可能有良好的反应。

（2）非特异性药物

▶ **处方1**　对乙酰氨基酚　0.5～1.0g　po　bid

或　布洛芬　0.6～1.2g　po　bid

或　双氯芬酸　50～100mg　po　qd

**说明**：为非甾体镇痛药。该类药物注意避免大剂量使用。长期使用有胃肠道反应及出血风险。

▶ **处方2** 酚咖片　1片　po　tid

**说明**：为复方制剂。要注意咖啡因增加药物依赖、成瘾及药物过量性头痛的危险。

▶ **处方3** 舒乐安定　1～2mg　po　qn

▶ **处方4** 丙戊酸钠　0.2g　po　tid

　　或　卡马西平　0.1g　po　tid

　　或　托吡酯　50～200mg　po　qn

**说明**：抗癫痫药主要针对上述治疗无效者。托吡酯已获得研究证据支持，对发作性及慢性偏头痛有效。丙戊酸钠对偏头痛预防有效，但长期使用需定时监测血常规、肝功能和淀粉酶。对女性需注意体重增加和多囊卵巢综合征。

2. 偏头痛缓解期

▶ **处方1** 普萘洛尔　10～20mg　po　bid～tid

　　或　美托洛尔　50mg　po　bid

**说明**：此药为β受体阻滞药。可阻断β受体，防止脑血管扩张，对偏头痛的预防有效。用于偏头痛缓解期治疗。但可出现抑郁、低血压等副反应，哮喘、房室传导阻滞和心力衰竭者禁用。

▶ **处方2** 阿米替林　25～50mg　po　qn

　　或　氟西汀　20mg　po　qd

**说明**：抗焦虑、抑郁作用。阿米替林副作用是嗜睡、心律失常，其抗胆碱能作用可并发青光眼和前列腺疾病。

▶ **处方3** 氟桂利嗪　5mg　po　qn

**说明**：非特异性钙通道阻滞药氟桂利嗪对偏头痛的预防性治疗证据充足，用于偏头痛缓解期治疗。

## ▷ 第二节　紧张型头痛

　　紧张型头痛以往称紧张性头痛、肌收缩性头痛、心因性头痛、压力性头痛等。它表现为双侧枕部或全头部紧缩性或压迫性头痛，约占头痛患者的40%，是临床最常见的慢性头痛。

## 【诊断要点】

### （一）临床表现

① 头痛多见于中青年，两性均可患病，女性多见。

② 头痛位于枕顶部、额颞部或全头部，为胀、压、紧缩性钝痛，无搏动性。

③ 头痛程度属轻度或中度，不影响日常生活，不伴恶心、呕吐、畏光或畏声等症状。

④ 疼痛部位可有肌肉触痛或肌肉紧张感。

⑤ 常伴随有失眠、乏力、头晕、焦虑或抑郁症状。

⑥ 体格检查：包括神经系统检查均无阳性体征。

### （二）辅助检查

（1）常规项目　血常规、生化全套、头颅CT/MRI。

（2）可选项目　脑电图、肌电图、脑脊液常规和生化、颅脑DSA，必要可行眼科特殊检查。

### （三）诊断标准

通常根据国际头痛学会（2013年IHS）紧张型头痛诊断，标准如下。

紧张型头痛分类为：①偶发性紧张型头痛；②频发性紧张型头痛；③慢性紧张型头痛；④很可能的紧张型头痛。

1. 偶发性紧张型头痛的诊断标准

① 有符合标准②～④的至少10次发作，平均每月头痛发作不到1天（每年头痛＜12天）。

② 持续30min至7天。

③ 至少符合下列四项中的两项：a. 双侧性；b. 压迫或紧缩性；c. 轻中度；d. 不会因为日常体力活动加重。

④ 符合下列两项：a. 无恶心和呕吐；b. 无畏光和畏声，或仅有其中之一。

⑤ 其他类型不能更好地解释。

2. 频发性紧张型头痛诊断标准

① 有符合标准②~④的至少10次发作，至少3个月每月头痛发作1~14天（每年头痛≥12天，<180天）。

② 持续30min至7天。

③ 至少符合下列四项中的两项：a. 双侧性；b. 压迫或紧缩性；c. 轻中度；d. 不会因为日常体力活动加重。

④ 符合下列两项：a. 无恶心和呕吐；b. 无畏光和畏声，或仅有其中之一。

⑤ 其他类型不能更好解释。

3. 慢性紧张型头痛的诊断标准

① 有符合标准②~④的至少10次发作，至少3个月每月头痛发作≥15天（每年头痛≥180天）。

② 持续数小时或数天或持续不断。

③ 至少符合下列四项中的两项：a. 双侧性；b. 压迫或紧缩性；c. 轻中度；d. 不会因为日常体力活动加重。

④ 符合下列两项：a. 无畏光、畏声及轻度恶心症状，或仅有其中之一；b. 无中重度恶心和呕吐。

⑤ 其他类型不能更好解释。

（四）鉴别诊断

要与偏头痛、颈椎病、外伤等疾病鉴别，也需要和颅内占位性病变及感染等疾病鉴别。

【治疗原则】

（1）药物治疗　本病的许多治疗药物与偏头痛用药相同。

（2）非药物治疗　心理疗法、物理疗法和松弛术都有益处。

【处方】

▶ **处方1**　对乙酰氨基酚　0.5~1.0g　po　qd

或　布洛芬　0.6~1.2g　po　qd

▶ **处方2**　麦角胺　0.5~1.0mg　po　q0.5h（总量不超过8mg）

**说明**：为α受体激动剂，与5-HT受体有很强的结合力，从而产生血管收缩。但有明显恶心、呕吐和血压增高，对孕妇、严重高血压、冠心病禁用。目前临床少用。用于偏头痛发作期治疗。

▶ **处方3** 地西泮 10～20mg po qn

**说明**：可用于伴发失眠患者。

▶ **处方4** 阿米替林 25～50mg po qn

或 氟西汀 20mg po qd

**说明**：抗焦虑、抑郁作用。阿米替林副作用是嗜睡、心律失常，其抗胆碱能作用可并发青光眼和前列腺疾病。

▶ **处方5** 心理疗法、物理疗法或松弛术。

**说明**：为非药物治疗。选择性病例应用心理疗法、物理疗法和松弛术都有益处。

## 第三节 丛集性头痛

丛集性头痛是所有头痛中比较严重的一种，临床少见，伴一侧眼眶周围严重疼痛的发作性头痛，具有反复密集发作的特点。也称偏头痛样神经痛、组胺性头痛等，一般无家族史。预后良好，多数经治疗或自行缓解。

### 【诊断要点】

**（一）临床表现**

① 丛集性头痛分为发作性和慢性两种类型。二者临床症状大致相同，但慢性丛集性头痛极少见，占丛集性头痛不足10%，多表现为症状持续发作1年以上，或虽有间歇期，但不超过14天。

② 任何年龄均可发病，男性患者居多。

③ 头痛固定于一侧眶周和前额，表现为突发性搏动痛或胀痛为主。可一天内发作数次，连续发作数天至数月后中止。间隔数周、数月或数年后又以原有形式复发。

④ 头痛突发突止，发作时间较恒定，1次发作持续数10min至数小时。以春秋季多见。

⑤ 发作时常伴有眼部充血、流泪、鼻阻、流涕，少数可有恶心、呕吐。

⑥ 饮酒、冷风或热风拂面、服用血管扩张药和兴奋等为头痛诱因。

## （二）辅助检查

（1）常规项目　血常规、生化全套、头颅CT/MRI。

（2）可选项目　功能MRI、组胺试验、脑脊液常规和生化、颅脑DSA，必要可行眼科特殊检查。

以上检查均无阳性发现。

## （三）诊断标准

根据国际头痛学会（2013年IHS）丛集性头痛的诊断标准。

① 符合②～④项特征的至少5次发作。

② 重度或极重度偏侧眶部、眶上或颞部疼痛，疼痛持续15～80min。

③ 在头痛侧至少有下列一项：a. 结膜充血或流泪；b. 鼻塞或流涕；c. 眼睑水肿；d. 前额和面部出汗；e. 前额和面部发红；f. 感觉耳部胀满；g. 瞳孔缩小或眼睑下垂。

④ 感觉不安或躁动。

⑤ 疾病活动期过半数时间头痛发作频率在隔日一次到每日8次之间。

⑥ 其他类型不能更好地解释。

## （四）鉴别诊断

要与偏头痛、三叉神经痛、颞动脉炎等鉴别。

# 【治疗原则】

1. 药物治疗

本病的许多治疗药物与偏头痛用药相同。

2. 非药物治疗

① 发作时面罩吸氧或高压氧治疗（吸入100%纯氧10～15min），对部分患者有效。

② 药物治疗无效的患者可试用神经阻滞疗法。如利多卡因蝶腭神经节阻滞，眶上神经或眶下神经酒精注射，三叉神经节射频治疗。

# 【处方】

▶ **处方1**　泼尼松　75mg　po　qm

说明：为肾上腺皮质激素。在头痛发作时应用最有效，如泼尼松初始剂量为75mg/d，服用3日，而后每3日减量一次，至维持头痛不再发作；或泼尼松20～40mg/d，可与麦角胺合用。

▶ **处方2** 麦角胺 2mg po qn

说明：由于丛集性头痛常发生夜间，故应睡前口服；或雾化吸入0.5～1.0mg；或肌内注射1.0mg。

▶ **处方3** 吲哚美辛 25～50mg po bid

说明：为非甾体类固醇类镇痛药，剂量75～200mg/d。对某些慢性丛集性头痛有效。

▶ **处方4** 舒马普坦 25～50mg po或6mg 皮下注射

说明：是曲普坦类药物。高选择性5-HT受体激动剂，与5-HT受体结合，从而抑制5-HT的扩血管作用，使血管收缩达到治疗目的。副反应为恶心、呕吐、胸闷、胸部发紧。

▶ **处方5** 睾酮 25mg im qd×（7～10）d

说明：睾酮25mg im qd，连用7～10天后改为10mg/d，再用7～10日，80%患者可获得好的疗效。

▶ **处方6** 神经阻滞疗法

说明：药物治疗无效的患者可试用神经阻滞疗法，如利多卡因蝶腭神经节阻滞，眶上神经或眶下神经酒精注射，三叉神经节射频治疗。

## ▷ 第四节 特殊病因所致头痛

# 一、低颅压性头痛

低颅压性头痛是脑脊液压力降低所导致的头痛。

## 【诊断要点】

### （一）临床表现

① 本病见于各种年龄，原发性多见于体弱女性，继发性无明显性

别差异。

② 头痛以枕部或额部多见，呈轻中度钝痛或搏动样疼痛，缓慢加重，常伴恶心、呕吐、眩晕、耳鸣、颈僵和视物模糊等。

③ 头痛与体位有明显关系，立位时出现或加重，卧位时减轻或消失，头痛多在变换体位后15min内出现。

## （二）辅助检查

（1）常规项目　血常规、生化全套、头颅CT/MRI、脑脊液压力测定及常规和生化。

（2）可选项目　同位素脑池扫描。

## （三）诊断标准

① 根据体位性头痛的典型临床特点为疑诊；

② 腰穿测定脑脊液压力降低（＜70mmH₂O）可以确诊。

## （四）鉴别诊断

要与脑和脊髓肿瘤、脑室梗阻综合征、脑静脉窦血栓形成等鉴别。

# 【治疗原则】

（1）病因明确者应针对病因治疗，控制感染、纠正脱水和糖尿病酮症酸中毒等。

（2）对症治疗　包括卧床休息、补液（2000～3000mL/d）、穿紧身裤和束腹带，给予适量镇痛药等。鞘内注射无菌生理盐水可使腰穿后头痛缓解。

（3）药物治疗　苯甲酸钠咖啡因。

（4）硬膜外血贴治疗。

# 【处方】

▶ **处方1**　苯甲酸钠咖啡因　500mg　H或im

**说明**：咖啡因可阻断腺苷受体，使颅内血管收缩，增加脑脊液压力和缓解头痛。

▶ **处方2**　自体血　15～20mL　注入腰或胸段硬膜外间隙（缓慢）

**说明**：血液从注射点上下扩展数个椎间隙。该治疗可压迫硬膜囊和阻塞脑脊液漏出口，迅速缓解头痛，适于腰穿后头痛和自发性低颅压性头痛。

▶ **处方3** 卧床休息

**说明**：卧床休息，必要时头低位。可穿紧身裤和束腹带，给予适量镇痛药等。

▶ **处方4** 生理盐水　2000 ～ 3000mL　ivgtt　qd

**说明**：大量补液（2000 ～ 3000mL/d）。鞘内注射无菌生理盐水可使腰穿后头痛缓解。

## 二、颞动脉炎

颞动脉炎又称巨细胞动脉炎，是一种广泛的血管疾病，过去称颅动脉炎，属于肉芽肿性动脉炎的特殊型。是颅动脉的特殊炎症性疾病。也是老年人头痛的重要原因之一，常累及中等和大动脉。以颈动脉分支常见。

### 【诊断要点】

#### （一）临床表现

① 多发于老年人，通常大于50岁，尤其以65岁以上多见，一般为亚急性起病。

② 头痛多位于一侧或两侧颞部及眼眶周围、前额部或枕部的张力性疼痛或浅表性灼痛。

③ 视觉障碍：可有数次短暂性黑矇发作后出现部分视力丧失，严重可完全失明。

④ 疼痛局部有时可触及表面发红的疼痛性结节或呈结节样暴胀的颞浅动脉等。

⑤ 患者伴随出现全身倦怠、低热、贫血、食欲缺乏、体重下降、肢体无力等症状。

#### （二）辅助检查

（1）常规项目　血常规、血沉、C反应蛋白、生化全套、头颅CT/MRI、血清蛋白电泳。血常规可有轻至中度贫血；血沉通常增快（>50mm/h）和C反应蛋白定量增高；生化血清白蛋白轻度降低；血清转氨酶及碱性磷酸酶活性轻度增高。血浆蛋白电泳示α2球蛋白增高。

（2）可选项目　动脉活组织检查、颞动脉或大动脉造影。活检发现受累颞动脉壁巨噬细胞浸润，其他部位血管结节性动脉周围炎症性改变，可确诊。

### （三）诊断标准

① 老年人（50岁以上）出现逐渐加剧的搏动性或非搏动性头痛，伴有短暂性黑矇发作或视力障碍；颞动脉可触及变硬或触痛；并出现血沉明显增快（＞50mm/h），符合以上三点，均应高度怀疑本病。

② 颞动脉活检证实有典型的组织病理改变，即可确诊为本病。

### （四）鉴别诊断

要与偏头痛、丛集性头痛等疾病鉴别，也需要和颅内占位性病变及感染等疾病鉴别。同时应与其他血管炎性疾病鉴别如结节性多动脉炎、过敏性血管炎、肉芽肿性多血管炎和主动脉弓动脉炎。

## 【治疗原则】

本病用皮质类固醇治疗有效，治疗期间监测血沉对评价病情和疗效有帮助。

## 【处方】

▷ **处方1**　泼尼松　20 ～ 30mg　po　tid

**说明**：维持到症状缓解、血沉下降到正常或接近正常时开始减量，总疗程约需数月，不宜过早减量或停用，以免病情复燃。病情稳定后改晨间一次给药。

▷ **处方2**　吲哚美辛（消炎痛）　25 ～ 50mg　po　tid

**说明**：可减轻或控制部分症状，但不能防治失明等缺血性并发症。

▷ **处方3**　环磷酰胺　25 ～ 50mg　po　bid

**说明**：泼尼松减量时病情复发或糖皮质激素禁忌者，可试用。可用6 ～ 12个月。

## 参考文献

[1] Headache Classification Committee of the International Headache Society
（IHS）. The International Classification of Headache Disorders，3rd edition（beta
version）. Cephalalgia。Cephalalgia，2013，33（9）：629-808. DOI：10.

1177/0333102413485658.

［2］中华医学会疼痛学分会头面痛学组. 中国偏头痛诊断治疗指南. 中国疼痛
　　医学杂志, 2011, 17：65-86.

［3］王维治. 神经病学. 北京：人民卫生出版社, 2006.

［4］紧张型头痛诊疗专家共识组. 紧张型头痛诊疗专家共识. 中华神经科杂志,
　　2007, 40（7）：496-497.

# 第七章

# 癫痫及痫性发作性疾病

## 第一节　癫痫部分性发作

癫痫部分性发作是指源于大脑半球局部神经元的异常放电，根据发作时有无意识障碍分为单纯部分性、复杂部分性、部分性继发全面性发作，前者无意识障碍，后两者有意识障碍。

### 【诊断要点】

#### （一）临床表现

1. 单纯部分性发作

（1）部分运动性发作　身体某一部位发生不自主抽动。

① Jackson发作：抽搐从手指→腕部→前臂→肘→肩→口角→面部逐渐发展。

② 旋转性发作：双眼、头、身体向一侧偏转。

③ 姿势性发作：发作性一侧上肢外展，肘部屈曲，头、眼转向同侧。

④ 语音性发作：不自主重复发作前的单音或单词。

（2）部分感觉性发作　一侧肢体麻木感和针刺感。

（3）自主神经性发作　上腹不适、恶心、面色苍白、出汗、瞳孔散大等。

（4）精神性发作　各种类型的情感障碍、记忆障碍、错觉、复杂幻觉等。

2. 复杂部分性发作

（1）仅表现为意识障碍　表现为意识模糊，类似"失神"。

（2）表现为意识障碍和自动症　在意识障碍基础上合并有自动症。自动症是指在癫痫发作过程中或发作后意识模糊状态下出现的具有一定协调性和适应性的无意识活动，可表现为不断地穿衣、咂嘴、奔跑、咀嚼等。

（3）表现为意识障碍和运动症状　开始即出现意识障碍和各种运动症状。

3. 部分性发作继发全面性发作

单纯或复杂性部分发作均可继发全面性强直阵挛发作。

### （二）辅助检查

（1）常规项目　脑电图、神经影像学检查。

① 脑电图：棘波、尖波、棘慢综合波及爆发活动等癫痫样波。

② 神经影像学检查：CT及MRI对发现癫痫的病因有较大意义。

（2）可选项目　脑脊液常规和生化、单光子发射计算机断层扫描（SPECT）、正电子断层扫描（PET）。

① 脑脊液常规和生化：颅内压增高提示占位性病变或脑脊液循环通路障碍；细胞数增高提示脑膜炎或脑实质炎症；脑脊液蛋白增高提示血脑屏障破坏，见于颅内肿瘤、脑囊虫及各种炎症疾病。

② 单光子发射计算机断层扫描（SPECT）：测定脑局部血流，间接反映脑代谢。

③ 正电子断层扫描（PET）：癫痫发作间歇期癫痫灶有局部代谢量降低，发作期则增高。

### （三）诊断标准

根据典型临床发作特点和脑电图局灶性放电，应通过头颅CT或MRI检查寻找致痫灶或症状性癫痫证据。

### （四）鉴别诊断

要与短暂性脑缺血发作、假性发作、晕厥、高血压性脑病、热性惊厥、过度换气综合征、低钙性抽搐、低血糖症、偏头痛、精神疾病、前庭周围性眩晕、发作性睡病等疾病鉴别。

## 【治疗原则】

### 1. 抗癫痫药物治疗

癫痫仍以药物治疗为主。药物治疗应达到三个目的：控制发作或最大限度地减少发作次数；长期治疗无明显不良反应；使患者保持或恢复其原有的生理、心理和社会功能状态。半年内发作2次以上者，一经诊断明确，就应用药；首次发作或间隔半年以上发作一次者，告诉抗癫痫药的不良反应和不经治疗的可能后果后，根据患者及家属的意愿，酌情考虑是否用药。

（1）传统抗癫痫药　卡马西平、苯妥英钠、丙戊酸钠、苯巴比妥。

（2）新型抗癫痫药物　奥卡西平、拉莫三嗪、加巴喷丁、左乙拉西坦、托吡酯、非尔氨酯、氨己烯酸、普瑞巴林。

### 2. 原发病治疗

如找到致痫灶或症状性癫痫证据者则需治疗原发疾病。

## 【处方】

▶ **处方1**　卡马西平　初始剂量　2～3mg/（kg·d）　po　分次

**说明**：根据癫痫病情控制情况逐步增加剂量，1周后渐加至治疗剂量，常规治疗剂量为10～20mg/（kg·d），治疗3～4周后需增加剂量维持药效。卡马西平是三环类化合物，是部分性发作的首选药物，对复杂部分性发作疗效优于其他抗癫痫药，可加重失神和肌阵挛发作。服用3～4天达稳定血药浓度。副作用有眼球运动障碍引起的头昏、复视、眼震、共济失调，小剂量逐渐加量可避免；剥脱性皮炎、粒细胞减少、肝功能损害，需停药。自动症患者，在保证安全前提下，不要强行约束患者，以防伤人或自伤。

▶ **处方2**　丙戊酸钠　初始剂量200mg/d（维持剂量600～1800mg/d）　po　分次

**说明**：丙戊酸钠是广谱抗癫痫药，可用于部分性发作。其可抑制GABA转氨酶，提高GABA浓度，增强GABA抑制作用，稳定膜兴奋性。胃肠道吸收快，可抑制肝的氧化、结合、环氧化功能，与血浆蛋白结合力高，与其他抗癫痫药有复杂的交互作用。服药后1～4天达稳定血药浓度。副作用有胃肠道紊乱症状，与食物同服可减轻；转氨酶增高、震颤，减量可好转；可逆性脱发；血小板减少。

▶ **处方3** 苯妥英钠　初始剂量200mg/d（维持剂量300～500mg/d）
po　分次

说明：苯妥英钠为乙丙酰脲类，对部分性发作有效，可加重失神和
肌阵挛发作。其可稳定神经膜，阻止兴奋传递过程钠离子通道开放，减
少高频放电后突触异化。胃肠道吸收慢，代谢酶具有可饱和性，饱和后
增加较小剂量即达中毒剂量，中毒剂量与治疗剂量接近。婴幼儿和儿童
不宜服用。

▶ **处方4** 苯巴比妥　起始剂量30mg/d（维持剂量60～90mg/d）　po
分次

说明：苯巴比妥为长效苯巴比妥类，可用于单纯或复杂性部分性发
作。其可增强GABA突触与受体的抑制作用，降低神经元兴奋性，阻止
痫性电活动传导。较广谱，起效快，服用3周达稳定血药浓度。副作用
有镇静、嗜睡，减量数周后可消失；眼震、构音障碍、共济失调等，用
药早期出现步态不稳、动作笨拙、言语不清，嗜睡消失后随之消失，晚
期出现提示药物蓄积；巨幼红细胞贫血，予叶酸治疗；过敏反应应停
药；大剂量用药突然停药可出现戒断症状，故应逐渐停药。

▶ **处方5** 加巴喷丁　起始剂量300mg/d（维持剂量900～1800mg/d）
po　分次

说明：此药可用于部分性发作的辅助治疗，用于耐药性癫痫的添加
治疗，对自动症有效。不经肝代谢，以原型由肾排泄。

▶ **处方6** 拉莫三嗪　起始剂量25mg/d（维持剂量100～300mg/d）
po　分次

说明：拉莫三嗪是叶酸拮抗剂。可为部分性发作的附加或单药治疗
药物。其可抑制神经元膜电位依赖性钠通道，稳定突触前膜，降低兴奋
性递质谷氨酸及门冬氨酸释放，抑制癫痫放电扩散和发作。口服吸收快
而完全。副作用有头晕、头痛、共济失调、复视、恶心和嗜睡等，皮疹
较少，缓慢加量可避免。

▶ **处方7** 托吡酯　起始剂量25mg/d（维持剂量75～200mg/d）　po
分次

说明：托吡酯是天然单糖基右旋果糖硫代物，为难治性部分发作的
附加或单药治疗药物。卡马西平和苯妥英钠可降低托吡酯的血药浓度，

托吡酯也可降低苯妥英钠和避孕药的疗效。

▶ **处方8** 奥卡西平 起始量300mg/d（维持剂量600mg ～ 1200mg/d）po 分次

**说明：** 是卡马西平的10-酮衍生物，用于部分性发作的附加或单药治疗。

▶ **处方9** 非尔氨酯 起始剂量400mg/d（维持剂量1800 ～ 3600mg/d）po 分次

**说明：** 对部分性发作有效，可作为单药治疗。

▶ **处方10** 左乙拉西坦 起始剂量1000mg/d（维持剂量1000 ～ 4000mg/d） po 分次

**说明：** 对部分性发作有效。

▶ **处方11** 氨己烯酸 起始剂量500mg/d（维持剂量2000 ～ 3000mg/d） po 分次

**说明：** 对部分性发作有效，可作为单药治疗。

▶ **处方12** 普瑞巴林 起始剂量150mg/d（维持剂量150 ～ 600mg/d）po 分次

**说明：** 部分性发作辅助用药有效。

## ▶ 第二节 癫痫全面性发作

癫痫全面性发作是指发作最初的临床及脑电图改变提示双侧半球受累。可表现为抽搐或非抽搐性，多伴意识障碍。运动症状一般为双侧性，但不一定是全身性。

### 【诊断要点】

#### （一）临床表现

（1）全面强直-阵挛发作发作（GTCS） 意识丧失、双侧强直后出现阵挛。早期出现意识丧失，随后的分为以下三期。

① 强直期：全身骨骼肌持续性收缩，眼球上翻或凝视，牙关紧闭，口吐白沫，可有舌唇咬伤，发出一声尖叫，呼吸暂停，颈与躯干屈曲反

张，上肢内收缩旋前，下肢屈曲后猛烈伸直。醒后不能回忆发作经过。

② 阵挛期：肌肉交替性收缩与松弛。

③ 发作后期：尚有短暂阵挛。首先呼吸恢复，随后瞳孔、心率、血压逐渐恢复至正常。肌张力松弛，意识逐渐恢复正常。

（2）强直性发作　全身骨骼肌强直性收缩。

（3）阵挛性发作　重复阵挛性抽动伴意识丧失。

（4）失神发作　分为典型和不典型失神发作。

① 典型失神发作：短暂的意识丧失和动作中断，双眼凝视，呼之不应，可伴简单自动性动作。

② 不典型发作：意识丧失，肌张力降低。

（5）肌阵挛发作　快速、短暂、触电样肌肉收缩。

（6）失张力发作　肌张力突然降低或丧失，导致头或肢体下垂。

## （二）辅助检查

（1）常规项目　脑电图、神经影像学。

① 脑电图：棘波、尖波、棘慢综合波及爆发活动等癫痫样波。

② 神经影像学检查：CT及MRI对发现癫痫的病因有较大意义。

（2）可选项目　脑脊液常规和生化、单光子发射计算机断层扫描（SPECT）、正电子断层扫描（PET）。

## （三）诊断标准

根据典型临床发作特点和脑电图表现，应通过头颅CT或MRI检查寻找致痫灶或症状性癫痫证据。

## （四）鉴别诊断

与短暂性脑缺血发作、假性发作、晕厥、发作性睡病、器质性脑病等疾病鉴别。

## 【治疗原则】

治疗原则详见癫痫部分性发作。

1. 传统抗癫痫药

① 卡马西平。

② 苯妥英钠。

③ 丙戊酸钠。

④ 苯巴比妥。

2. 新型抗癫痫药物

① 奥卡西平。

② 拉莫三嗪。

③ 加巴喷丁。

④ 左乙拉西坦。

⑤ 托吡酯。

⑥ 氨己烯酸。

## 【处方】

▶ **处方1** 卡马西平

用法见癫痫部分性发作。

**说明**：对继发性GTCS有较好疗效，可加重失神和肌阵挛发作。副作用见癫痫部分性发作

▶ **处方2** 丙戊酸钠

用法详见癫痫部分性发作。

**说明**：全面性发作，尤其是GTCS合并典型失神发作的首选药物。副作用见癫痫部分性发作。

▶ **处方3** 苯妥英钠

用法详见癫痫部分性发作

**说明**：对GTCS有效，可加重失神和肌阵挛发作。

▶ **处方4** 苯巴比妥

用法见癫痫部分性发作，多次发作者的发作期，可予肌注苯巴比妥0.2g，每日两次。

**说明**：对GTCS疗效好。多次发作者，在强直-阵挛发作时可予肌注苯巴比妥，并扶助患者卧倒，防止跌伤，解开衣领、腰带，以利呼吸道通畅。抽搐发作时，于关节部位垫上软物以防擦伤，不可强压患者肢体，以防止骨折和脱臼。发作停止后，将患者头部转向一侧让分泌物流出，防止窒息。

▶ **处方5** 加巴喷丁

用法见癫痫部分性发作

**说明**：GTCS 的辅助治疗。

▶ **处方6** 拉莫三嗪

用法见癫痫部分性发作

**说明**：GTCS 的附加或单药治疗药物，也可用于失神发作和肌阵挛发作的治疗。副作用见癫痫部分性发作。

▶ **处方7** 托吡酯

用法见癫痫部分性发作

**说明**：继发性 GTCS 的附加或单药治疗药物。

▶ **处方8** 奥卡西平

用法见癫痫部分性发作

**说明**：继发性全面发作的附加或单药治疗。

▶ **处方9** 左乙拉西坦

用法见癫痫部分性发作

**说明**：肌阵挛发作有效。

▶ **处方10** 氨己烯酸

用法见癫痫部分性发作

**说明**：继发性 GTCS 有效，可作为单药治疗。

## ▶ 第三节 癫痫持续状态

癫痫持续状态是指超过大多数这种癫痫发作类型患者的发作持续时间后，发作仍然没有停止的临床征象，或反复的癫痫发作，在发作间期中枢神经系统的功能没有恢复到正常基线。一般的看法是一次发作超过 5min 就考虑是癫痫持续状态。

### 【诊断要点】

#### （一）临床表现

（1）强直-阵挛性癫痫持续状态 反复出现强直-阵挛发作，在发作间歇期意识不恢复，或一次发作持续超过 5min 以上。

（2）全身阵挛性癫痫持续状态　反复、发作性的双侧肌阵挛。

（3）全身强直性癫痫持续状态　短暂性、频繁的肢体强直，常伴有眼球凝视，面肌、颈肌、咽喉肌的强直和下肢的外展。

（4）肌阵挛性癫痫持续状态　反复的肌阵挛发作。

（5）连续部分性癫痫持续状态　反复的、局限于身体某一部分的肌阵挛。

（6）持续先兆　没有明显运动成分的癫痫持续状态，分为四种亚型：①躯体感觉；②特殊感觉；③自主神经症状；④精神症状。

（7）边缘叶性癫痫持续状态　反复的精神异常、行为异常及意识障碍。

（8）偏侧惊厥 - 偏瘫 - 癫痫综合征　阵挛性发作，头眼转向一侧。

（9）失神性癫痫持续状态　以意识障碍为突出表现。

## （二）辅助检查

（1）常规项目　血常规及生化、心电图、脑电图、神经影像学及血药浓度测定。

① 血常规检查：除外感染或血液系统疾病导致症状性持续状态。

② 血生化检查：排除低血糖、糖尿病酮症酸中毒、低血钠及慢性肝肾功能不全和一氧化碳中毒等所致代谢性脑病癫痫持续状态。

③ 脑电图：见癫痫样波。

④ 神经影像学检查：CT 及 MRI 发现癫痫的病因。

⑤ 心电图：排除心肌梗死、心律失常导致广泛脑缺血、缺氧后发作和意识障碍。

⑥ 血药浓度测定：判断抗癫痫药物不足或过量。

（2）可选项目　脑脊液常规和生化、SPECT、胸部 X 线或 CT。

① 脑脊液常规和生化：见癫痫部分性发作。

② 单光子发射计算机断层扫描（SPECT）：见癫痫部分性发作。

③ X 线检查：呼吸困难患者需行胸部 X 线检查排除严重肺部感染所致低氧血症或呼吸衰竭。

## （三）诊断标准

根据典型临床发作特点和脑电图表现，应通过头颅 CT 或 MRI 检查寻找致痫灶或症性癫痫证据。2015 年国际抗癫痫联盟新定义为，非惊厥性

SE通常定义为发作＞30min；全面性惊厥性SE可分为：早期SE，癫痫发作＞5min；确定性SE，癫痫发作＞30min；难治性SE，癫痫发作＞60min；超级难治性SE，全身麻醉治疗24h仍不能终止发作。

**（四）鉴别诊断**

要与短暂性脑缺血发作、假性发作、低血糖症、器质性脑病等疾病鉴别。

## 【治疗原则】

（1）迅速终止发作 以抗癫痫药物和麻醉药物治疗为主。终止呈持续状态的癫痫发作，包括癫痫的临床发作和脑电图上的痫样放电，减少发作对脑部神经元的损伤。

癫痫持续状态的药物选择顺序：首选地西泮→氯硝西泮→苯巴比妥或丙戊酸或左乙拉西坦→咪达唑仑或异丙酚→氯胺酮→低温或电休克→其他。

（2）保持生命体征和内环境的稳定。

（3）寻找并根除病因及诱因。

（4）处理并发症。

## 【处方】

▶ **处方1** 地西泮 初始剂量10 ～ 20mg iv（＜2mg/min）

续 5%葡萄糖生理盐水 250mL ┃ ivgtt（12h缓慢）
地西泮 60 ～ 100mg ┃

**说明**：初次给地西泮后如有效，再予静脉滴注。根据癫痫病情控制情况逐步增加剂量，直至最佳疗效，一日总量不超1.2g。本药是苯二氮䓬类药物。起效快，迅速进入脑部使血药浓度达到峰值，一般2 ～ 3min起效，但本品代谢快，半衰期短，20min后脑及血药浓度迅速下降，偶可出现呼吸抑制，应停药。有脑水肿可予20%甘露醇或呋塞米，有呼吸抑制者应及时行气管插管或气管切开以通畅呼吸道，必要时予呼吸机辅助呼吸。

▶ **处方2** 氯硝西泮 3mg iv（＜0.1mg/s）

**说明**：以后5 ～ 10mg/d，静脉滴注或过渡至口服药。该药为苯二氮苯类药物，药效是地西泮的5倍，注射后数分钟奏效，对各型癫痫持续状态均有效。对本药及苯二氮䓬类药物过敏者、新生儿、孕妇、哺乳期妇女禁忌。因对呼吸及心脏抑制作用较强，需予注意。

▶ **处方3** 丙戊酸 5～15mg/kg ｜ iv（＞5min）
注射用水 5mL

**说明：** 以后1mg/（kg·h）的速度静脉滴注使血药浓度达到75mg/L，并根据患者症状调整滴速。是广谱抗癫痫药，对本药过敏者、急慢性肝炎、个人或家庭有严重肝炎病史者、卟啉病患者、尿素循环障碍者禁忌。

▶ **处方4** 苯巴比妥 0.2g im q12h～q8h

**说明：** 此药为苯巴比妥类药，主要用于癫痫控制后维持用药。本药应用同时鼻饲抗癫痫药，达稳定浓度后逐渐停用苯巴比妥。本药起效慢，肌注20～30min起效，1～12h后血药浓度达到高峰，对脑缺氧和脑水肿有保护作用，大剂量对肝、肾有损害。

▶ **处方5** 咪达唑仑 10mg iv

**说明：** 此药为短效的苯二氮䓬类药物，强镇静药。其起效快，1～5min出现药理学效应，5～10min出现抗癫痫作用，对血压和呼吸的抑制作用比传统药物小。用法是咪达唑仑首次静注0.15～0.2mg/kg，然后按0.06～0.6mg/（kg·h）静脉维持。此药有望成为治疗难治性癫痫状态标准疗法的趋势。

▶ **处方6** 丙泊酚 1～2mg/kg iv

**说明：** 继之以2～10mg/（kg·h）持续静滴维持。此药是烷基酚类的短效静脉麻醉药，可在几秒内终止癫痫发作和脑电图上的痫性放电，平均起效时间2.6min，控制发作所需的血药浓度为2.5μg/mL，使用时应注意血压下降及呼吸抑制，应逐渐减量，如突然停药则可使癫痫发作加重。

▶ **处方7** 苯妥英钠 0.3～0.6g 加入生理盐水 500mL ivgtt（速度不超过50mg/min）

**说明：** 此药为乙内酰脲类抗癫痫药。用药时出现血压下降或心律失常时需减缓静滴速度或停药。

▷ **处方8**　异戊巴比妥钠　每次0.25～0.5g | iv（缓慢，每分钟不超
注射用水　10mL | 过100mg）

　　**说明**：此药为苯巴比妥类镇静催眠药。可阻断脑干网状结构上行激
活系统，使大脑皮质传入抑制。是治疗难治性癫痫持续状态的标准疗
法。不良反应有低血压、呼吸抑制、复苏延迟，因此在使用过程中需行
气管插管、机械通气以保持生命体征的稳定。

▷ **处方9**　10%水合氯醛　30mL | 保留灌肠　q12h
植物油　30mL |

　　**说明**：此药为催眠、抗惊厥药。适合肝功能不全或不宜使用苯巴比
妥类药物者。

▷ **处方10**　副醛　8～10mL | 保留灌肠
植物油　10mL |

　　**说明**：此药为催眠、抗惊厥药，起效迅速，直肠给药1.5～2h达到
药峰浓度，可引起剧咳，有呼吸疾病者勿用。

▷ **处方11**　低温治疗

▷ **处方12**　外科手术

▷ **处方13**　生酮饮食

　　**说明**：有报道部分患者有效。通常方法是禁食24h后，予以4∶1
生酮饮食，同时避免摄入葡萄糖。丙酮酸羟化酶和β氧化缺陷的患者禁
用。生酮饮食与皮质类固醇同时应用可抑制酮体生成，与丙泊酚合用可
出现致命性丙泊酚输注综合征。

# 参考文献

[1] 饶明利，吴江，贾建平. 神经病学. 第3版. 北京：人民卫生出版社，2015.
[2] 贾建平，陈生弟，崔丽英. 神经病学. 第7版. 北京：人民卫生出版社，
2014.
[3] 郭玉璞，王维治. 神经病学. 北京：人民卫生出版社，2006.
[4] 蒋小玲，王雯. 内科医嘱速查手册. 第2版。北京：化学工业出版社，2013.
[5] 宿英英. 2014惊厥性癫痫持续状态监护与治疗中国专家共识. 中华神经科
杂志，2014，47（9）：661-666.

# 第八章 >>>

# 运动障碍疾病

## > 第一节 帕金森病

帕金森病是一种常见的中老年神经系统退行性疾病，主要以黑质多巴胺能神经元进行性退变和路易小体形成的病理变化，纹状体区多巴胺递质降低、多巴胺与乙酰胆碱递质失平衡的生化改变，震颤、肌强直、动作迟缓、姿势平衡障碍的运动症状和嗅觉减退、便秘、睡眠行为异常和抑郁等非运动症状的临床表现为显著特征。

### 【诊断要点】

#### （一）临床表现

多见于50岁以后发病，男性稍多于女性，起病缓慢，渐进展，静止性震颤、肌强直、运动迟缓与姿势步态异常为其主要表现。

（1）静止性震颤　静止性震颤为本病的首发症状，表现为规律的手指屈曲和拇指对掌运动，其频率为4～6Hz，多自一侧上肢远端开始，逐渐扩展到同侧下肢及对侧上下肢。下颌、口唇、舌及头部运动时可减轻或暂时停止，情绪激动使之加重，睡眠时完全停止。

（2）肌强直　本病肌强直的特点是伸肌和屈肌的肌张力同时增高。当关节做被动运动时，增高的肌张力始终保持一致，检查者感受到的阻力增高均匀一致，称为"铅管样强直"。如患者合并有震颤，则在伸屈肢体时感到在均匀的阻力上出现断续的停顿，如齿轮在转动一样，称为

"齿轮样强直"。

（3）运动迟缓　是帕金森病最重要的一个运动症状，可表现为多种动作的缓慢，随意运动减少，动作开始时为明显。表现有运动启动困难和速度减慢，日常生活不能自理，坐下后不能起立，卧床时不能自行翻身，解系鞋带和纽扣、穿脱鞋袜或裤子、剃须、洗脸及刷牙等动作都有困难。表情缺乏、瞬目少、"面具脸"为特有面貌，严重者构音、咀嚼、咽下困难，大量流涎是由口、舌、腭及咽部等肌肉运动障碍所引起，而唾液分泌并无增加，仅因患者不能把唾液自然咽下所致。严重患者可发生吞咽困难，步行中上肢伴随动作减少、消失。患者上肢不能做精细动作，书写困难，所写的字弯曲不正，越写越小，称为"写字过小症"。

（4）姿势步态异常　中晚期患者常出现姿势步态不稳，容易跌倒等，严重影响生活质量。患者起步困难、步行慢、前冲步态、步距小，行走时，起步困难，但一迈步后，即以极小的步伐向前冲去，越走越快，不能即时停步或转弯，称慌张步态，构成本病特有的姿态。有时行走时双脚突然不能抬起，好像被粘在地上一样，称为冻结现象。

（5）其他症状　患者除上述运动症状外，还可出现非运动症状。如顽固性便秘、大量出汗、皮脂溢出增多、血压偏低、睡眠障碍、性功能障碍、焦虑、忧郁、淡漠等。

### （二）辅助检查

（1）常规项目　血常规、脑脊液常规和生化均无异常。头颅CT/MRI未见特征性改变。

（2）可选项目　采用高效液相色谱可检测到脑脊液和尿中高香草酸含量降低。

### （三）诊断标准

中国帕金森病诊断标准（2016版）如下。

1. 临床确诊帕金森病需要具备

① 不存在绝对排除标准；

② 至少存在两条支持性标准；

③ 没有警示征象。

2. 诊断为可能帕金森病需要具备

① 不符合绝对排除标准。

② 如果出现警示征象需要通过支持性标准来抵消：如果出现1条警示征象，必须需要至少1条支持性标准抵消；如果出现2条警示征象，必须需要至少2条支持性标准抵消。

注：该分类下不允许出现超过2条警示征象。

3. 支持性标准、绝对排除标准和警示征象

（1）支持性标准　①患者对多巴胺能药物的治疗具有明确且显著有效。在初始治疗期间，患者的功能恢复正常或接近至正常水平。在没有明确记录的情况下，初始治疗显著应答可分为以下两种情况：药物剂量增加时症状显著改善，减少时症状显著加重；以上改变可通过客观评分（治疗后UPDRS-Ⅲ评分改善超过30%）或主观描述（可靠的患者或看护者提供明确证实存在显著改变）记录；存在明确且显著的开/关期症状波动；并在某种程度上包括可预测的剂末现象。②出现左旋多巴诱导的异动症。③临床体格检查记录的单个肢体静止性震颤（既往或本次检查）。④存在嗅觉丧失或减退，或心脏间碘苄胍闪烁显像法显示存在心脏去交感神经支配。

（2）绝对排除标准　出现下列任何一项即可排除帕金森病的诊断：①存在明确的小脑性共济失调、或者小脑性眼动异常（持续凝视诱发的眼震、巨大的方波急跳、超节律扫视）。②存在向下的垂直性核上性凝视麻痹，或者向下的垂直性扫视选择性减慢。③在发病的前5年内，患者被诊断为很可能的行为变异型额颞叶痴呆或原发性进行性失语。④发病超过3年仍局限在下肢的帕金森症状。⑤采用多巴胺受体阻滞药或多巴胺耗竭剂治疗，且剂量和时间过程与药物诱导的帕金森综合征一致。⑥尽管病情至少为中等严重程度，但对高剂量的左旋多巴治疗缺乏可观察到的治疗应答。⑦存在明确的皮质复合感觉丧失（如在主要感觉器官完整的情况下出现皮肤书写觉和实体辨别觉损害），明确的肢体观念运动性失用或者进行性失语。⑧分子神经影像学检查突触前多巴胺能系统功能正常。⑨存在明确可导致帕金森综合征或疑似与患者症状相关的其他疾病，或者基于全面诊断评估，专业评估医生感觉可能为其他综合征，而不是帕金森。

（3）警示征象　①在发病5年内出现快速进展的步态障碍，以至于经常使用轮椅。②发病5年或5年以上，运动症状或体征完全没有进

展；除非这种稳定是与治疗相关。③发病5年内出现球麻痹症状，表现为严重的发音困难或构音障碍或吞咽困难（需要进食较软的食物，或鼻胃管、胃造口进食）。④发病后5年内出现吸气性呼吸功能障碍，即出现白天或夜间吸气性喘鸣或者频繁的吸气性叹息。⑤在发病5年内出现严重的自主神经功能障碍，包括：直立性低血压，即在站起后3min内，收缩压下降至少30mmHg或舒张压下降至少15mmHg，且患者不存在脱水、其他药物治疗或可能解释自主神经功能障碍的疾病；在发病5年内出现严重的尿潴留或尿失禁（不包括女性长期或小量压力性尿失禁），且不是简单的功能性尿失禁。对于男性患者，尿潴留不是由于前列腺疾病引起的，且伴发勃起障碍。⑥在发病3年内由于平衡损害导致的反复（＞1次/年）摔倒。⑦发病10年内出现不成比例地颈部前倾或手足挛缩。⑧发病后5年内也不出现任何一种常见的非运动症状，包括嗅觉减退、睡眠障碍（保持睡眠障碍性失眠、日间过度嗜睡、快速眼动期睡眠行为障碍，自主神经功能障碍（便秘、日间尿急、症状性直立性低血压）、精神障碍（抑郁、焦虑或幻觉）。⑨出现其他原因不能解释的锥体束征。⑩起病或病程中表现为双侧对称性的帕金森综合征症状。且客观检查没有明显侧别性。

### （四）鉴别诊断

要与帕金森叠加综合征（多系统萎缩、进行性核上性麻痹、皮质基底节变性）、继发性帕金森综合征（常由药物、感染、中毒、脑卒中、外伤等明确的病因所致）及特发性震颤等疾病鉴别。

## 【治疗原则】

帕金森病综合治疗原则：综合治疗、药物为主、改善症状、延缓病程、提高生活质量。

帕金森病用药原则：疾病的运动症状和非运动症状都会影响患者的工作和日常生活能力，因此，用药原则应该以达到有效改善症状、提高工作能力和生活质量为目标。早期诊断、早期治疗，坚持"剂量滴定"以避免产生药物的急性副作用，力求实现"尽可能以小剂量达到满意临床效果"的用药原则，避免或降低运动并发症尤其是异动症的发生率。治疗应遵循循证医学的证据，也应强调个体化特点。进行抗帕金森病药物治疗时，特别是使用左旋多巴时不能突然停药，以免发生撤药恶性综合征。

1. 帕金森病首选药物原则

（1）小于65岁且不伴有智能减退的情况下，可选择：①非麦角类多巴胺受体激动剂；②单胺氧化酶B抑制剂；③金刚烷胺；④复方左旋多巴；⑤复方左旋多巴＋儿茶酚-氧位-甲基转移酶抑制剂。首选药物并非按照以上顺序，需根据不同患者的具体情况而选择不同方案。若遵照美国、欧洲的治疗指南应首选方案①、②或⑤；若患者由于经济原因不能承受高价格的药物，则可首选方案③；若因特殊工作之需，力求显著改善运动症状，或出现认知功能减退，则可首选方案④或⑤；也可在小剂量应用方案①、②或③时，同时小剂量联合应用方案④。

（2）≥65岁或有伴智能减退的患者，一般首选复方左旋多巴治疗。必要时加用多巴胺受体激动剂、单胺氧化酶B抑制剂或儿茶酚-氧位-甲基转移酶抑制剂。

2. 帕金森病药物治疗

① 抗胆碱能药。

② 金刚烷胺。

③ 复方左旋多巴（苄丝肼左旋多巴、卡比多巴左旋多巴）。

④ 多巴胺受体激动剂。

⑤ 单胺氧化酶B抑制剂。

⑥ 儿茶酚-氧位-甲基转移酶抑制剂。

# 【处方】

1. 抗胆碱能药

▷ **处方** 苯海索 1～2mg po tid

**说明**：主要适用于伴有震颤的患者，对<60岁的患者，要告知长期应用本类药物可能会导致其认知功能下降，所以要定期复查认知功能，一旦发现患者的认知功能下降则应立即停用；对≥60岁的患者最好不应用抗胆碱能药。闭角型青光眼及前列腺增生症患者禁用。

2. 金刚烷胺

▷ **处方** 金刚烷胺 100mg po bid（末次应在下午4时前服用）

**说明**：可促进神经末梢释放多巴胺和减少多巴胺的再摄取。对少动、强直、震颤均有改善作用，并且对改善异动症有帮助（C级证据）。肾功能不全、癫痫、严重胃溃疡、肝病患者慎用，哺乳期妇女禁用。

3. 复方左旋多巴

▷ **处方** 复方左旋多巴 62.5～125.0mg po bid～tid（初始剂量）

**说明**：可补充体内多巴胺的不足，对震颤、肌强直、运动迟缓均有效。初始用量为62.5～125.0mg、2～3次/天，根据病情而逐渐增加剂量至疗效满意和不出现副作用的适宜剂量维持，餐前1h或餐后1.5h服药。目前国内常用的有美多芭和息宁控释片两种复方左旋多巴剂型，常见副作用有恶心、呕吐、腹部不适、心律失常、直立性低血压等。活动性消化道溃疡者慎用，闭角型青光眼、精神病患者禁用。

4. 多巴胺受体激动剂

▷ **处方** 吡贝地尔控释片 50mg po qd（初始剂量）

或 普拉克索 0.125mg po tid（初始剂量）

或 溴隐亭 0.625mg po qd（初始剂量）

或 α-二氢麦角隐亭 2.5mg po bid（初始剂量）

**说明**：应从小剂量开始，逐渐增加剂量至获得满意疗效而不出现副作用为止。多巴胺受体激动剂的副作用与复方左旋多巴相似，不同之处是它的症状波动和异动症发生率低，而直立性低血压、脚踝水肿和精神异常（幻觉、食欲亢进、性欲亢进等）的发生率较高。麦角类多巴胺受体激动剂（溴隐亭、α-二氢麦角隐亭）可导致心脏瓣膜病变和肺胸膜纤维化，因此，目前已不主张使用。目前大多推崇非麦角类多巴胺受体激动剂（吡贝地尔控释片、普拉克索）为首选药物。

5. 单胺氧化酶B抑制剂

▷ **处方** 司来吉兰 2.5～5.0mg po bid

或 雷沙吉兰 1mg po qd

**说明**：单胺氧化酶B抑制剂可抑制神经元内多巴胺分解代谢，增加脑内多巴胺含量，同时对多巴胺能神经元有保护作用。胃溃疡者慎用，禁与5-羟色胺再摄取抑制剂合用。

6. 儿茶酚-氧位-甲基转移酶抑制剂

▶ **处方** 恩托卡朋　100 ～ 200mg　po　tid

或 托卡朋　100mg　po　tid

**说明：** 儿茶酚-氧位-甲基转移酶抑制剂通过抑制左旋多巴在外周代谢、维持左旋多巴血浆浓度稳定，加速通过血脑屏障以增加脑内多巴胺的含量。与复方左旋多巴同服，单用无效。对未治疗的早期患者首选Stalevo（恩托卡朋、左旋多巴、卡比多巴复合制剂）治疗有可能预防或延迟运动并发症的发生，能显著减少多巴胺替代疗法的剂末现象。

# 第二节 舞蹈病

## 一、小舞蹈病

小舞蹈病又称风湿性舞蹈病、Sydenham舞蹈病，是风湿热在神经系统的常见表现。多见于儿童和青少年，女性发病率高。临床特征是不自主舞蹈样动作、肌张力降低、肌力减弱、自主运动障碍和情绪改变等。本病有自愈性。

### 【诊断要点】

#### （一）临床表现

① 发病年龄大多为5 ～ 15岁儿童，女性较多。发病前常有呼吸道感染、咽喉炎等A族β溶血性链球菌感染史。大多数为亚急性或隐袭起病，少数急性起病。早期症状常不明显，不易被发觉，表现为患儿比平时不安宁，容易激动，注意力分散，学习成绩退步，肢体动作笨拙，书写字迹歪斜，手中所持物体经常失落和步态不稳等。

② 舞蹈样动作表现为快速、不规则、无目的、不自主的动作。舞蹈样动作面部明显，表现挤眉弄眼、撅嘴吐舌和扮鬼脸等；肢体出现一种极快、不规则的、跳动式的和无意义的不自主运动，与习惯性或精神性痉挛呈刻板式者不同。情绪紧张时症状加重，安静时减轻，睡眠时消失。

③ 患者肌张力低与肌力减退，当手臂前伸时因张力过低而呈腕屈、掌指关节过伸，称舞蹈样手姿。若令患者紧握检查者第2、第3指，可

感觉患者手时紧时松，称"挤奶妇手法"或盈亏征。

④ 可出现失眠、躁动、不安、精神错乱、幻觉、妄想等精神症状。

⑤ 部分患者可有风湿性心肌炎、二尖瓣回流或主动脉瓣关闭不全等，可有风湿热其他表现如发热、风湿性关节炎和皮下结节等，本病可自愈，但复发者不少见。

### （二）辅助检查

（1）常规项目　血常规：外周血白细胞增加。血沉加快，C反应蛋白增高，抗链球菌溶血素"O"滴度增加，咽拭子培养检出A族溶血性链球菌。

（2）可选项目　CT可见尾状核区低密度灶及水肿。MRI显示尾状核、壳核、苍白球T2WI信号增强，临床好转时可消退。但无特异性。脑电图：轻度弥漫性活动，无特征性。

### （三）诊断标准

根据起病年龄、典型的舞蹈样动作、肌张力降低、肌力减退等症状，诊断并不困难，如有急性风湿病的其他表现（关节炎、扁桃体炎、心脏病、血沉增快等）则诊断更可肯定。

### （四）鉴别诊断

要与抽动-秽语综合征、亨廷顿舞蹈病、习惯性痉挛、肝豆状核变性及先天性舞蹈病相鉴别。

## 【治疗原则】

本病为自限性，预后良好，以病因治疗和对症治疗为主。

1. 病因治疗

青霉素类是风湿热的病因治疗。

2. 对症治疗

① 中枢多巴胺受体阻滞药。

② 苯二氮䓬类。

## 【处方】

▶ 处方1　普鲁卡因青霉素　40万～80万U　im　bid

说明：2周为1个疗程。青霉素类，需皮试。

▶ **处方2** 地西泮 5mg po tid

或 硝西泮 2.5mg po tid

说明：属苯二氮䓬类。对部分患者有效。其副作用有嗜睡、头晕等，长期使用可出现药物依赖。

▶ **处方3** 氟哌啶醇 1～2mg po tid

说明：为选择性中枢多巴胺受体阻滞药，其不良反应主要有情绪恶劣、嗜睡、锥体外系症状、认知迟钝而影响学习、心脏传导阻滞等，动作徐缓及静坐不能等。

▶ **处方4** 氯丙嗪 12.5～25mg po tid

说明：属吩噻嗪类抗精神病药。作用机制主要与其阻断中脑边缘系统及中脑皮质通路的多巴胺受体（DA2）有关。对多巴胺（DA1）受体、5-羟色胺受体、M型乙酰胆碱受体、α肾上腺素受体均有阻断作用，作用广泛。常见不良反应有口干、上腹不适、食欲缺乏、乏力及嗜睡，可引起直立性低血压、心悸或心电图改变，可出现锥体外系反应，如震颤、僵直、流涎、运动迟缓、静坐不能、急性肌张力障碍，长期大量服药可引起迟发性运动障碍。禁用于基底神经节病变、帕金森病、帕金森综合征、骨髓抑制、青光眼、昏迷及对吩噻嗪类药过敏者。

▶ **处方5** 硫必利 50mg po bid

说明：为苯酰胺类抗精神病药。对中脑边缘系统多巴胺能神经功能亢进有抑制作用，对纹状体多巴胺能神经运动障碍有拮抗作用，从而产生安定、镇静作用。其特点为对感觉运动方面神经系统疾病及精神运动行为障碍具有良效。不良反应有嗜睡（发生率约为2.5%）、溢乳、闭经（停药后可恢复正常）、消化道反应及头晕、乏力等。个别人可出现木僵、肌强直、心率加快、血压波动、出汗等。严重循环系统障碍、肝肾功能障碍、脱水营养不良患者慎用。

## 二、亨廷顿舞蹈病

亨廷顿舞蹈病又称亨廷顿病，是一种常染色体显性遗传性神经变性疾病。主要症状为舞蹈样动作与进行性认知功能障碍。常有家族史。

## 【诊断要点】

### （一）临床表现

亨廷顿病发病以30～40岁多见，偶见于儿童和老人年，男女均可患病。常有阳性家族史。发病隐匿，呈缓慢进行性加重，同一家族中患者的临床表现也可有差异。主要临床特征为舞蹈样动作和进行性痴呆。

（1）锥体外系症状　可有多种症状，进行性发展的运动障碍表现为四肢、面、躯干的突然、快速的跳动或抽动，舞蹈样不自主运动是本病最突出特征，首发症状多始于颜面和上肢，大多开始表现为短暂的不能控制的装鬼脸、点头和手指屈伸运动，类似无痛性的抽搐，但较慢且非刻板式。随病情发展，不随意运动进行性加重，出现典型的抬眉毛和头屈曲，当注视物体时头部跟着转动。患者舞蹈样动作有一定的特点，即常以肢体近端和躯干为重，随病情进展，舞蹈样动作渐减少，甚至出现肌强直、运动减少、动作缓慢等帕金森综合征的症状。

（2）精神障碍和智能障碍　精神障碍以抑郁、焦虑、紧张、兴奋易怒常见，且多出现在运动障碍发生之前。智能障碍早期以注意力差，计算力、记忆力和定向力下降为主，后期认知障碍渐加重至痴呆，进行性痴呆是亨廷顿病患者另一个特征。

### （二）辅助检查

（1）常规项目　血、尿、脑脊液常规检查无明显异常。脑电图呈弥漫性异常但无特征性变化。头颅CT和MRI示大脑皮质萎缩、双侧尾状核萎缩，导致侧脑室扩大，尾状核侧脑室形成特征性"蝴蝶征"。PET检查示尾状核区葡萄糖代谢明显降低，尾状核区的代谢活性下降可出现在尾状核萎缩前。

（2）可选项目　基因诊断可发现亨廷顿病致病相关基因（IT15），"胞嘧啶-腺嘌呤-鸟嘌呤"重复序列拷贝大于40以上可确诊。

### （三）诊断标准

本病是一种显性遗传的神经系统退行性疾病，临床根据发病年龄、阳性家族史、典型的舞蹈样运动、精神障碍和进行性痴呆可诊断，神经影像检查及基因检测有助于确诊。

### （四）鉴别诊断

要与小舞蹈病、良性家族性舞蹈症、肝豆状核变性、习惯性痉挛及神经性棘红细胞增多症相鉴别。

## 【治疗原则】

目前尚无亨廷顿病特异性的治疗方法，目前主要采用必要的对症治疗。

# ▶ 第三节　肝豆状核变性

肝豆状核变性又称为 Wilson 病，是一种常染色体隐性遗传的铜代谢障碍性疾病，致体内的铜离子在肝、脑、肾、角膜等处蓄积，引起进行性加重的肝硬化、锥体外系症状、精神症状、肾损害及角膜色素环等症状或体征。

## 【诊断要点】

### （一）临床表现

本病通常发生于儿童和青少年期，少数成年期发病。发病年龄多在 5 ～ 35 岁，男性稍多于女性。病情缓慢发展，可有阶段性缓解或加重。

1. 神经和精神症状

神经症状以锥体外系损害为突出表现，以舞蹈样动作、手足徐动和肌张力障碍为主，可有面部怪容、运动迟缓、张口流涎、吞咽困难、构音障碍、震颤、肌强直等。震颤可以表现为静止或姿势性的。疾病进展还可有广泛的神经系统损害，可出现癫痫发作、病理征、小脑性共济失调、假性球麻痹、腱反射亢进等。精神症状表现为注意力和记忆力减退、智能障碍等，常可伴发强笑、傻笑，也可伴有冲动行为或人格改变、反应迟钝、情绪不稳定。

2. 肝脏异常

大部分病例肝脏损害症状隐匿、进展缓慢，就诊时才发现肝硬化、脾大甚至腹水。部分病例可表现为急性、亚急性或慢性肝炎，重症肝损害可发生急性肝功能衰竭，病死率高。脾大者可引起溶血性贫血和血小板减少。

3．角膜色素环

角膜色素环是本病的重要体征，对本病有很大的诊断意义。K-F环位于巩膜与角膜交界处，呈绿褐色或暗棕色，宽约1.3mm，是铜在后弹力膜沉积而成。

4．其他

肾脏受损时可出现肾功能改变如肾性糖尿、微量蛋白尿和氨基酸尿。钙、磷代谢异常易引起骨折、骨质疏松。铜在皮下沉积可致皮肤色素沉着、变黑。

### （二）辅助检查

（1）常规项目　血常规、尿常规可无明显异常。但肝豆状核变性患者伴有肝硬化、脾功能亢进时其血常规可出现血小板、白细胞和（或）红细胞减少。尿常规镜下可见血尿、微量蛋白尿等。铜代谢相关的生化检查如下。①血清铜蓝蛋白降低，其正常值为200～500mg/L，＜80mg/L是诊断肝豆状核变性的强烈证据。②尿铜增加：24h尿铜排泄量正常＜100μg，患者≥100μg。肝、肾功能：患者可有不同程度的肝功能改变，如血清总蛋白降低、球蛋白增高，晚期发生肝硬化。发生肾小管损害时，可表现氨基酸尿症，或有血尿素氮和肌酐增高及蛋白尿等。影像学检查：肝豆状核变性患者可显示双侧豆状核对称性低密度影。MRI比CT特异性更高，表现为豆状核（尤其壳核）、尾状核、中脑和脑桥、丘脑、小脑及额叶皮质T1加权像低信号和T2加权像高信号，或壳核和尾状核在T2加权像显示高低混杂信号，还可有不同程度的脑沟增宽、脑室扩大等。

（2）可选项目　基因诊断：肝豆状核变性的致病基因ATP7B有3个突变热点，即R778L、P992L、T935M，其中R778L为中国人群的高频突变点。对临床可疑但家系中无先证者的患者，应直接检测ATP7B基因进行基因诊断。

### （三）诊断标准

依据青少年起病，典型的锥体外系、肝病体征、角膜色素环和阳性家族史诊断，如头颅CT/MRI显示双侧豆状核区对称性影像改变，血清铜蓝蛋白显著降低和尿铜排出增加则更支持诊断。

### （四）鉴别诊断

要与小舞蹈病、青少年型亨廷顿舞蹈病、肌张力障碍、原发性震荡、帕金森病和精神病等鉴别；还应与急慢性肝炎和肝硬化、血小板减少性紫癜、溶血性贫血、类风湿关节炎、肾炎及甲状腺功能亢进等相鉴别。

## 【治疗原则】

治疗目的是减少铜摄入和增加铜排出。

1. 饮食治疗

避免进食含铜量高的食物。

2. 药物治疗

① D-青霉胺。

② 二巯丙磺酸。

③ 三乙烯-羟化四甲胺。

④ 锌制剂。

## 【处方】

▶ **处方1** D-青霉胺 250mg/d po 分次

**说明**：小剂量开始，每3～4天增加250mg，最大剂量2000mg/d。为强效金属螯合剂，是本病的首选药物，在肝脏中可与铜形成无毒复合物，促使其在组织沉积部位被清除，减轻游离状态铜的毒性。本药口服易吸收。药物副作用有恶心、过敏反应、重症肌无力、关节病、天疱疮，少数可以引起白细胞减少和再生障碍性贫血。当患者首次用药时应做青霉胺皮试，阴性者才能使用。本病需长期甚至终生服药，应注意补充足量B族维生素。

▶ **处方2** 二巯丙磺酸 5mg/kg ⎫ ivgtt（缓慢） qd×6
5%葡萄糖溶液 500mL ⎭

**说明**：本品可用于有轻、中、重度肝损害和神经精神症状的肝豆状核病患者。不良反应主要是食欲减退及轻度恶心、呕吐。

▶ **处方3** 三乙烯-羟化四甲胺 400～800mg po tid

说明：药理作用与 D-青霉胺相似，是用于不能耐受青霉胺治疗时的主要药物。副作用小，但药源困难且价格不菲。

# 第四节　进行性核上性麻痹

进行性核上性麻痹是以脑桥及中脑神经元变性及出现神经元纤维缠结为主要病理改变的进行性神经系统变性病。多在中老年起病。

## 【诊断要点】

### （一）临床表现

（1）运动障碍　早期表现为步态不稳及平衡障碍，大部分患者首发症状为步态不稳，行走呈大步态，双膝部呈伸直僵硬状，转身时双下肢交叉、易跌倒。

（2）眼球运动障碍　是本病特征性表现，两眼向上及向下凝视麻痹。2/3 以上患者可有双眼侧视麻痹，1/3 的患者有核间性眼肌麻痹，部分患者出现两眼会聚不能，瞳孔缩小，对光反应及辐辏反射存在。存在头眼反射及 Bell 现象说明为核上性，晚期头眼反射消失为核性病损。

（3）常见构音不清、吞咽困难、咽反射亢进、舌肌僵硬和情绪不稳等假性延髓性麻痹症状，可引起吸入性肺炎。可出现腱反射亢进、Babinski 征阳性等锥体束受损症状。

（4）认知及行为障碍　出现较晚，表现认知功能减退、情感活动减少、痴呆，少数患者以此为首发症状。可出现言语含糊、发音困难、语速变慢或加快、重复言语或模仿言语等。

### （二）辅助检查

（1）常规项目　血常规、生化无明显异常。头颅 CT 可见中脑及脑桥萎缩，MRI 检查可显示中脑萎缩、侧脑室扩大、外侧裂增宽以及不同程度的脑皮质萎缩；T1WI 中脑上缘平坦甚至凹陷，呈蜂鸟征，是本病特征性表现。

（2）可选项目　①脑脊液检查：1/3 患者可发现脑脊液蛋白含量增

高。②脑电图：约1/2患者脑电图可出现非特异性弥漫性异常。

## （三）诊断标准

美国国立神经系统疾病与脑卒中研究所与进行性核上性麻痹学会联合推荐进行性核上性麻痹诊断标准，分为可疑PSP、拟诊PSP、确诊PSP。

1. 可疑PSP的诊断标准

该标准由三部分组成。

（1）必备条件

① 40岁或40岁以后发病，病程逐渐进展。

② 垂直性向上或向下核上性凝视麻痹或出现明显的姿势不稳伴反复跌倒。

③ 无法用排除条件中所列疾病来解释上述临床表现。

（2）辅助条件

① 对称性运动不能或强直，近端重于远端。

② 颈部体位异常，尤其是颈后仰。

③ 出现对左旋多巴反应欠佳或无反应的帕金森症候群。

④ 早期即出现吞咽困难和构音障碍。

⑤ 早期出现认知损害症状如淡漠、抽象思维能力减弱、言语流畅性损害、应用或模仿行为、额叶释放症状，并至少有两个上述症状。

（3）必须排除的条件

① 近期有脑炎病史，以及肢体综合征、皮质感觉缺损、局限性额叶或颞叶萎缩。

② 与多巴胺能药物无关的幻觉和妄想，AD型皮质性痴呆（严重的记忆缺失和失语或失认）。

③ 病程早期即出现明显的小脑症状或无法解释的自主神经失调（明显低血压和排尿障碍）。

④ 严重的不对称性帕金森综合征如动作迟缓。

⑤ 有关脑部结构（如基底节或脑干梗死、脑叶萎缩）的神经放射学依据。

⑥ 必要时可用聚合酶链反应排除Whipple病。

2. 拟诊PSP的诊断标准

必备条件如下。

① 40岁或40岁以后发病。

② 病程逐渐进展。

③ 垂直性向上或向下核上性凝视麻痹，病程第1年内出现明显的姿势不稳伴反复跌倒。

④ 无法用排除条件中所列疾病来解释上述临床表现。辅助条件和必须排除的条件与可疑PSP相同。

3．确诊PSP的诊断条件

经组织病理学检查证实的PSP。

## （四）鉴别诊断

应与早老性痴呆、小脑变性、帕金森综合征、阿尔茨海默病及朊蛋白病（如Creutzfeldt-Jakob病）相鉴别。

## 【治疗原则】

目前本病无特效治疗，以对症治疗为主。

## ▶ 第五节　其他

## 一、扭转痉挛

扭转痉挛又称特发性扭转痉挛、扭转性肌张力障碍、原发性肌张力障碍，临床上以肌张力障碍及四肢、躯干以致全身剧烈不随意扭转为特征。分为原发性及继发性，原发性多见。

## 【诊断要点】

### （一）临床表现

（1）各年龄均可发病　常染色体隐性遗传常在儿童期起病（儿童期肌张力障碍），多有家族史。散发病例及常染色体显性遗传起病年龄较迟，外显率多不完全。成年期起病（成年期肌张力障碍）多为散发，常可找到继发病因，约20%的患者最终发展为全身性肌张力障碍。

（2）典型症状　常从一侧或两侧下肢开始，足呈内翻跖曲，行走时足跟不能着地，随后躯干及四肢发生不自主扭转运动和姿势异常，以躯干为轴扭或螺旋样运动最具特征性，动作多变无规律，自主运动或精神紧张时扭转痉挛加重，睡眠时消失。颈肌受累可出现痉挛性斜颈，面肌受累出现不自主挤眉弄眼、眼睑痉挛、张口闭口、牵嘴歪舌、舌伸扭动等怪异表情（口下颌肌张力障碍）。

（3）常染色体显性遗传家族成员中，可有多人患病或多种顿挫型局限性症状，如眼睑痉挛、斜颈、书写痉挛和脊柱侧弯等，多自上肢开始，长期局限于起病部位，即使进展为全身型，症状亦相对轻微。

## （二）辅助检查

（1）常规项目　血常规、生化正常。头颅CT、MRI检查无特征性改变。

（2）可选项目　基因分析对确诊某些遗传性肌张力障碍疾病有重要意义。

## （三）诊断标准

主要依据患者肢体、面部、颈部及躯体干等部位出现典型的剧烈不随意扭转动作诊断。

## （四）鉴别诊断

要与精神心理障碍引起的肌张力障碍、痉挛型脑瘫、强直型脑瘫、大脑发育不全、痉挛性斜颈等相鉴别。

## 【治疗原则】

本病尚无有效疗法，严重特发性扭转痉挛可施行立体定向丘脑腹外侧核后半部毁损术，常可复发。症状性扭转痉挛可对因治疗，药物诱发的必须立即停药，选用可缓解肌张力障碍药物：①苯二氮䓬类；②抗乙酰胆碱类；③中枢多巴胺受体阻滞药；④A型肉毒毒素。

## 【处方】

▷ **处方1**　地西泮　2.5～5mg　po　tid
　　　或　硝西泮（硝基安定）　5～7.5mg　po　tid

说明：苯二氮䓬类对部分患者有效，副作用有嗜睡、头晕等，长期使用可出现药物依赖。

▶ **处方2**　苯海索　2～4mg/d　po　分3～4次

说明：中枢抗乙酰胆碱能药，作用在于选择性阻断纹状体的胆碱能神经通路。副作用以口干、视物模糊等多见，长期应用可出现嗜睡、抑郁、记忆力下降、幻觉、意识混浊。青光眼、尿潴留、前列腺增生症患者禁用。

▶ **处方3**　氟哌啶醇　0.5mg　po　tid（注意逐渐加量）

说明：选择性中枢多巴胺受体阻滞药，锥体外系反应较重且常见，急性肌张力障碍在儿童和青少年更易发生，可出现口干、视物模糊、乏力、便秘、出汗等。长期大量使用可出现迟发性运动障碍。

▶ **处方4**　A型肉毒毒素

说明：剂量应个体化，从小剂量开始，多点注射；一次多点注射总剂量通常不超过55U，1个月内总剂量不超过200U。选择性性作用于外周胆碱能神经末梢，使乙酰胆碱释放受阻。妊娠及哺乳期妇女、重症肌无力、Lambert-Eaton综合征和运动神经元病患者禁用。

# 二、手足徐动症

手足徐动症又称易变性痉挛，其临床特征为肌强硬和手足发生缓慢性和不规则的扭转运动。是手指、足趾、舌或身体其他部位相对缓慢的、无目的、连续不自主运动的临床综合征。

## 【诊断要点】

### （一）临床表现

① 先天性手足徐动症通常为出生后即出现不自主运动，但亦可于生后数月症状才变明显。症状性手足徐动症可发生于任何年龄，男女皆可发病。由肝性脑病、吩噻嗪、氟哌啶醇或左旋多巴过量引起的手足徐动症常于成年以后或老年期发病。

② 本病所特有的手足徐动性运动是手足不断做出缓慢的、弯弯曲曲的或蚯蚓爬行样的奇形怪状的强制运动。这些动作以四肢的远端显著。下肢受累时，拇趾常自发地背屈，造成假性巴宾斯基征。有时面部

亦可受累，患者常弄眉挤眼，扮成各种鬼脸。咽喉肌和舌肌受累时，则言语不清，构音困难，舌头时而伸出、时而缩回，吞咽亦发生障碍。尚可伴有扭转痉挛或痉挛性斜颈。这种不自主运动可因情绪紧张或精神受刺激或做随意运动而加重，完全安静时减轻，入睡时消失。

③ 肌张力时高时低变化无常，当肌痉挛时肌张力增高，肌松弛时正常，故本病又称易变性痉挛。

④ 本病一般为慢性疾病，病程可长达数年或几十年之久，少数患者病情可长期停顿而不进展，手足徐动性运动严重且伴有咽喉肌受累者，可早期死于并发症。

### （二）辅助检查

（1）常规项目　血常规、生化无明显异常。

（2）可选项目　脑电图、头颅影像学无特征性变化。

### （三）诊断标准

根据患者典型的临床症状，结合病史可诊断。应注意手足徐动症与舞蹈-手足徐动症等不同临床类型间的鉴别，舞蹈-手足徐动症患者肢体、躯干及面部出现范围广泛不自主运动，呈粗大、多变和迅速跳动样。

### （四）鉴别诊断

要与精神心理障碍引起的肌张力障碍、假性手足徐动症、小舞蹈病、亨廷顿舞蹈病及肝豆状核变性等相鉴别。

## 【治疗原则】

本病治疗可参照扭转痉挛，疗效不肯定。脑瘫患儿采用立体定向术毁损丘脑后结节、背外侧核及小脑齿状核或不同位点相结合一定程度上可改善各种运动障碍。

# 三、抽动-秽语综合征

抽动-秽语综合征又称Tourette综合征。本症是发生于青少年期的一组以头部、肢体和躯干等多部位肌肉多发性抽动和语言痉挛为典型表现的运动障碍疾病。

## 【诊断要点】

### （一）临床表现

① 本病发病年龄在 2～18 岁，以男性多见，多发性抽动是早期主要症状，一般首发于面部，逐渐向上肢、躯干或下肢发展，表现眼肌、面肌、颈肌或上肢肌反复迅速的不规则抽动（运动痉挛），如眨眼、撅嘴、皱眉、抽动鼻子、扮鬼脸、甩头、点头、颈部伸展和耸肩等，症状加重出现肢体及躯干暴发性不自主运动，如上肢投掷运动、转圈、踢腿、顿足、躯干弯曲和扭转动作等。

② 发声痉挛是本病另一特征，患儿因喉部肌肉抽动发出重复暴发性无意义的单调异常喉音，如犬吠声、吼叫声、嘿嘿声、咂舌声及喉鸣声等，以及"喀哒""吱""嘎"等声响。有的患儿无意识刻板地发出咒骂，说粗俗、淫秽语言（秽语症），模仿他人语言和动作（模仿语言、模仿动作）和经常重复词或短语（重复语言）。

③ 部分患儿可出现轻中度行为异常，轻者表现不安、躁动、易激惹，约半数患儿伴注意力缺乏多动症，注意力不集中、学习差、多动、心烦意乱、坐立不安。

### （二）辅助检查

（1）常规项目　血常规、脑脊液常规检查多正常。血生化检查一般正常，有时发现 5-HT 水平降低。

（2）可选项目　脑电图检查见 50%～60% 的患者可有轻度异常，但无特异性，主要为慢波或棘波增加。头颅 SPECT 检查可见颞叶、额叶及基底核局限性血流灌注减低区。

### （三）诊断标准

① 发病年龄：在 2～18 岁。

② 重复性不自主的快速无目的的动作。

③ 多发性发声抽动。

④ 可受意志控制数分钟至数小时。

⑤ 数周或数月内症状可有波动。

⑥ 病程至少持续 1 年。

## （四）鉴别诊断

要与习惯性痉挛、小舞蹈病等相鉴别。

## 【治疗原则】

一般症状较轻的患者无须治疗，对已经确诊者则应早期采用药物疗法。治疗原则为：开始治疗可以用小剂量，缓慢增加药量，减轻副作用。

药物治疗可用：中枢多巴胺受体阻滞药；$\alpha_2$ 受体阻滞药。

## 【处方】

▶ **处方1** 氟哌啶醇 $0.25 \sim 0.5mg$ po bid或 $0.5mg$ po qn（逐渐加量）

**说明**：选择性中枢多巴胺受体阻滞药。目前广泛用于抽动-秽语综合征，为首选药物，主要对运动和发声抽动有效。约半数患者不能耐受其不良反应，如情绪恶劣、嗜睡、锥体外系症状、认知迟钝而影响学习、心脏传导阻滞等，动作徐缓及静坐不能是氟哌啶醇治疗最主要的不良反应。

▶ **处方2** 硫必利 $50 \sim 100mg/d$ po 分 $2 \sim 3$ 次

**说明**：以后根据病情逐渐加量，常用剂量为 $200 \sim 300mg/d$。为苯酰胺类抗精神病药物。对中脑边缘系统多巴胺能神经功能亢进有抑制作用，对纹状体多巴胺能神经运动障碍有拮抗作用，从而产生安定、镇静作用。其特点为对感觉运动方面神经系统疾病及精神运动行为障碍具有良效。疗效不如氟哌啶醇，优点为不良反应轻。对氟哌啶醇不能耐受者可改用此药。不良反应有嗜睡（发生率约为 $2.5\%$）、溢乳、闭经（停药后可恢复正常）、消化道反应及头晕、乏力等。个别人可出现木僵、肌强直、心率加快、血压波动、出汗等。严重循环系统障碍、肝肾功能障碍、脱水、营养不良患者慎用。

▶ **处方3** 可乐定 起始剂量为 $2 \sim 3\mu g/（kg \cdot d）$ 逐渐增加

**说明**：$\alpha_2$ 受体阻滞药，可能通过抑制蓝斑区突触去甲肾上腺素的释放，从而使抽动症状减轻。

▶ **处方4** 匹莫齐特 开始剂量 $0.5 \sim 1mg/d$ po（晨服，逐渐加量）

**说明**：疗效与氟哌啶醇相似，但无镇静作用，易被患者接受。现作为二线药物已得到广泛的应用。但可引起T波倒置、u波出现、Q-T间期延长、心率过缓等，故用药前和治疗过程中每隔1～2个月应进行心电图检查，一旦出现T波倒置、u波出现等应停药。

## 四、特发性震颤

特发性震颤又称家族性或良性特发性震颤，是一种常见的有遗传倾向的运动障碍性疾病，姿势性或动作性震颤是唯一表现，缓慢进展或长期不进展。年龄是本病重要的危险因素，患病率随年龄而增长。

### 【诊断要点】

#### （一）临床表现

① 典型的特发性震颤在儿童、青少年、中老年中均可发现。对起病的高峰年龄有两种观点。一种认为起病年龄的分布为双峰特征，即在20～30岁和50～60岁这两个年龄段；另一种观点认为特发性震颤很少在少年发病，随着年龄增长发病人数增加。

② 特发性震颤唯一的症状就是震颤，表现为姿势性或动作性震颤，患者通常首先由上肢开始，主要影响上肢，双侧上肢对称起病，也可单侧上肢起病。少量饮酒后症状可暂时缓解。

#### （二）辅助检查

（1）常规项目　血常规、生化无明显异常。

（2）可选项目　脑电图、头颅影像学检查无特征性改变。

#### （三）诊断标准

美国运动障碍学会及世界震颤研究组织提出的特发性震颤诊断标准。

1. 核心诊断标准

① 双手及前臂动作性震颤。

② 不伴其他神经系统体征。

③ 或仅有头部震颤，不伴肌张力障碍。

2. 次要诊断标准

① 病程超过3年。

② 有家族史。

③ 饮酒后震颤减轻。

3. 排除标准

① 伴其他神经系统体征，或震颤发生前不久有外伤史。

② 由药物、焦虑、抑郁、甲亢等引起的生理亢进性震颤。

③ 有精神性（心因性）震颤病史。

④ 突然起病或分段进展。

⑤ 原发性直立性震颤。

⑥ 仅有位置特异性或目标特异性震颤，包括职业性震颤及原发性书写震颤。

⑦ 仅有言语、舌、颏或腿部震颤。

### （四）鉴别诊断

要与帕金森病震颤、生理性震颤、精神心理性震颤、肌张力障碍性震颤、红核性震颤、肝豆状核变性震颤及内科系统疾病（肝性脑病、甲状腺功能亢进症）等相鉴别。

## 【治疗原则】

轻度震颤不需要治疗；轻至中度患者由于工作或社交需要可选择事前半小时服药以减轻症状；中至重度患者影响工作或日常生活，需要药物治疗；药物难治性患者可考虑手术治疗。常用药物：①β受体阻滞药；②抗癫痫药；③γ-氨基丁酸衍生物；④苯二氮䓬类。

## 【处方】

▶ **处方1** 普萘洛尔　10mg　po　bid

**说明**：逐渐加量至30～60mg/d。β受体阻滞药，能减轻震颤幅度，但对震颤频率无影响，需长期服用。普萘洛尔的相对禁忌证包括：未得到控制的心功能衰竭、二至三度房室传导阻滞、哮喘等支气管痉挛疾病。

▶ **处方2** 扑米酮　开始剂量　25mg　po　qn

**说明**：通常有效剂量50～500mg/d。抗癫痫药，可减轻震颤幅度，不影响震颤频率。为提高用药依从性，减少嗜睡副作用，建议睡前服用。副作用有眩晕、恶心和姿势不稳等，属暂时性，可逐步缓解，不影响继续用药。

▶ **处方3** 加巴喷丁 起始剂量300mg/d po 分次

**说明**：有效剂量1200 ～ 3600mg/d。抗癫痫药，单药可缓解症状，疗效与普萘洛尔相等，不良反应包括头晕、恶心、行走不稳等。

▶ **处方4** 阿普唑仑 起始剂量0.6mg/d 分3次 po

**说明**：有效剂量0.6 ～ 2.4mg/d。苯二氮䓬类，主要用于不能耐受普萘洛尔、扑米酮等的老年患者，副作用有嗜睡、头晕等，长期使用可出现药物依赖。

# 参考文献

[1] 吴江.神经病学.北京：人民卫生出版社，2014.

[2] 陈生弟.帕金森病.北京：人民卫生出版社，2006.

[3] 中华医学会神经病学分会帕金森病及运动障碍学组.帕金森病治疗指南（第3版）.中华神经科杂志，2014，47（6）：428-430.

[4] 王维治.神经病学.北京：人民卫生出版社，2013.

[5] 中华医学会神经病学分会帕金森病及运动障碍学组.肝豆状核变性的诊断和治疗指南.中华神经科杂志，2008，41（8）：566-569.

[6] 中华医学会神经病学分会帕金森病及运动障碍学组.原发性震颤的诊断和治疗指南.中华神经科杂志，2009，42（8）：571-572.

# 第九章

# 脱髓鞘性疾病

脱髓鞘性疾病是一组发生在脑和脊髓的以髓鞘脱失为主要特征的疾病。常见的有多发性硬化、视神经脊髓炎、急性播散性脑脊髓炎、急性坏死性出血性脑脊髓炎、脑桥中央髓鞘溶解症等。

## 第一节 多发性硬化

多发性硬化是以中枢神经系统白质脱髓鞘病变为特点，遗传易感个体与环境因素共同作用发生的自身免疫性疾病。多发性硬化散在分布的多发病灶与病程中的缓解与复发，症状、体征的空间多发性与病程的时间多发性构成了多发性硬化的主要临床特征。

### 【诊断要点】

#### （一）临床表现

① 多发性硬化多为慢性病程，半数以上的病例病程中有复发和缓解，每次复发通常都残留部分症状和体征，逐渐积累而使病情加重。

② 约半数患者以肢体无力、麻木或二者并存为首发症状起病，可有不同程度的深浅感觉缺失、肢端针刺感及围绕肢体或躯干的束带感，可有腱反射亢进、腹壁反射消失及病理反射阳性，可出现Lhermitte征。球后视神经炎及横贯性脊髓炎常为多发性硬化的典型发作症状，约半数患者可出现眼球震颤，约1/3患者出现眼肌麻痹。也有患者出现面神经

瘫痪、精神障碍、认知功能障碍、自主神经功能障碍。由于多发性硬化的病灶散在多发，中枢神经系统不同部位病变组合构成其临床症状，某些临床症状体征在多发性硬化罕见，比如失语、偏盲、严重肌萎缩和肌束颤抖、锥体外系运动障碍等，如有这些症状和体征，常提示可能不是多发性硬化。

③ 多发性硬化按临床病程分型有复发-缓解型（临床最常见）、继发进展型、原发进展型、进展复发型、良性型。

### （二）辅助检查

1. 常规项目

脑脊液检查、诱发电位检查、CT和MRI。

① 脑脊液单个核细胞（MNC）计数正常或轻度增高，脑脊液细胞增多是衡量疾病活动的唯一指标。CSF-MNC多 $< 50 \times 10^6/L$。

② 检测IgG鞘内合成，包括脑脊液IgG指数、寡克隆带检查等。约70%的患者脑脊液IgG指数增高。

③ 多发性硬化早期或脊髓型，视觉诱发电位、脑干诱发电位、体感诱发电位等检查可确定无症状病灶的存在。

④ MRI是检查多发性硬化的病灶高敏感性的理想方法，多发性硬化在MRI的表现多见于侧脑室周围、半卵圆中心、胼胝体、胼胝体与脑室间，T1WI低信号，T2WI高信号，大小不一，急性期病灶有增强效应。MRI不仅可以进行多发性硬化的定位及定性诊断，连续MRI检查还可以动态观察病灶变化情况，也可以进行药物疗效评价。MS的脊髓病变通常为 $1 \sim 2$ 个脊椎节段。

CSF和MRI检查对MS和NMO具有鉴别意义。

2. 可选项目

血常规、血清生化全套、心电图。

### （三）诊断标准

2010版多发性硬化McDonald诊断标准见表9-1。

临床表现符合上述诊断标准且无其他更合理的解释时，可明确诊断为MS；疑似MS，但不完全符合上述诊断标准时，诊断为"可能的MS"；用其他诊断能更合理地解释临床表现时，诊断为"非MS"。

表 9-1 2010 版多发性硬化 McDonald 诊断标准

| 临床表现 | 诊断 MS 必需的进一步证据 |
| --- | --- |
| ≥2 次临床发作[①]；≥2 个病灶的客观临床证据或 1 个病灶的客观临床证据并有 1 次先前发作的合理证据[②] | 无[③] |
| ≥2 次临床发作[①]；1 个病灶的客观临床证据 | 空间的多发性需具备下列 2 项中的任何一项：<br>● MS 4 个 CNS 典型病灶区域（脑室旁、近皮质、幕下和脊髓）[④]中至少 2 个区域有 ≥1 个 T2 病灶<br>● 等待累及 CNS 不同部位的再次临床发作[①] |
| 1 次临床发作[①]；≥2 个病灶的客观临床证据 | 时间的多发性需具备下列 3 项中的任何一项：<br>● 任何时间 MRI 检查同时存在无症状的钆增强和非增强病灶<br>● 随访 MRI 检查有新发 T2 病灶和（或）钆增强病灶，不管与基线 MRI 扫描的间隔时间长短<br>● 等待再次临床发作[①] |
| 1 次临床发作[①]；1 个病灶的客观临床证据（临床孤立综合征） | 空间的多发性需具备下列 2 项中的任何一项：<br>● MS 4 个 CNS 典型病灶区域（脑室旁、近皮质、幕下和脊髓）[④]中至少 2 个区域有 ≥1 个 T2 病灶<br>● 等待累及 CNS 不同部位的再次临床发作[①]<br>时间的多发性需符合以下 3 项中的任何一项：<br>● 任何时间 MRI 检查同时存在无症状的钆增强和非增强病灶<br>● 随访 MRI 检查有新发 T2 病灶和（或）钆增强病灶，不管与基线 MRI 扫描的间隔时间长短<br>● 等待再次临床发作[①] |
| 提示 MS 的隐袭进展性神经功能障碍（PPMS） | 回顾性或前瞻性调查表明疾病进展持续 1 年并具备下列 3 项中的 2 项[④]：<br>● MS 特征病灶区域（脑室旁、近皮质或幕下）有 ≥1 个 T2 病灶以证明脑内病灶的空间多发性<br>● 脊髓内有 ≥2 个 T2 病灶以证明脊髓病灶的空间多发性 |

| 临床表现 | 诊断MS必需的进一步证据 |
|---|---|
| 提示MS的隐袭进展性神经功能障碍（PPMS） | ● CSF阳性结果［等电聚焦电泳证据表明有寡克隆区带和（或）IgG指数增高］ |

① 一次发作（复发、恶化）被定义为：a. 具有CNS急性炎性脱髓鞘病变特征的当前或既往事件；b. 由患者主观叙述或客观检查发现；c. 持续至少24h；d. 无发热或感染征象。临床发作需有同期的客观检查证实；即使在缺乏CNS客观证据时，某些具有MS典型症状和进展的既往事件亦可为先前的脱髓鞘病变提供合理支持。患者主观叙述的发作性症状（既往或当前）应是持续至少24h的多次发作。确诊MS前需确定：a. 至少有1次发作必须由客观检查证实；b. 既往有视觉障碍的患者视觉诱发电位阳性；c. MRI检查发现与既往神经系统症状相符的CNS区域有脱髓鞘改变。

② 根据2次发作的客观证据所做出的临床诊断最为可靠。在缺乏神经系统受累的客观证据时，对1次先前发作的合理证据包括：a. 具有炎性脱髓鞘病变典型症状和进展的既往事件；b. 至少有1次被客观证据支持的临床发作。

③ 不需要进一步证据。但仍需借助影像学资料并依据上述诊断标准做出MS相关诊断。当影像学或其他检查（如脑脊液）结果为阴性时，应慎重诊断MS或考虑其他可能的诊断。诊断MS前必须满足：a. 所有临床表现无其他更合理的解释；b. 有支持MS的客观证据。

④ 不需要钆增强病灶。对有脑干或脊髓综合征的患者，其责任病灶不在MS病灶数统计之列。

### （四）鉴别诊断

应与以下疾病鉴别：感染性疾病、遗传性疾病、营养缺乏性疾病、炎症性疾病、血管性疾病、肉芽肿性疾病、非器质性疾病等。

## 【治疗原则】

治疗方法的选择主要依据病程分类，即复发-缓解型、进展型等。

1. 复发-缓解型的治疗

① 促皮质素及皮质类固醇类。

② β-干扰素疗法。

③ 醋酸格拉太咪尔。

④ 硫唑嘌呤。

⑤ 大剂量免疫球蛋白静脉输注。

2. 进展型的治疗

① 甲氨蝶呤。

② 环磷腺胺。

③ 环孢素。

④ IFN-β 1b 及 IFN-β 1a。

3. 原发进展型

采用特异性免疫调节治疗无效，主要是对症治疗。

4. 对症治疗

## 【处方】

▶ **处方1** 肾上腺皮质激素

5% 葡萄糖  500mL | ivgtt  qd×（3～5）d
甲泼尼龙  1.0g

说明：肾上腺皮质激素是MS急性发作和复发的主要治疗药物。中度至严重复发者予以大剂量短期疗法：甲泼尼龙1g/d静脉滴注，3～5天为1个疗程，后续泼尼松60mg/d po，12天后逐渐减量至停药。轻症患者：泼尼松80mg/d，1周后减量至60mg/d，每5天减10mg，4～6周为1疗程。同时予以补钾、补钙、保护胃黏膜治疗。

▶ **处方2** IFN-β 1a 22μg或44μg  H  1～2次/周（首次发作）

说明：确诊的R-R MS用22μg  H  2～3次/周。

▶ **处方3** 醋酸格拉太咪尔  20mg  H  qd

▶ **处方4** 免疫抑制药

硫唑嘌呤  2～3mg/（kg·d）  po
甲氨蝶呤  7.5mg  qw  po

说明：试用于IFN-β以及醋酸格拉太咪尔无效的R-R型患者、进展型、肾上腺皮质激素治疗不耐受者。治疗2年。或甲氨蝶呤7.5mg  qw  po，疗程2年；或环磷酰胺2mg  bid  po，维持1年。主要副作用为出血性膀胱炎。

▶ **处方5** IVIg（大剂量免疫球蛋白静脉输注）0.4g/（kg·d）  qd×5d

▶ **处方6** 对症治疗（肌松药）

巴氯芬  5mg  po  tid

说明：用于痉挛性截瘫或痛性肌痉挛患者。还可选氯苯氨丁酸、盐酸乙哌立松。

## 第二节　视神经脊髓炎

视神经脊髓炎是视神经和脊髓同时或相继受累的急性或亚急性脱髓鞘病变。

### 【诊断要点】

#### （一）临床表现

① 发病年龄5～60岁，以21～41岁居多，男女均可发病。急性横贯性或播散性脊髓炎以及双侧同时或相继发生的视神经炎是本病特征性表现，急性或亚急性出现多见，少数慢性起病，进行性加重。

② 首发为视力症状，多数患者首先发生眼部症状，两眼相继数小时、数日或数周发生，开始视物模糊，可伴有眼球胀痛和头痛。急性横贯性脊髓炎是脊髓急性进展性炎症性脱髓鞘病变，但临床也常见不对称和不完全横贯性表现，为播散性脊髓炎，脊髓炎特征是快速进展，下肢轻瘫，躯干感觉障碍平面，括约肌功能障碍，双侧Babinski征阳性等。

#### （二）辅助检查

（1）常规项目　脑脊液检查、诱发电位检查、CT和MRI。

① 脑脊液检查：脑脊液单核细胞计数和总蛋白轻度增加。CSF-MNC＞$50\times10^6$，或中性粒细胞增多较常见。

② 视觉诱发电位可异常。

③ 多数视神经脊髓炎患者MRI可显示视神经增强及脊髓病灶。头部MRI在疾病的初期正常；脊髓MRI纵向融合病变超过3个脊椎节段。常见脊髓肿胀和强化。

CSF和MRI检查对MS和NMO具有鉴别意义。

（2）可选项目　血常规、血清生化全套、心电图。

#### （三）诊断标准

根据急性横贯性或播散性脊髓炎，双侧或相继发生视神经炎的表现，MRI显示视神经和脊髓病灶，视觉诱发电位异常，脑脊液蛋白增高等。

## （四）鉴别诊断

应与以下疾病鉴别：多发性硬化、脊髓的感染性疾病、营养缺乏性疾病以及脊髓的血管性疾病等。

## 【治疗原则】

促皮质素及皮质类固醇、血浆置换、硫唑嘌呤。

## 【处方】

▶ **处方1** 肾上腺皮质激素

5% 葡萄糖　500mL
甲泼尼龙　1.0g ｝ ivgtt　qd×（3～5）d

**说明**：甲泼尼龙0.5～1g/d静脉滴注，3～5天为1个疗程；后续泼尼松60mg/d　po，12天后逐渐减量至停药，4～6周为1个疗程。对终止或缩短其恶化有效。同时予以补钾、补钙、保护胃黏膜治疗。

▶ **处方2** 血浆置换

**说明**：研究表明，约半数皮质类固醇治疗无效者经血浆置换可以改善症状。

▶ **处方3** IFN-β 1a 22μg或44μg　H　1～2次/周

▶ **处方4** 免疫抑制药

硫唑嘌呤　2～3mg/（kg·d）　po
或　甲氨蝶呤　7.5mg　qw　po

**说明**：与皮质类固醇合用，可减少发作的频率。

▶ **处方5** IVIg（大剂量免疫球蛋白静脉输注）　0.4g/（kg·d）　qd×5d

## ▷第三节　急性播散性脑脊髓炎

急性播散性脑脊髓炎是广泛累及脑及脊髓白质的急性炎症性脱髓鞘疾病，也称感染后、出疹后、疫苗接种后脑脊髓炎。

## 【诊断要点】

### （一）临床表现

典型发病前常有前驱感染史，如感冒、发热、皮疹以及疫苗接种史，患者多为儿童及青壮年。临床可出现多灶性神经功能障碍，可表现为以下几型。

（1）脑炎型　急性发病，出现发热、头痛、意识障碍和精神异常，可伴有偏瘫、失语、共济失调、癫痫等。

（2）脊髓炎型　出现部分性或完全性截瘫、感觉障碍、二便障碍等。

（3）脑脊髓炎型　兼有脑炎与脊髓炎表现。

有些患者可伴有严重的神经根及周围神经病病变，此种患者预后较差。

### （二）辅助检查

（1）常规项目　血常规及血清生化、脑脊液检查、脑电图及MRI。

① 血常规可提示白细胞增多，血沉加快。

② 脑脊液压力正常或增高，单核细胞数增多，蛋白轻或中度增高。IgG可增高，寡克隆带少见，且随着病情恢复而消失。

③ 脑电图检查可见广泛中度以上异常，可见 θ 波和 δ 波，也可见棘波和棘慢综合波。

④ MRI多见脑室周围白质受累和脊髓白质受累多见，为散在双侧不对称病变，多可被增强，外周有水肿带。

（2）可选项目　心电图、动态视频脑电图。

### （三）诊断标准

① 儿童及青少年患者有感染或疫苗接种史，急性起病，病情严重。

② 临床表现脑、脊髓多灶性弥漫性损害症状及体征。

③ 脑脊液压力正常或增高，细胞数增多，蛋白轻至中度增高，IgG增高。

④ 脑电图呈广泛性中度异常。

⑤ CT和MRI见脑和脊髓多发散在病灶。

### （四）鉴别诊断

应与以下疾病鉴别：多发性硬化、乙型脑炎、病毒性脑炎、中毒性脑病、多发脑梗死等。

## 【治疗原则】

① 肾上腺皮质类固醇是首选治疗用药。

② 血浆置换和免疫球蛋白对一些暴发型有效。

③ 对症处理，如降温、降颅压、抗感染等。

## 【处方】

1. 免疫治疗

▷ **处方 1**　肾上腺皮质激素

5% 葡萄糖　500mL

甲泼尼龙　1.0g ｜ ivgtt　qd×（3～5）d

**说明**：肾上腺皮质激素是首选的治疗药物。应在出现神经系统体征之后尽早使用，常大剂量、长疗程，以减轻症状和病损严重程度。予以大剂量短期疗法：甲泼尼龙 1g/d 静脉滴注，3～5 天为 1 个疗程，后续泼尼松 80mg/d，1 周后减量至 60mg/d，每 5 天减 10mg，4～6 周为 1 个疗程。注意补钾、补钙、保护胃黏膜治疗。

▷ **处方 2**　免疫抑制药

硫唑嘌呤　2～3mg/（kg·d）　po

**说明**：重症病例可考虑加用。可选择环磷酰胺和硫唑嘌呤。

▷ **处方 3**　IVIg（大剂量免疫球蛋白静脉输注）　0.4g/（kg·d）　ivgtt

**说明**：对重症病例或暴发型有效。

2. 血浆置换

**说明**：大剂量激素治疗失败者可试用。

3. 对症治疗

▷ **处方 1**　脱水、降颅压

20% 甘露醇　125～250mL　ivgtt　q12h～q6h

**说明**：针对有明显颅高压患者。也可与甘油、呋塞米、白蛋白合用以加强脱水、降颅压。

▷ **处方 2**　气管切开或人工辅助呼吸。

# 第四节　急性坏死性出血性脑脊髓炎

　　急性坏死性出血性脑脊髓炎又称急性出血性白质脑炎或Hurst病，是临床极为急骤的中枢神经系统炎性脱髓鞘性疾病。青年和儿童发病，病情凶险，病死率高，被认为是急性播散性脑脊髓炎暴发型。

## 【诊断要点】

### （一）临床表现

　　多突然出现头痛、高热、呕吐、意识障碍、惊厥发作等，相继出现一侧或双侧大脑和脑干的病变体征，部分脊髓受累的患者出现四肢瘫痪、感觉障碍、二便障碍等。

### （二）辅助检查

　　常规项目有血常规、血沉、血清生化、脑脊液检查、脑电图及CT/MRI。

　　① 血常规：白细胞明显增高，可达$30 \times 10^9/L$，血沉增高。

　　② 脑脊液检查：压力增高，细胞数增多，可达$3000 \times 10^6/L$，为淋巴细胞或多形核细胞，蛋白中度增高。糖、氯化物正常。

　　③ 脑电图：可见非特异性弥漫性慢波。

　　④ CT：可见大脑、脑干和小脑白质不规则低密度灶，低密度病灶中可见斑片状高密度出血灶。

　　⑤ MRI：显示大脑白质大面积病变。

### （三）诊断标准

　　根据患者的临床表现、实验室检查、辅助检查等诊断。

### （四）鉴别诊断

　　应与以下疾病鉴别：脑脓肿、硬膜下脓肿、单纯疱疹或其他病毒性脑炎等。

## 【治疗原则】

　　① 肾上腺皮质类固醇是首选治疗用药。

　　② 血浆置换和免疫球蛋白对一些暴发型有效。

③ 对症处理，如降温、降颅压、抗感染等。

## 【处方】

同"急性播散性脑脊髓炎"。

## 【预后】

大多数在2～4天内死亡，有些可延长至数周。极少数存活。

# 第五节 脑桥中央髓鞘溶解症

脑桥中央髓鞘溶解症是一种原因不明的以脑桥基底部对称性脱髓鞘病变为病理特征的致死性疾病。脱水和电解质紊乱在发病机制中的作用已经引起高度重视。

## 【诊断要点】

### （一）临床表现

多表现为在原发病的基础上突然出现吞咽困难，言语障碍，四肢松弛性瘫痪，有些可见眼球震颤、眼球凝视障碍等。半数以上为慢性酒精中毒晚期。

### （二）辅助检查

（1）常规项目　血常规、血清生化、脑脊液检查、脑电图、CT/MRI。

① 脑脊液检查：蛋白及髓鞘碱性蛋白可增高。

② 脑电图：可见弥漫性低波幅慢波。无特征性。

③ MRI：是最有效的检查方法，表现为脑桥基底部特征性蝙蝠翅样病灶，呈对称分布的T1低信号、T2高信号，无增强效应，在发病1周内可能显示正常，在2～3周可清楚显示病灶。

④ CT扫描：病灶检出率很低。

（2）可选项目　脑干听觉诱发电位、心电图。脑干听觉诱发电位有助于确定脑桥病变。

## （三）诊断标准

在有慢性酒精中毒、严重全身疾病、低钠血症过快纠正的患者，突然出现四肢瘫痪、吞咽困难、言语障碍等，结合脑MRI等可以诊断。

## （四）鉴别诊断

应与以下疾病鉴别：脑干梗死、脑干脑炎、脑干肿瘤、多发性硬化等。

# 【治疗原则】

① 大剂量激素冲击可能有效。

② 也可以试用血浆置换和高压氧。

③ 对症处理为主，同时积极处理原发病，如补液、缓慢纠正低钠血症等。

# 【处方】

▷ **处方1** 大剂量激素冲击

5% 葡萄糖　500mL ⎱
甲泼尼龙　1.0g 　⎰ ivgtt　qd

**说明**：早期大剂量激素冲击治疗可能抑制本病的发展。

▷ **处方2** 脱水、降颅压

20% 甘露醇　125 ～ 250mL　ivgtt　q12h ～ q6h

**说明**：急性期有脑水肿可用。但避免使用呋塞米以免脱水加重低钠血症。

▷ **处方3** 血浆置换

▷ **处方4** 高压氧治疗

# 【预后】

多数患者预后极差。病情进行性发展可出现癫痫、昏迷甚至死亡。病死率高。少数存活者可遗留痉挛性四肢瘫。

## 参考文献

[1] 王维治主编. 神经病学. 北京：人民卫生出版社，2006.

[2] 多发性硬化诊断和治疗中国专家共识（2014）. 中华神经科杂志，2015，48（5）：362-367.

# 第十章

# 神经肌肉传递障碍疾病

## 第一节　重症肌无力

重症肌无力是乙酰胆碱受体抗体介导的、细胞免疫依赖的和补体参与的神经-肌肉接头处传递障碍的自身免疫性疾病，病变主要累及神经-肌肉接头处突触后膜上的乙酰胆碱受体。临床主要表现为部分或全身骨骼肌无力和易疲劳，活动后症状加重，经休息后症状减轻。

### 【诊断要点】

#### （一）临床表现

① 主要侵犯骨骼肌，以眼外肌、四肢近端肌肉、面肌、颈肌为主，波动性肌无力，受累肌肉呈病态疲劳，症状晨轻暮重，劳累后加重、休息后缓解。

② 疲劳试验：受累肌肉重复活动后肌无力明显加重。

#### （二）辅助检查

（1）常规项目　血常规、生化全套、新斯的明试验、肺部CT、血$FT_3$、$FT_4$、TSH检查、神经重复频率刺激检查。

① 新斯的明试验：成年人一般用新斯的明 $1 \sim 1.5mg$ 肌注，若注射后 $10 \sim 15min$ 症状改善，$30 \sim 60min$ 达到高峰，持续 $2 \sim 3h$，即为新斯的明试验阳性。

② 神经重复频率刺激检查：分别用低频（2～3Hz和5Hz）和高频（10Hz以上）重复刺激尺神经、腋神经或面神经，如出现动作电位波幅递减10%以上为阳性。

③ 肺部CT：约15%患者合并胸腺瘤，70%伴有胸腺增生、肥大。

④ 血FT$_3$、FT$_4$、TSH等检查：部分患者可合并其他自身免疫性疾病如甲亢、类风湿关节炎、系统性红斑狼疮等。

（2）可选项目　腾喜龙试验、高滴度乙酰胆碱受体抗体（但是正常滴度不能排除诊断）、单纤维肌电图（灵敏度最高）。

腾喜龙试验：腾喜龙10mg稀释至1mL，静脉注射，30s内肌力改善，持续10min为阳性。阿托品可拮抗其不良反应。

### （三）临床分型

一般采用Ossermen改良法的分型。

Ⅰ型：眼肌型，单纯眼肌受累。

Ⅱa型：轻度全身型，进展缓慢，无危象，可合并眼肌受累，对药物敏感。

Ⅱb型：中度全身型，骨骼肌和延髓肌肉严重受累，但无危象，药物敏感性欠佳。

Ⅲ型：急性暴发型或重症激进型，起病快，进展迅速，常数周就可出现严重全身肌无力和呼吸肌麻痹。药物治疗不理想，预后不良，胸腺瘤高发。

Ⅳ型：迟发重症型，起病隐匿，缓慢进展，2年内逐渐由Ⅰ型、Ⅱ型发展出球麻痹和呼吸肌麻痹。药物治疗差，预后差。

Ⅴ型：肌萎缩型，起病半年出现肌肉萎缩，生活不能自理，吞咽困难，口齿不清或伴有胸闷、气急。病程反复2年以上，常由Ⅰ型或Ⅱ型发展而来。

### （四）诊断标准

① 根据部分或全身骨骼肌易疲劳，波动性肌无力，活动后加重、休息后减轻和晨轻暮重特点，体检无其他神经系统体征。

② 低频重复电刺激波幅递减、单纤维肌电图显示颤动增宽，胆碱酯酶抑制药治疗有效和血清乙酰胆碱受体抗体增高。

## （五）鉴别诊断

应与肌无力综合征、肉毒中毒、进行性肌营养不良眼肌型等鉴别。

# 【治疗原则】

（1）药物治疗　①胆碱酯酶抑制药；②肾上腺皮质类固醇激素；③免疫抑制药；④静脉注射免疫球蛋白；⑤中医药治疗。

（2）血浆置换。

（3）重症肌无力危象处理原则　呼吸机辅助呼吸、药物、血浆置换。

（4）胸腺手术。

# 【处方】

1. 胆碱酯酶抑制药

▶ **处方**　溴吡斯的明　60mg　po　q4h

**说明**：最常用，副作用小，成人起始量口服每4h一次，可据临床表现增加或减少剂量，对吞咽极度困难而无法口服者可暂时给予新斯的明注射液1mg肌注，1～2h后患者恢复吞咽能力时服用溴吡斯的明片。口服溴吡斯的明效果不佳时可逐渐增加剂量，但剂量不宜过大，以免引起严重腹痛、腹泻、恶心、呕吐、流泪、瞳孔缩小或出汗等上述毒蕈碱样副作用，可给予阿托品0.5mg缓解毒蕈碱样症状。

2. 免疫治疗

▶ **处方1**　肾上腺皮质激素

泼尼松　30mg　po　qd（早上8时顿服）

**说明**：激素现在常用的方法就是三种。①大剂量递减隔日疗法：隔日服泼尼松（强的松）60～80mg/d，症状改善多在1个月内出现，常于数月后疗效达到高峰，后逐渐减量，直至隔日服泼尼松20mg/d的维持剂量。②小剂量递增隔日疗法：隔日服泼尼松20mg/d，每周递增10mg直至隔日服泼尼松70～80mg或取得明显疗效为止，该法病情改善缓慢，最大疗程常见于用药后5个月左右，但使病情加重概率小，病情恶化的日期可能延迟。③大剂量冲击疗法：用甲泼尼龙1000mg/d连续3天的冲击疗法，1个疗程常不能取得满意疗效，隔2周可再重复1个疗程，可治疗2～3个疗程。应用皮质激素要注意副作用，如库欣综合征、高血压、糖尿病、胃溃疡、白内障、骨质疏松和戒断综合征等。

▶ **处方2** 免疫抑制药

硫唑嘌呤　25～50mg　po　bid

**说明**：初始剂量50mg/d　常用量50～100mg/d，最高可达到150～200mg/d。

环磷酸胺　50mg　po　bid

**说明**：成人静脉滴注每周400～800mg，或分2次口服，100mg/d，最高可达到总量10～20g。免疫抑制药适用于因患有高血压、糖尿病、溃疡病而不能用肾上腺皮质激素，或不能耐受肾上腺皮质激素以及对肾上腺皮质激素疗效不佳者。副作用有白细胞、血小板减少、胃肠道反应、脱发等。

▶ **处方3** 免疫球蛋白　0.4g/（kg·d）　ivgtt　qd×5d

**说明**：人类免疫球蛋白中含有多种抗体，可以中和自身抗体、调节免疫功能。其效果与血浆置换相当。

3. 中药辅助治疗

▶ **处方** 补中益气丸　1丸　tid　po

**说明**：重症肌无力属"痿证"范畴。根据中医理论，病位在脾胃，脾胃气弱，气血生化之源，不能充养四肢肌肉，中气下陷所致，治以补中益气、升阳举陷，选用补中益气汤之类方剂。

4. 血浆置换

▶ **处方** 血浆置换　qod×3次

**说明**：第一周隔日2次，共3次。若改善不明显则每周1次，常规进行5～7次。置换量每次用健康人血浆1500mL和706代血浆500mL。通过将患者血液中乙酰胆碱受体抗体去除的方式，暂时缓解重症肌无力患者的症状，如不辅助其他治疗方式，疗效不超过2个月。

5. 对症治疗

▶ **处方** 气管插管或气管切开，呼吸器辅助呼吸

**说明**：一旦发现危象，出现呼吸肌麻痹，立即气管插管或气管切开，呼吸器辅助呼吸。

① 肌无力危象：立即给予足量抗胆碱酯酶药物。

② 胆碱能危象：立即停用抗胆碱酯酶药物，输液促进抗胆碱酯酶药物排出，待药物排出后再调整用量。

③ 反拗性危象：立即停用抗胆碱酯酶药物，输液对症，待药物敏感后再调整剂量。

6. 手术或放射治疗

▷ **处方1** 胸腺手术

**说明**：切除适应证有对抗胆碱酯酶药治疗反应不满意者；伴有胸腺瘤的各型重症肌无力；年轻女性全身型；伴有胸腺肥大和乙酰胆碱受体高抗体效价者。

▷ **处方2** 胸腺放射治疗

**说明**：对不适于做胸腺手术切除者可行胸腺深部$^{60}$Co放射治疗。

## ▸ 第二节　Lambert-Eaton综合征

Lambert-Eaton肌无力综合征又称肌无力综合征，是一种累及神经-肌肉接头突触前膜的自身免疫性疾病。该病特征是肢体近端肌群无力和易疲劳，患肌短暂用力收缩后肌力反而增强，持续收缩后呈病态疲劳。

## 【诊断要点】

### （一）临床表现

① 大部分患者是40岁以上的中老年肺癌男性，通常亚急性起病。

② 临床典型的三联征包括近端肌无力、自主神经症状和反射消失。肌无力症状可较肿瘤先出现，表现四肢近端对称性肌无力或易疲劳；加之口干、括约肌功能障碍等自主神经症状；肌痛和腱反射减弱或消失。

③ 患肌短暂用力收缩后肌力反而增强，而持续收缩后肌力明显减弱，呈病态疲劳。

### （二）辅助检查

（1）常规项目　血常规、生化全套、新斯的明及腾喜龙试验（不敏感）、神经重复频率刺激检查：可见低频（2～5Hz）刺激时动作电位波幅降低，高频（10Hz）刺激时波幅增高。

（2）可选项目　大部分患者血清中可发现P/Q型电压门控钙通道抗体。

### （三）诊断标准

① 根据中老年男性肺癌患者出现肌无力和易疲劳症状，短暂用力收缩后肌力反而增强，持续收缩又呈病态疲劳。

② 高频神经重复电刺激波幅明显增高，腾喜龙试验或新斯的明不敏感，检出P/Q型电压门控钙通道抗体。

### （四）鉴别诊断

应与重症肌无力、多发性肌炎、吉兰-巴雷综合征等鉴别。

## 【治疗原则】

1. 治疗原发病

针对原发肿瘤的治疗可以使神经系统症状获得改善。

2. 药物治疗

① 乙酰胆碱释放增强剂：如3，4-二氨基吡啶。

② 糖皮质激素。

## 【处方】

▶ 处方1　3，4-二氨基吡啶　10～20mg/d　po　分4～5次

说明：可与溴吡斯的明合用，副作用小，相对无毒性。有时服药后1h出现口周感觉异常、胃肠道症状，偶有癫痫发作及精神混乱等副作用。在上述治疗无效的情况下，可考虑应用免疫抑制药、血浆交换或免疫球蛋白冲击治疗。

▶ 处方2　泼尼松　20mg　po　tid

说明：可与硫唑嘌呤2.3～2.9mg/（kg·d）隔日交替使用，辅以免疫球蛋白静脉疗法。起效需数月至1年，肌力可完全或部分恢复。胆碱酯酶抑制药如溴吡斯的明及新斯的明通常无效，细胞毒性药物应慎用。

# 参考文献

［1］涂来慧，蒋建明，吴涛. 重症肌无力. 上海：第二军医大学出版社，2010.

［2］中华医学会神经病学分会神经免疫学组，中国免疫学会神经免疫学分会.
中国重症肌无力诊断和治疗专家共识. 中国神经免疫学和神经病学杂志，
2011，18（5）：368-372

［3］周磊，赵重波，乔凯等. Lambert-Eaton 肌无力综合征（LEMS）20例临床
特点分析. 复旦学报，2014，4（3）：348-351.

［4］沈定国. 提高对Lambert-Eaton 肌无力综合征的认识. 中华神经科杂志，
2010，43（11）：747-749.

# 第十一章 >>>

# 肌肉疾病

> 第一节 进行性肌营养不良

进行性肌营养不良是一组遗传性肌肉变性病，临床以缓慢进行性加重的对称性肌无力和肌萎缩为特征，无感觉障碍。为常染色体显性、隐性和X连锁隐性遗传。电生理表现主要为肌源性损害、神经传导速度正常。病理特征主要为进行性肌纤维坏死、再生和脂肪及结缔组织增生、肌肉无异常代谢产物堆积。治疗方面主要为对症治疗，目前尚无有效的根治方法。主要可分为九大临床类型：假肥大型肌营养不良症即Duchenne型肌营养不良症（DMD）、Becker型肌营养不良症（BMD）；面肩肱型肌营养不良（FSHD）；肢带型肌营养不良（LGMD）；Emery-Dreifuss肌营养不良（EDMD）；眼咽型肌营养不良（OPMD）；眼型肌营养不良；远端型肌营养不良；先天性肌营养不良（CMD）。

## 【诊断要点】

### （一）临床表现

1. Duchenne型肌营养不良症（DMD）

我国最常见的X连锁隐性遗传肌病，患者均为男性，女性为致病基因携带者；多在3～5岁发病，起病隐袭，表现为行走慢，脚尖着地，易跌倒。肌无力自躯干和四肢近端开始，登楼及蹲位站立困难，典型的鸭步。①Gower征（攀登起立征）：为DMD的特征性表现。②翼状肩胛：双臂前推时明显。③假性肥大：90％患儿有此表现，以腓肠肌最常见，触之坚硬；患者12岁左右不能行走（BMD 12岁可以行走），多数有心肌受累。预后不良。患者多在20～30岁死于呼吸道感染、心力衰竭。

2. 面肩肱型肌营养不良（FSHD）

常染色体显性遗传，多在青少年期起病；面部和肩胛带肌肉最先受累，表现为面部表情减少，眼睑闭合无力，吹哨、鼓腮困难等，特殊的肌病面容"斧头脸"，逐渐侵犯肩胛带肌；病情缓慢进展，逐渐累及躯干和骨盆肌，可有腓肠肌假性肥大、视网膜病变和神经性聋。一般不影响正常寿命。

3. Becker型肌营养不良症（BMD）

发病率约为DMD的十分之一，临床表现与DMD类似。BMD与DMD主要区别是：发病年龄较晚（5～15岁起病）；病情进展慢，病情较轻，12岁后尚能行走；心脏很少受累，智力正常，预后较好。抗肌萎缩蛋白基因多为整码缺失突变，肌细胞内抗肌萎缩蛋白表达量减少。

4. 肢带型肌营养不良（LGMD）

常染色体隐性或显性遗传，10～20岁起病；病变主要累及肢体近端，首发症状常为骨盆带肌肉萎缩，逐渐出现肩胛带肌肉萎缩，头面部肌肉一般不受累；病情进展缓慢，平均于发病后20年左右丧失行动能力。

5. 眼咽型肌营养不良（OPMD）

常染色体显性遗传，40岁左右起病；首发症状为对称性上睑下垂和眼球运动障碍，逐渐出现面肌力弱，咬肌无力和萎缩，吞咽困难，构音不清，近端肢体无力。

6. Emery-Dreifuss肌营养不良（EDMD）

X连锁隐性遗传，5～15岁缓慢起病；该病主要特点是早期出现严重的关节挛缩，受累肌群上肢以肱二头肌和肱三头肌为主，下肢则以腓骨肌和胫前肌为主，后期累及肩胛肌、胸带肌及骨盆带肌，无腓肠肌假性肥大。智力正常。另一个特点是心脏受累早，表现严重的传导阻滞、心动过缓、心房纤颤；疾病缓慢进展，常因心脏病死亡。

（二）辅助检查

1. 常规项目 血清酶学、24h尿肌酸、肌酐测定、肌电图、心电图、心脏彩超、变性肌肉MRI、肌肉活检、基因检查。

① 血清酶学：Duchenne型肌营养不良症和肢带型肌营养不良（LGMD）均显著增高，可达正常者的50倍以上，其他型血清酶学正常或轻度升高。

② 肌电图呈典型肌源性损害。

③ 基因检查：DMD型抗肌萎缩蛋白基因外显子缺失；LGMD印迹杂交DNA分析可测定4号染色体长臂末端3.3kb/KpnI重复片段。

④ 肌肉活检：肌肉坏死和再生、间质脂肪和结缔组织增生。抗肌萎缩蛋白抗体免疫组化检测肌细胞内的抗肌萎缩蛋白缺乏。

⑤ 心电图异常，心脏彩超显示心脏扩大、瓣膜关闭不全。

⑥ 肌肉MRI可见变性肌肉呈"蚕食现象"。

⑦ 智力检测约30%的患者智能障碍。

（2）可选项目　肺部CT、血清免疫学、肌电图低频重复电刺激。血清免疫学检查主要包括血沉、RF、抗"O"、免疫球蛋白、抗核抗体20项、抗中性粒细胞胞浆抗体。目的是排除多发性肌炎。

### （三）诊断标准

根据临床表现、遗传方式、起病年龄、家族史、结合血清酶学测定及肌电图、肌肉病理学检查，多数肌营养不良症可临床诊断，进一步确诊或具体分型诊断需要用抗缺陷蛋白的特异性，抗体进行肌肉组织免疫组化染色以及基因分析。

### （四）鉴别诊断

需与少年型近端脊肌萎缩症、慢性多发性肌炎、肌萎缩侧索硬化症、重症肌无力等相鉴别。

## 【治疗原则】

迄今为止尚无特效治疗。

① 一般支持疗法及对症治疗为主。

② 干细胞移植及基因治疗有望成为有效的方法。

③ 物理疗法和矫形治疗。

注：主要预防措施为检出携带者和产前检查，行人工流产术处理患者的胎儿。

## 【处方】

▶ **处方1** ATP 20mg po tid

  **说明**：对本药过敏、脑出血急性期禁用。

▶ **处方2** 肌苷 0.2g po tid

▶ **处方3** 维生素E 50mg po tid

▶ **处方4** 灵孢多糖（肌生）1支 im qd

  **说明**：1～3个月为1个疗程。

▶ **处方5** 别嘌醇 0.1g po bid

  **说明**：可能由于防止一种供肌肉收缩的高能化合物分解而缓解病情的进展。出现皮疹、骨髓抑制应停药。


## ▷ 第二节 炎症性肌病

### 一、多发性肌炎、皮肌炎

多发性肌炎（PM）和皮肌炎（DM）是一组多种病因引起的弥漫性骨骼肌炎症性疾病，发病与细胞和体液免疫异常有关。主要病理特征是骨骼肌变性、坏死及淋巴细胞浸润，临床上表现为急性或亚急性起病，对称性四肢近端肌无力伴压痛，血清肌酶增高，血沉增快，肌电图呈肌源性损害，糖皮质激素治疗效果好。PM病变仅限于骨骼肌，DM则同时累及骨骼肌和皮肤。

#### 【诊断要点】

**（一）临床表现**

① 发病年龄不限，儿童和成人多见，女性多于男性。

② 急性或亚急性起病，病前可有低热或感冒史。

③ 肌肉无力：首发症状常为四肢近端对称性无力，常从盆带肌开始逐渐累及肩带肌。可累及颈肌、咽喉肌、呼吸肌。常伴关节、肌肉痛。眼外肌一般不受累。

④ 皮肤损害：DM患者可见皮肤损害，典型皮疹为眶周和上下眼睑水肿性淡紫色斑和Gottron征。

## （二）辅助检查

（1）常规项目　血清酶学、血清免疫学、血常规、尿常规、24h尿肌酸、尿肌红蛋白、心电图、肌电图、肌肉活检。

① 急性期血白细胞增高，血沉增快，血清CK明显增高。CK水平与病情严重程度相关。

② 24h尿肌酸增高，这是肌炎活动期的一个指标，部分患者可有肌红蛋白尿。

③ 1/3患者类风湿因子和抗核抗体阳性，免疫球蛋白及抗肌球蛋白的抗体增高。

④ 肌电图：肌源性损害。

⑤ 肌肉活检：骨骼肌的炎性改变，肌纤维变性、坏死、萎缩、再生和炎症细胞浸润（PM中主要为CD8T淋巴细胞，DM主要为CD4T淋巴细胞和B细胞），血管壁可见免疫球蛋白及补体沉积。

⑥ 心电图异常：Q-T间期延长，ST段下降。

（2）可选项目　电解质、血气分析、$T_3$、$T_4$、TSH、心脏彩超、肌电图高低频重频电刺激、病变肌肉MRI。

## （三）诊断标准

① 急性或亚急性四肢近端及骨盆带肌无力伴压痛，腱反射减弱或消失。
② 血清CK明显增高。
③ 肌电图呈肌源性损害。
④ 活检见典型肌炎病例表现。
⑤ 伴有典型皮肤损害。

具有前4条者诊断PM，前4条标准具有3条以上同时具有第五条者为DM。免疫抑制药治疗有效支持诊断。40岁以上患者应除外恶性肿瘤。

## （四）鉴别诊断

需与包涵体肌炎、肢带型肌营养不良、重症肌无力等相鉴别。

# 【治疗原则】

① 一般支持疗法及对症治疗。

② 免疫治疗。

注：急性期卧床休息，给予高蛋白、高维生素饮食，监测呼吸肌功能，呼吸困难者予以呼吸机辅助呼吸，有吞咽困难、呼吸困难患者予以鼻饲饮食，动态观察心电图。合并恶性肿瘤的患者，在切除肿瘤后，肌炎症状可自然缓解。

## 【处方】

1. 肾上腺皮质激素

▶ **处方1**　泼尼松　1～1.5mg/（kg·d）　po　qm

**说明**：1～2个月后逐渐减量。每2周减5mg，至30mg/d时改为每4～8周减2.5～5mg，维持剂量10～20mg/d，维持1～2年。多发性肌炎首选药物；最大剂量100mg/d；激素剂量不足时肌炎症状不易控制，减量太快则症状易波动，应缓慢减量；一般4～6周症状改善，CK下降接近正常后慢慢减量。激素治疗无效应考虑包涵体肌炎可能。

▶ **处方2**　生理盐水　500mL
　　甲泼尼龙　1000mg/d　｜ivgtt　qd×3～5d
　　10%氯化钾　15mL

**说明**：急性或重症首选方案。然后逐渐减量或直接改口服泼尼松1～1.5mg/（kg·d），清晨顿服，维持1～2个月后逐渐减量；每2周减5mg，至30mg/d时改为每4～8周减2.5～5mg，维持剂量10～20mg/d维持1～2年。在使用激素过程中注意预防其不良反应，给予低糖、低盐、高蛋白饮食，补维生素D、补钾和保护胃黏膜，监测肝功能。

2. 免疫抑制药

▶ **处方1**　甲氨蝶呤　5～10mg　po　每周2次

**说明**：激素治疗未达到疗效要求或无效者可加用；为首选的免疫抑制药；维持治疗数月或数年。用药期间监测血白细胞，定期监测肝肾功能。

▶ **处方2**　环磷酰胺　50～100mg　po　qd

**说明**：对重症者可0.8～1g静脉冲击治疗。不良反应主要有骨髓抑制、肝功能损害、出血性膀胱炎、卵巢毒性、诱发恶性肿瘤等。

▶ **处方3**　硫唑嘌呤　2～3mg/（kg·d）　po　qd

**说明**：病情控制后逐渐减量，维持量为50mg/d。不良反应同环磷酰胺。

3. 免疫球蛋白

▶ **处方** 人血免疫球蛋白 400mg/（kg·d） ivgtt qd×（3～5）d

**说明**：已有多项开放性试验证明有效，缺点是维持时间一般不超过4～8周，费用昂贵，需定期反复使用。

# 二、嗜酸性肌炎

嗜酸性肌炎是一种急性或亚急性起病，以嗜酸粒细胞广泛浸润肌肉组织引起肌痛、肌肿胀、肌无力及肌酸激酶升高为主要临床表现的临床少见炎性肌病。主要有三大类：嗜酸性多发性肌炎、局部嗜酸性肌炎、嗜酸性肌周炎。

## 【诊断要点】

### （一）临床表现

① 与多发性肌炎和皮肌炎相似，腓肠肌或大腿肌疼痛性肿胀，常导致严重的近端肌病。

② 患者同时患有嗜酸粒细胞增多症，出现甲下点状出血、红斑和皮下水肿、间质性肺炎、胸膜炎，心肌炎、心力衰竭、体重下降和发热。部分患者出现脑病、脑梗死、多发性神经病或多神经病。

### （二）辅助检查

（1）常规项目 血常规、血细胞镜检、免疫球蛋白、血沉、血清酶学、心电图、肺部CT、心脏彩超、肌电图、肌肉活检。

① 血常规：血嗜酸粒细胞达10%～70%、贫血、高G球蛋白血症，伴CK升高。

② 肌电图：可见肌源性损害。

③ 肌肉活检：主要肌肉病理改变为肌纤维大小、形态变化，肌纤维肿胀、坏死、劈裂和间质纤维化，炎性细胞浸润，其中小静脉周围为主的嗜酸粒细胞广泛浸润肌肉是其病理标志。在一些患者肌间质出现肉芽肿样炎性改变。

（2）可选项目 骨髓穿刺、病变肌肉MRI。MRI检查可以发现肌筋膜出现异常信号。

### （三）诊断标准

肌痛、肌肿胀、肌无力及肌酸激酶升高，结合血嗜酸粒细胞升高，排除其他继发性肌病可临床诊断，病理可确诊。

（1）局部嗜酸性肌炎　为嗜酸粒细胞中最为局限的一类，预后一般较好，该病症状常可自发缓解，数年后可复发；临床常表现为小腿疼痛肿胀，软组织压痛。其典型表现类似于深静脉血栓和结节性假瘤，可依据超声及磁共振联合鉴别；实验室检查显示外周血嗜酸粒细胞$> 0.5 \times 10^9/L$ 或$> 5\%$；肌肉病理主要表现为肌束膜和肌内膜单核细胞浸润伴或不伴嗜酸细胞，肌纤维坏死再生。可使用糖皮质激素或非甾体抗炎药缓解症状。

（2）嗜酸性肌周炎　主要表现为肌痛和皮肤损害（神经性水肿和皮下硬结），不伴有近端肌肉无力和全身系统损害，偶可见低热和关节痛；不伴有外周血嗜酸粒细胞增多，血清CK水平常正常或轻度升高；肌电图显示肌源性损害；肌肉活检示肌束膜大量嗜酸粒细胞浸润，不伴有相应的肌纤维坏死，偶可侵犯筋膜。

### 【治疗原则】

该病预后较好，糖皮质激素反应好。

### 【处方】

治疗以激素和免疫抑制药为主（详见肌炎章节）。

## 第三节　代谢性和中毒性肌炎

## 一、周期性瘫痪

周期性瘫痪是一组以反复发作的骨骼肌松弛性瘫痪为特征的肌病，与钾代谢异常有关。发作间歇期完全正常，根据发作时血清钾的浓度可分为低钾型、高钾型（罕见）、正常钾型（罕见）三类。由甲状腺功能亢进、醛固酮增多症、肾功能衰竭和代谢性疾病所致低钾而瘫痪者称为继发性周期性瘫痪。下文以低血钾型周期性麻痹为例。

## 【诊断要点】

### （一）临床表现

① 任何年龄均可发病，以20～40岁男性多见，常见诱因有疲劳、饱餐、寒冷、酗酒、精神刺激等。

② 发病可有肢体疼痛、感觉异常、口渴、多汗、恶心等前驱症状，多在饱餐后夜间或早晨时发生。

③ 主要表现肢体对称性瘫痪，近端重于远端，下肢重于上肢。脑神经及膀胱括约肌很少受累。腱反射减弱或消失，浅反射、感觉检查均正常。

④ 每次发作瘫痪的程度可不同，持续时间几小时到2～3天，最先出现瘫痪的肌肉最先恢复，发作频率也不尽相同。预后良好，随年龄增长发作次数减少。

### （二）辅助检查

（1）常规项目　电解质、$T_3$、$T_4$、TSH、血尿醛固酮、心电图、肌电图。

① 发作期血清钾多低于3.5mmol/L，发作间期正常。

② 心电图：呈低血钾改变，出现U波、Q-T间期延长、T波倒置或消失、ST段降低、QRS波增宽。

③ 肌电图：运动电位时限短、波幅低，完全瘫痪时运动单位电位消失，电刺激无反应。

（2）可选项目　肌电图低频重频电刺激、腰穿脑脊液检查。

### （三）诊断标准

① 常染色体显性遗传或散发。

② 突发四肢松弛性瘫痪，近端为主，可反复发作。

③ 发作期血清钾低。

④ 补钾治疗有效。

⑤ 无意识障碍和感觉障碍，无脑神经支配肌肉损害。

⑥ 除外其他伴随低钾的肌无力。

### （四）鉴别诊断

需与高钾型周期性瘫痪、正常血钾型周期性瘫痪、重症肌无力、吉兰-巴雷综合征、继发性低钾血症等相鉴别。

## 【治疗原则】

① 避免诱发因素。

② 补钾。

③ 心电监护，动态监测心电图及监测呼吸功能，及时纠正心律失常及呼吸困难。

## 【处方】

▷ **处方1**　口服补钾

10%氯化钾　40 ～ 50mL　顿服

或　10%枸橼酸钾　40 ～ 50mL　顿服

或　10%氯化钾　10 ～ 20mL　po　tid

说明：发作时予以顿服，24h内再分次口服，一日总量为10g。病情好转后逐渐减量。

▷ **处方2**　静脉补钾

生理盐水　1000mL
10%氯化钾　30mL ｜ ivgtt　qd

说明：重症患者可静滴。

▷ **处方3**　螺内酯　200mg　po　bid

说明：发作频繁者发作间期可以预防发作，需监测血钾。

# 二、甲亢性肌病

甲亢伴发肌肉病变，称为甲亢性肌病。临床表现主要有急慢性甲亢性肌病、甲亢性周期性麻痹（TPP）、甲亢性重症肌无力、浸润性突眼伴眼肌麻痹。其中以慢性甲亢性肌病及TPP较为常见。

## 【诊断要点】

### （一）临床表现

（1）急性甲亢性肌病　女性患者多见，较为罕见，起病急，病情凶险，表现为进行性严重肌无力。数周内可出现吞咽困难，构音障碍，多合并甲亢危象，严重者可导致呼吸肌瘫痪。肌萎缩不明显，腱反射减弱或消失，括约肌功能保留，无感觉障碍。

（2）慢性甲亢性肌病　较常见，中年男性多发，起病缓慢，表现进行性肌萎缩和肌无力，而甲亢症状不明显。常同时累及双侧，易侵犯近端肌，伸肌较屈肌更易受累。腱反射正常或亢进。肌电图无异常改变。

### （二）辅助检查

（1）常规项目　血常规、血生化、血清CK、血沉、肌电图、心电图、甲状腺功能。

（2）可选项目　甲状腺和心脏彩超、动态心电图、免疫全套、肌肉活检。

### （三）诊断标准

（1）急性甲亢性肌病　根据患者有甲亢病史和临床症状，新斯的明试验阴性，血中抗乙酰胆碱受体抗体不增高即可诊断。

（2）慢性甲亢性肌病　多中年发病，起病缓慢，呈进行性加重，有甲亢和肌病两方面的表现。血清摄$^{131}$I率、$T_3$和$T_4$值高于正常，肌电图提示非特异性肌病改变，肌活检符合肌源性疾病，血、尿肌酸增高。

### （四）鉴别诊断

与重症肌无力、周期性麻痹、多发性肌炎及其他代谢性、中毒性肌病相鉴别。

## 【治疗原则】

（1）急性甲亢性肌病　参照甲亢危象处理。需进行监护抢救，必要时行气管切开术，应用呼吸机辅助呼吸，病死率高。

（2）慢性甲亢性肌病　一般甲亢控制后，血中甲状腺激素水平恢复正常以后，肌无力和肌萎缩可好转。对症治疗可用三磷腺苷（ATP）、辅酶A及肌苷，维生素E、B族维生素等。

## 【处方】

1. 急性甲亢性肌病

▶ **处方1**　气管切开、呼吸机辅助呼吸。

▷ **处方2** 鼻饲饮食。

▷ **处方3** 抗生素抗感染。

2. 慢性甲亢性肌病

▷ **处方1** 甲巯咪唑 10mg po tid

　　或 丙硫氧嘧啶 100mg po tid

**说明**：甲巯咪唑（他巴唑）初始剂量5～10mg，每天3次，逐渐减量至5～10mg/d维持，共服用1.5～2年；丙硫氧嘧啶初始剂量50～100mg，每天3次，逐渐减量至50～100mg/d维持，共服用1.5～2年；二者均可引起粒细胞减少，应定期查外周血象，若中性粒细胞低于$1.5 \times 10^9$/L，应考虑停药。

▷ **处方2** 普萘洛尔 10mg po tid～qid

　　或 倍他乐克 25～50mg po bid

**说明**：为β受体阻滞药。对支气管哮喘、喘息性支气管炎、心动过缓或传导阻滞、严重心力衰竭者禁用。

▷ **处方3** 对症治疗

ATP 20mg po tid

辅酶A 100U im qd

肌苷 0.2g po tid

维生素E 50mg po tid

# 三、类固醇性肌病

类固醇性肌病由内源性皮质类固醇增多或应用类固醇激素治疗引起的肌无力及肌萎缩。类固醇肌病确切的发病机制尚不清楚。临床分型：急性类固醇肌病（又称急性坏死性肌病，病理为肌浆球蛋白缺失性肌病）和慢性类固醇肌病。临床以慢性起病者最为多见。

## 【诊断要点】

### （一）临床表现

（1）急性类固醇肌病 起病急剧，可广泛累及四肢肌群及呼吸肌。表现为严重的全身性肌无力和呼吸困难，肌力常降至1～0级。腱反射减弱甚至消失。可伴有肌痛，不累及感觉系统。

（2）慢性类固醇肌病　多发生于长期使用皮质类固醇激素治疗的患者，应用剂量通常与肌无力程度无明显相关。起病隐匿，逐渐进展，对称性累及肢体的近端肌群，下肢重于上肢，延髓肌一般不受影响。肌肉疼痛少见。一般腱反射正常，肌无力严重时可有减弱。患者血清CK水平正常。感觉系统不受累。

### （二）辅助检查

（1）常规项目　血常规、血生化、血清肌酶、血尿肌酸、血沉、肌电图、心电图。

① 血清肌酶正常或升高，部分患者LDH升高，以LDH-3升高较为明显。尿肌酸常先于临床肌病症状出现，与肌无力程度成正比，可用于监测肌病的发生、发展，是诊断类固醇肌病的一项敏感指标。

② 肌电图可正常或见肌源性损害。

（2）可选项目　肌肉活检。

肌肉活检：见特征性病理改变，Ⅱ型肌纤维选择性萎缩，以ⅡB型肌纤维萎缩最为突出，部分纤维呈"小角化"改变。

### （三）诊断标准

使用糖皮质激素治疗时，若患者出现肌无力或原发病不能解释的肌无力加重时，需警惕类固醇肌病的发生。若患者符合以下条件：①以下肢近端受累为主的肌无力；②CK正常而LDH增高；③EMG提示与临床不平行的轻度肌源性损害。可高度提示本病，确诊则依赖于肌肉病理学检查。

### （四）鉴别诊断

需与多发性肌炎、重症肌无力、甲亢性肌病等鉴别。

## 【治疗原则】

本病无特殊治疗。

防治类固醇肌病可采取激素减至可能的最小剂量，避免含氟激素、隔日给药方案以及联合治疗的措施，停药后通常可逆，将剂量减至半量时常可在2周内改善肌力，慢性型一般数周或数月完全恢复，急性型常超过6个月，且肌力恢复可能不完全。

## 四、线粒体肌病、线粒体脑肌病

线粒体肌病和线粒体脑肌病是一组由于线粒体DNA或核DNA缺陷导致线粒体结构和功能障碍、ATP合成不足所致的多系统疾病。其共同特征为轻度活动后感到疲乏无力，休息后好转，肌肉活检可见破碎红纤维（RRF）。需高能量供应的器官最易受累，如中枢神经系统和骨骼肌，其次为心、胃肠道、肝、肾等器官。病变侵犯骨骼肌为主称线粒体肌病，如病变累及中枢神经系统则称为线粒体脑肌病。

### 【诊断要点】

#### （一）临床表现

（1）线粒体肌病　多在20岁左右起病，男女均可受累；肌无力和不能耐受疲劳，休息后好转，伴肌肉酸痛及压痛，无晨轻暮重，少见肌萎缩。

（2）线粒体脑肌病　主要包括慢性进行性眼外肌麻痹（CPEO）、Kearns-Sayre综合征（KSS）、线粒体脑肌病伴乳酸性酸中毒和卒中样发作（MELAS）、肌阵挛癫痫伴破碎红纤维（MERRF）。

① CPEO：任何年龄均可发病，儿童多见；首发症状为双侧眼睑下垂和眼肌麻痹，缓慢进展为全眼外肌瘫痪，复视不常见，部分可有咽部肌肉和四肢无力。新斯的明不敏感。

② KSS：多在20岁以前发病；表现三联征即CPEO、视网膜色素变性、心脏传导阻滞，可伴有小脑性共济失调、脑脊液蛋白增高、神经性聋、智力减退等；病情发展较快，多在20岁以前死于心脏病。

③ MELAS：母系遗传，40岁以前发病，儿童期和青少年期多发；临床表现有癫痫发作、卒中样发作伴偏瘫、偏盲或皮质盲、可致精神衰退和痴呆、间发呕吐、身体矮小、神经性聋等。

（3）CT和MRI显示病变范围和主要脑血管分布区不一致，故此梗死和局部代谢疾病有关。10%的病例可见KSS特征性症状。

#### （二）辅助检查

（1）常规项目　血清和脑脊液乳酸和丙酮酸、乳酸和丙酮酸最小运动量试验、线粒体呼吸链复合酶活性、血清酶学、肌电图、肌肉活检、头颅CT/MRI、基因检测。

① 血清和脑脊液乳酸和丙酮酸增高，乳酸/丙酮酸比率增高。

② 乳酸和丙酮酸最小运动量试验阳性：运动后10min乳酸和丙酮酸仍不能恢复正常。

③ 血清CK和LDH可增高。

④ 线粒体呼吸链复合酶活性降低。

⑤ 头颅CT和MRI：MELAS显示病变范围和主要脑血管分布区不一致，故此梗死和局部代谢疾病有关。10%的病例可见KSS特征性症状。

（2）可选项目　肌电图低频重频试验、尿肌红蛋白检测。

① 肌电图多为肌源性损害，少数神经源性损害或者二者均有。

② 肌肉活检：果莫里三色染色可见肌纤维膜的异常线粒体增殖（RRF）。阴性肌肉活检不能排除线粒体病。

### （三）诊断标准

诊断依据家族史、典型的临床表现、血乳酸、丙酮酸最小运动量试验阳性、肌肉组织病理学检查发现大量异常线粒体、线粒体生化检测异常、基因检测发现mtDNA致病性突变。

### （四）鉴别诊断

需与重症肌无力、脂质沉积性肌病、多发性肌炎、肢带型肌营养不良等相鉴别。

## 【治疗原则】

目前尚无特效治疗

（1）饮食疗法　高蛋白、高碳水化合物、低脂饮食。

（2）药物治疗。

（3）对症处理　重度心脏传导阻滞者需安装心脏起搏器等。

（4）最根本的基因治疗正在研究中。

## 【处方】

▷ **处方1**　ATP　80～120mg　｜
　　　　　CoA　100～200U　｜ ivgtt　qd

　　**说明**：持续静滴2周后改为口服。

▷ **处方2**　复合维生素B　2片　po　tid

▷ **处方3** 左卡尼汀 1g po tid
▷ **处方4** 辅酶Q10 10mg po tid
▷ **处方5** 艾地苯醌 30mg po tid

# 五、中毒性肌病

中毒性肌病是指某些化学物质中毒时以及滥用药物或某些药物的非治疗作用对横纹肌毒性引起的非特异性肌肉疾病，其严重表现为横纹肌溶解，即以全身或局部横纹肌溶解并出现以肌无力、疼痛、肿胀、肌酶增高、电解质紊乱及肌红蛋白尿等为特点的一组临床综合征。

引起中毒的相关化学及生物因素如下。

（1）工业化学物质　如乙醇、异丙乙醇、一氧化碳、有机磷、甲苯、对苯二胺、汽油、氯乙酸、锂。

（2）药物　如肾上腺皮质激素、氯喹、青霉胺、秋水仙碱、他汀类降脂药、长效苯乙酸类（苯扎贝特）、盐酸苯丙醇胺、海洛因、可卡因、非肠道用替马西泮、抗结核药（异烟肼）、眠尔适、抗抑郁药、利尿药、茶碱等。

（3）生物因素　如蛇咬伤、细菌、病毒、寄生虫感染。

## 【诊断要点】

### （一）临床表现

典型者表现为肌肿胀、疼痛、肌痉挛及肌无力，肿胀部位可有点片状硬结、红斑，筋膜间隙腔内压力增高。严重时可出现恶心、呕吐、酱油尿及电解质紊乱等全身表现。早期肌纤维损伤可仅有肌酶升高而无肌肿胀。可并发肾损害（肾小管酸中毒、肾功能衰竭）和周围神经损伤。

### （二）辅助检查

（1）常规项目　与中毒有关的检测，如血中HbCO、乙醇浓度、血胆碱酯酶活力、血中催眠药浓度、血清肌酶、血尿肌红蛋白、生化全套、肌电图等。

血清CK值升高，可达正常值10倍以上。血清肌红蛋白浓度升高。尿肌红蛋白阳性。电解质及酸碱平衡紊乱。肾功能异常。肌电图呈肌源性损害。

（2）可选项目　肌肉活检示非特异性炎性改变；核磁显像及B超确

定肌肉损伤范围及程度、液化坏死情况。

### （三）诊断标准

根据患者的毒物接触及服药史以及可能的诱发因素，出现①肌无力、肌肿胀、活动受限；②血清CK明显升高；③尿中肌红蛋白浓度升高等可作出诊断。肌活检、核磁显像、软组织B超有一定诊断意义。

### （四）鉴别诊断

要与各种肌炎、肌病相鉴别。

## 【治疗原则】

原发病的治疗及并发症的处理如下。

① 对一氧化碳、乙醇、有机磷等的一般中毒症状进行积极救治。

② 药物引起者立即停药，长期服药者应定期监测血清CK的变化。

③ 并发症治疗主要是血浆置换及血浆滤过挽救肾功能，周围神经损伤治疗。

## 【处方】

▷ **处方1** 血浆置换

▷ **处方2** 血浆滤过

## 第四节　先天性肌强直

先天性肌强直具有两种遗传类型：常染色体显性遗传的Thomsen病及常染色体隐性遗传的Becker病，均表现为幼年起病的肌强直与运动笨拙。Becker型较Thomsen型起病较晚，有的在肌肉用力后有短暂的肌无力现象。

## 【诊断要点】

### （一）临床表现

（1）多数自婴儿期或儿童期起病，在成人期趋于稳定。

（2）肌强直　全身骨骼肌普遍性强直，静息后初次运动较重，握手后不能放松，叩击肌肉可见肌球。

（3）肌肥大　全身骨骼肌普遍性肥大，酷似"运动员"。肌力基本正常，无肌肉萎缩，感觉正常，腱反射存在。

（4）其他　部分患者可出现精神症状。心脏不受累，患者一般能保持工作能力，寿命不受限。

## （二）辅助检查

（1）常规项目　血清酶学、肌电图、肌肉活检。

① 血清肌酶正常。

② 肌电图：肌强直电位，受累肌肉出现连续高频强直波逐渐衰减，肌电图扬声器发出一种类似轰炸机俯冲样声音。运动单位时相缩短，波幅下降，神经传导速度正常。

③ 肌肉活检：肌纤维肥大，核中心移位、横纹欠清；心电图正常。

（2）可选项目　血钾、心电图、内分泌检查、眼科检查。

## （三）诊断标准

主要根据遗传家族史及临床表现婴儿期或儿童期起病的全身骨骼肌普遍性肌强直、肌肥大，结合肌电图、肌活检和基因（CLCN1）突变可以做出诊断。

## （四）鉴别诊断

强直性肌营养不良、先天性副肌强直、萎缩性肌强直鉴别；同时需与肌纤维颤搐、痛性痉挛-肌束震颤综合征、僵人综合征等鉴别。

## 【治疗原则】

无特效治疗，以对症治疗为主。

## 【处方】

▶ **处方**　苯妥英钠　0.1g　po　tid

或　卡马西平　0.1～0.2g　po　tid

**说明**：可减轻症状，不能改善病程及预后。

## 第五节 强直性肌营养不良

强直性肌营养不良（DM）是一组以肌无力、肌强直、肌萎缩为特点的常染色体显性遗传的多组织系统变性病，同时伴眼、皮肤、心脏、神经、性腺及内分泌系统等多系统受累。目前DM临床分为强直性肌营养不良Ⅰ型（DM1）与强直性肌营养不良Ⅱ型（DM2）。

### 【诊断要点】

#### （一）临床表现

（1）多在30岁以后起病，男性多于女性。

（2）起病隐匿，进展缓慢，病情严重程度差异较大，肌强直通常在肌萎缩之前数年或同时发生。

（3）肌强直　肌肉用力收缩后不能正常地松开，遇冷加重。叩击四肢肌肉可见肌球。

（4）肌无力和肌萎缩　肌肉萎缩往往先累及手部和前臂肌肉，继而累及头面部肌肉，呈"斧状脸"。颈消瘦而稍前屈，而呈"鹅颈"，呼吸肌常受累。

（5）骨骼肌外的表现　白内障、糖尿病、秃顶、多汗、性功能障碍、智力减退，女性月经不规律、心律失常、便秘等。

#### （二）辅助检查

（1）常规项目　血清酶学、血糖、糖化血红蛋白、血清免疫球蛋白、肌电图、肌肉活检、基因检测、心电图、智力检测、眼科会诊、男性性功能检测、女性卵巢功能检测、头颅CT、头颅MRI。

① 血清肌酶正常或轻度升高，血清免疫球蛋白减少。

② 肌电图呈肌强直性放电，对诊断具有重要意义。

③ 肌肉活检：Ⅰ型肌纤维萎缩，Ⅱ型肌纤维肥大，伴大量核内移，链状排列的肌核是本病的特征。可见肌浆块和环状肌纤维，肌纤维坏死和增生，未见炎性细胞浸润。

④ 基因检测：染色体19q13.3的肌强直蛋白激酶的3′-端非翻译区的CTG重复顺序异常扩增超过100次重复。

⑤ 心电图有房室传导阻滞。

⑥ 头颅CT及MRI示蝶鞍变小、脑室扩大。

（2）可选项目 血钾、肺活量测定。

### （三）诊断标准

常染色体显性遗传史，中年时期缓慢起病，临床表现全身骨骼肌肌无力、肌萎缩和肌强直，同时具有白内障、秃顶、内分泌及代谢改变等多系统受累表现，肌电图呈肌强直电位发放，可以临床诊断。基因检测可确诊。

### （四）鉴别诊断

要与先天性肌强直、先天性副肌强直鉴别。

## 【治疗原则】

目前没有特效的治疗方法。

① 对症处理为主。

② 药物治疗。

③ 康复治疗。

## 【处方】

▶ **处方1** 苯妥英钠 0.1g po tid

或 卡马西平 0.1～0.2g po tid

**说明**：苯妥英钠、卡马西平等膜稳定剂能促进钠泵活动，降低细胞膜内钠离子浓度，提高静息电位，从而改善肌强直症状。

▶ **处方2** 苯丙诺龙 50～100mg im qw

**说明**：为蛋白同化激素类药，促进蛋白合成。针对肌肉萎缩试用。但对肌无力无疗效。

▶ **处方3** 康复疗法

## ▶ 第六节　僵人综合征

僵人综合征（SMS）是一种以身躯中轴部位肌肉进行性、波动性僵硬伴阵发性痉挛为特征的中枢神经系统少见疾病。因患者体内有谷氨酸脱羧酶抗体（GADab）而倾向于认为其是一自身免疫性疾病。按病变分布不同划分为三种：脊髓型、脑干型、脊髓脑干型。

## 【诊断要点】

### （一）临床表现

① 起病急性、亚急性或慢性起病，多为慢性波动性，病前多有轻度感染史病程为5天至4个月。

② 初期腹部、躯干肌肉阵阵酸痛，紧束感，呈非特异性和一过性，继而累及四肢及颈部肌肉，少数患者有咽喉肌、呼吸肌受累，锥体束征，脑干及脑神经征。症状进展呈持续性或波动性僵硬，尤腹肌呈板样或石头样坚实。关节固定随意活动受限，严重时关节固定为僵人样姿势，国内以咀嚼肌多见，其次颈肌。足趾屈及外翻畸形、脊柱腰段前凸；痉挛发作时有时可发生自发性骨折。病程发作持续数分钟至十数分钟，可自行缓解。智力正常，有的有情感障碍。

### （二）辅助检查

（1）常规项目　血常规及生化、免疫全套、肌电图、头颅CT/MRI。

① 血液中可检出自身免疫性抗体，如抗GAD。有尿肌酸增高。

② 肌电图：显示强直肌肉静息期呈持续性的正常运动单位电位，在躯体感觉刺激或被动运动后的自发痉挛期，常突然增加。由于肌电活动在入睡或静注地西泮、全身或脊髓麻醉、Novocaine（奴氟卡因）或箭毒阻滞后都会减弱或消失。

③ 头颅CT及头颅MRI大多数无异常发现，个别患者头MRI可显示脑干或高颈髓一过性炎症样改变或萎缩。头颅CT显示小钙化灶。

（2）可选项目　脑脊液、肌肉活检。

① 脑脊液检查：细胞数可正常，少数有蛋白质或免疫球蛋白轻度升高。

② 肌肉活检：多为正常，个别可见肌纤维轻度透明样变性。

### （三）诊断标准

① 体轴肌（含面肌咀嚼肌）持续僵硬并强直，呈"板样"（肢体近端肌也可受累）。

② 异常的体轴姿势（常为过度的腰脊柱前凸）。

③ 突然并发的痛性痉挛，系由随意运动、情绪烦乱或未意料的听觉及体感刺激引起，睡后减轻或消失。

④ 至少在一条体轴肌出现持续的运动单位活动。

⑤ 肌电图静息电位可有正常运动电位发放，发作时肌电发放增强，注射地西泮后电位发放减弱或消失。

⑥ 用镇定类药物治疗有特效。

⑦ 注意排除肿瘤所致的转移灶。

**（四）鉴别诊断**

应与破伤风、Isaacs综合征及罕见的亚急性肌阵挛性脊髓神经元炎鉴别；与锥体外系病变所致肌张力障碍相鉴别。

## 【治疗原则】

有苯二氮䓬类、皮质激素或免疫抑制药、免疫球蛋白、血浆交换疗法。

因目前倾向于SMS是自身免疫性疾病，国外有报道用免疫抑制药（静脉用环磷酰胺）、皮质激素、静脉用免疫球蛋白或血浆交换疗法治疗本病有效。

## 【处方】

▶ **处方1**　地西泮注射液　10mg　iv（缓慢）

**说明**：为首选药物。地西泮可通过提高GABA引起脊髓内突触前抑制来实现其肌松作用。每隔10～15min可按需增加，15～200mg/d，好转后每日递减20mg至停药。

▶ **处方2**　氯硝西泮　1mg　po　tid

**说明**：每3天增加0.5～1mg，直到发作被控制或出现了不良反应为止；用量应个体化，成人最大量每日不要超过20mg。

▶ **处方3**　巴氯芬　75μg或100μg　鞘内注射

**说明**：有报道予SMS患者鞘内注射巴氯芬75μg和100μg后可减轻僵直和痉挛。巴氯芬为GA衍生物，能抑制脊髓单突触和多突触神经元间传递，对高位中枢神经无亦有抑制作用，有显著肌松作用。

# 参考文献

[1] 王维治. 神经病学. 第2版. 人民卫生出版社, 2013.

[2] 李娜, 刘亚玲, 李秋香等. 肢带型肌营养不良2B型与多发性肌炎的临床及病理鉴别诊断. 中华神经科杂志, 2009, 42（9）: 596-599.

[3] 刘鹏. 多发性肌炎的研究进展. 海军总医院学报, 2008, 21（2）: 103-105.

[4] 宇周, 陶玉倩, 黄如训. 单纯性多发性肌炎46例分析. 中国神经精神疾病杂志, 1999, 25（2）: 109-110.

[5] 王雪, 宋学琴, 要萌萌等. 嗜酸性多发性肌炎2例并文献复习. 临床与实验病理学杂志, 2015, 31（10）: 1170-1171.

[6] 马德奎, 冯平, 吴志扬等. 甲状腺机能亢进性肌病的诊断与治疗. 中国现代医学杂志, 2006, 16（24）: 3771-3773.

[7] 谌剑飞. 甲状腺机能亢进性肌病的临床与诊断标准之我见. 神经病学与神经康复学杂志. 2007, 4（4）: 258-261.

[8] 周磊, 赵重波, 朱雯华等. 类固醇肌病的临床和病理特点分析. 中国临床神经科学, 2011, 19（6）: 583-587.

[9] 时宏娟, 焉传祝, 戴廷军. 类固醇肌病的研究现状. 中华医学杂志, 2014, 94：(6) 476-477.

[10] 贾建平, 陈生弟. 神经病学. 第7版. 人民卫生出版社, 2013.

[11] 徐希娴, 李艳萍. 中毒性肌病. 中华劳动卫生职业病杂志, 2003, 21（6）: 459-461.

[12] 王海珍, 李增富, 郑红等. 先天性肌强直一家系的临床特点及CLCNI基因突变筛查. 临床神经病学杂志, 2007, 20（3）: 182-184.

[13] 杨继红, 傅景海, 姚颖. 强直性肌营养不良56例和先天性肌强24例的临床与肌电图分析. 中国临床神经科学, 2006, 14（6）: 649-650.

[14] 吴筠凡, 周志华, 韩咏竹等. 强直性肌营养不良临床、电生理和肌肉病理研究. 中国临床神经科学, 2013, 21（1）: 70-74.

[15] 李敏, 彭福华, 朱灿胜等. 僵人综合征2例报告并文献复习. 中国神经精神疾病杂志, 2013, 39（5）: 312-314.

[16] 张瑶, 李玲, 谢春. 僵人综合征8例诊疗分析. 中国神经免疫学及神经病学杂志, 2016, 23（2）: 113-116.

# 第十二章

# 痴呆及神经系统变性疾病

## ▶ 第一节 阿尔茨海默病

阿尔茨海默病（Alzheimer's disease，AD）是发生于老年和老年前期、以进行性认知功能障碍和行为损害为特征的中枢神经系统退行性改变，是老年期最常见的痴呆类型。

【诊断要点】

（一）临床表现

通常隐匿起病，持续进行性发展，主要表现为认知功能减退和非认知性神经精神症状，包括两个阶段：痴呆前阶段和痴呆阶段。

（1）痴呆前阶段　此阶段分为轻度认知功能障碍发生前期（pre-mild cognitive impairment，pre-MCI）和轻度认知功能障碍期（mild cognitive impairment，MCI）。pre-MCI期没有任何认知障碍的临床表现或仅有极轻微的记忆力减退主诉，客观的神经心理学检查正常，这个概念目前主要用于临床研究。MCI期主要表现为记忆力轻度受损，学习和保存新知识的能力下降，其他认知域也可轻度受损，客观的神经心理学检查有减退，但未达到痴呆的程度，也不影响日常生活能力。

（2）痴呆阶段　此阶段患者认知功能损害导致了日常生活能力下降，根据认知功能损害的程度分为轻、中、重三期。

① 轻度：主要表现是记忆障碍，首先出现近事记忆减退，随着病情的发展，可出现远期记忆减退。

② 中度：除记忆障碍继续加重外，工作、学习新知识和社会接触能力减退，出现逻辑思维、综合分析能力减退，言语重复、计算力下降，明显的视空间障碍，常伴有明显的行为和精神异常。

③ 重度：此期的患者除上述各项症状逐渐加重外，还有情感淡漠、哭笑无常、言语能力丧失，以致不能完成日常简单生活。终日卧床而无语，与外界逐渐丧失接触能力。四肢出现强直或屈曲瘫痪，括约肌功能障碍。此期患者可并发全身系统症状，最终因并发症死亡。

### （二）辅助检查

（1）常规项目　血常规、血清生化、脑脊液、脑电图、头颅CT/MRI、甲状腺功能、维生素$B_{12}$水平、梅毒抗体、莱姆病抗体、HIV抗体等、神经心理学检查。

① 实验室检查：脑脊液检查可发现Aβ42水平降低，总tau蛋白和磷酸化tau蛋白增高。

② 脑电图：AD的早期脑电图改变主要是波幅降低和α节律减慢，随着病情发展可出现较广泛的θ活动，以额叶、顶叶明显。晚期则表现为弥漫性慢波。

③ 影像学：CT检查可见脑萎缩、脑室扩大；头颅MRI可见双侧颞叶、海马萎缩；SPECT灌注成像和氟脱氧葡萄糖PET成像可见顶叶、颞叶和额叶，尤其是双侧颞叶的海马。

④ 神经心理学检查：临床常用的工具有4个。a. 总体评定量表，如建议神经状况量表（MMSE）、特利尔认知测验（MoCA）、阿尔茨海默病认知功能评价量表（ADAS-cog）等；b. 分级量表，如临床痴呆评定量表（CDR）和总体衰退量表（GDS）；c. 精神行为评定量表，如痴呆行为障碍量表（DBD）、汉密尔顿抑郁量表（HAMD）；d. 用于鉴定的量表，如Hachinski缺血量表。

（2）可选项目　相关基因检测、SPECT、PET、脑活检。

有明确家族史的患者可进行APP、PSEN1、PSEN2基因检测，致病突变的检测有助于确诊早发家族性AD。ApoE4基因明显增加的携带者可能为散发性AD患者，但这些指标尚不能作为疾病的临床诊断。

## （三）诊断标准

根据详尽病史及临床症状、体征，结合临床神经心理量表、神经影像学检查及实验室检查诊断。目前应用最广泛的 AD 诊断标准是由美国国立神经病语言障碍卒中研究所和阿尔茨海默病及相关学会（NINCDS-ADRDA）1984 年制定，2011 年美国国立老化研究所和阿尔茨海默协会（NIA-AA）对此标准进行了修订。

在 AD 诊断前首先要确定患者是否符合痴呆的诊断标准。符合下列条件可诊断为痴呆。

（1）至少以下 2 个认知域损害，可伴或不伴人格、行为症状。

① 学习和记忆能力。

② 语言功能（听、说、读、写）。

③ 推理和判断能力。

④ 执行功能和处理复杂任务的能力。

⑤ 视空间功能。

（2）工作能力或日常生活能力受到影响。

（3）无法用谵妄或精神障碍解释。

在确定痴呆后，才可考虑是否符合 AD 的标准。AD 的诊断分以下几种。

1. AD 痴呆阶段的诊断标准

（1）很可能的 AD 痴呆

① 核心临床症状：a. 符合痴呆诊断标准；b. 起病隐匿；c. 有明确的认知功能损害病史；d. 表现为遗忘综合征（学习和近记忆下降，伴 1 个或 1 个以上其他认知域损害），或者非遗忘综合征（语言、视空间或执行功能三者之一损害，伴 1 个或 1 个以上其他认知域损害）。

② 排除标准：a. 伴有与认知障碍发生或恶化相关的卒中史，或存在多发或广泛脑梗死，或存在严重的白质病变；b. 有路易体痴呆的核心症状；c. 有额颞叶痴呆的显著特征；d. 有原发性进行性失语的显著特征；e. 有其他引起记忆和认知功能损害的神经系统疾病，或非神经系统疾病，或药物过量或滥用的依据。

③ 支持标准：a. 在以知情人提供或正规神经心理学检查得到的信息为基础的评估中，发现进行性认知下降的依据；b. 找到致病基因

（APP、PSEN1、PSEN2）突变的依据。

（2）可能的AD痴呆　有以下任一情况时即可诊断。

① 非典型过程：符合很可能的AD痴呆核心标准中的第①条和第④条，但认知障碍突然发生，或病史不详，或认知进行性下降的客观依据不足。

② 满足AD痴呆的所有核心症状，但具有以下依据：a. 伴有与认知障碍发生或恶化相关的卒中史，或存在严重的白质病变；b. 有其他疾病引起的痴呆的特征，或痴呆症状可用其他疾病和原因解释。

2. AD源性MCI的诊断标准

（1）符合MCI的临床表现　①患者主诉，或知情者、医生发现的认知功能减退；②一个或多个认知域损害的依据，尤其是记忆受损；③日常生活能力基本正常；④未达到痴呆标准。

（2）符合AD的病理生理过程　①排除血管性、创伤性、医源性引起的认知功能障碍；②有纵向随访发现认知功能持续下降的证据；③具有与AD遗传相关病病史。

### （四）鉴别诊断

要与轻度认知功能障碍（MCI）、谵妄、抑郁症、皮克病、血管性痴呆、帕金森病痴呆、路易体痴呆、额颞叶痴呆、正常颅压脑积水鉴别；同时还需与酒精性痴呆、药物中毒、肝功能衰竭、恶性贫血、甲状腺功能减退症、神经梅毒、亨廷顿舞蹈病、CJD等引起的痴呆综合征鉴别。

## 【治疗原则】

目的是减轻病情和延缓发展。

（1）生活护理　有效的生活护理可能延长患者的生命和改善患者的生活质量。

（2）非药物治疗　包括职业训练、认知康复治疗、音乐治疗等。

（3）药物治疗　①改善认知功能的药物：包括胆碱酯酶抑制药（ChEI）和 $N$-甲基-D-门冬氨酸（MNDA）受体拮抗药。②控制精神症状。

## 【处方】

1. 胆碱酯酶抑制药（ChEI）

▶ **处方1** 多奈哌齐 5mg（药剂） po qn×30d

**说明**：随后可增加至10mg po qn维持。

▶ **处方2** 卡巴拉汀 1.5mg（起始） po bid

**说明**：根据个体差异，至少每隔2周增加药量，以达到最大可耐受剂量，但每日最大剂量不应超过12mg。

▶ **处方3** 加兰他敏 4mg（起始） po bid

**说明**：随后增加至8mg po bid，根据患者的临床疗效及耐受性进行综合评估，可以将剂量提高到临床推荐最高剂量12mg po bid维持。

▶ **处方4** 石杉碱甲 0.1～0.2mg po bid

**说明**：是胆碱酯酶抑制药（ChEI），通过突触间隙的乙酰胆碱酯酶从而减少由突触前神经元释放到突触间隙的乙酰胆碱的水解，进而增强对乙酰胆碱受体的刺激，是目前改善轻中度AD认知功能障碍的主要药物。由于乙酰胆碱外周M受体有降低血压、减慢心率、增加腺体分泌等作用，患有病窦综合征或严重房室传导阻滞、急性胃炎、胃溃疡、严重哮喘或慢性阻塞性肺病的患者应谨慎使用。使用ChEI产生的一些轻微不良反应如头晕、恶心等在用药2～4天后逐渐减轻，如患者能忍受用药开始几天的不适，则随后的治疗可能无不适症状。其中加兰他敏建议与餐同服，服用期间应保证足量液体摄入；癫痫、肾功能不全、机械性肠梗阻、心绞痛患者禁用。有研究显示，2种ChEIs适当剂量的联合应用也比单独使用1种ChEI疗效更好。

2．*N*-甲基-D-门冬氨酸（MNDA）受体拮抗药

▶ **处方** 美金刚 5mg po qm×7d

**说明**：随后5mg po bid×7d，10mg po qm、5mg po qd（下午）×7d，其后10mg po bid维持。为*N*-甲基-D-冬氨酸（MNDA）受体拮抗药，此类药物能拮抗MNDA受体，具有调节谷氨酸活性的作用，用于中晚期AD的治疗。对于中度肾功能损害[肌酐清除率40～60mL/（min·1.73m²）]患者，应将本品剂量减至每日10mg。目前尚无本品应用于严重肾功能损害[肌酐清除率小于9mL/（min·1.73m²）]患者的资料，因此不推荐在这种患者中使用。癫痫患者、有惊厥病史或癫痫易感体质的患者应用时应慎重。联合ChEI和美金刚治疗比单独应

用 ChEI 更有效，两者联合有相互增效的作用。

3．其他

▶ **处方1** 氟西汀　20mg　po　qd

　　　或　帕罗西汀　10～20mg　po　qm

**说明**：为抗抑郁药物。

▶ **处方2** 奥氮平　2.5～5mg　po　qn

**说明**：为不典型抗精神病药，此类药物的使用原则是：①低剂量起始；②缓慢增量；③增量间隔时间稍长；④尽量使用最小有效剂量，短期使用；⑤治疗个体化；⑥注意药物间的相互作用。

## 第二节　路易体痴呆

路易体痴呆（dementia with Lewy body，DLB）是最常见的神经变性病之一，其主要的临床特点为波动性认知障碍、帕金森综合征和以视幻觉为突出表现的精神症状。患者的认知障碍常常在运动症状之前出现；主要病理特征为路易小体（Lewy bodies，LB），广泛分布于大脑皮质及脑干。DLB 是一种不可逆转的进行性加重的神经变性疾病，进展的速度因人而异，一般认为要快于 AD 的病程。

### 【诊断要点】

#### （一）临床表现

临床表现可归纳为三个核心症状即波动性认知障碍、视幻觉、帕金森综合征，以及其他症状。

（1）波动性认知障碍　认知功能损害常表现为执行功能和视空间障碍，而近事记忆功能早期轻度受损。DLB 的认知功能波动，伴有觉醒和注意变化，波动的证据为白天过度昏睡（有充分的夜间睡眠条件下），或者是白天的睡眠时间在2h以上，长时间凝视远方；可伴发作性的无序语言，视幻觉。

（2）视幻觉：50%～80%的患者在疾病早期就有视幻。视幻觉的内容常活灵活现，早期患者可分辨出幻觉和实物，后期患者无法辨认幻觉，对于旁人否定会表现得很激惹。

（3）帕金森综合征　主要表现为运动迟缓、肌张力增高和静止性震颤，与帕金森病相比，DLB患者的肌强直较运动迟缓和震颤更严重，常为双侧对称性且症状较轻。

（4）其他症状　有睡眠障碍、对抗精神病类药物过度敏感、自主神经功能紊乱和性格改变。快速眼动期睡眠行为障碍被认为是DLB最早出现的症状，患者在快速眼动期睡眠会出现肢体运动和梦呓。DLB患者对抗精神病类药物过度敏感，这类药物可加重患者的其他症状甚至危及生命。

## （二）辅助检查

（1）常规项目　血常规、血清生化、脑脊液、脑电图、头颅CT/MRI、甲状腺功能、维生素$B_{12}$水平、梅毒抗体、莱姆病抗体、HIV抗体等、神经心理学检查。

① 实验室检查：DLB没有特异性的实验室检查方法，因此检查的目的是鉴别诊断。需要检查的有甲状腺功能、维生素$B_{12}$水平、梅毒抗体、莱姆病抗体、HIV抗体等。

② 影像学：CT和MRI可发现脑广泛萎缩但缺乏特异性表现。

③ 神经心理学检查：认知功能主要表现在视空间障碍，可通过画钟试验等测定。

（2）可选项目　相关基因检测、SPECT、PET、脑活检。

SPEC和PET发现DLB患者枕叶皮质代谢下降，纹状体多巴胺转运体摄取降低，有一定的鉴别意义。

## （三）诊断标准

有波动性认知功能障碍、视幻觉和帕金森综合征的患者，应考虑DLB的可能。2005年Ckeith等对DLB诊断标准进行了修订，具体如下。

1. 诊断DLB必须具备的症状

① 就总体病程而言认知功能进行性下降，以致明显影响社会和职务功能。

② 认知功能以注意、执行功能和视空间功能损害最明显。

③ 疾病早期可以没有记忆障碍，但随着病程发展，记忆障碍越来

越明显。

2．三个核心症状

如果同时具备三个特点之二则诊断为很可能的DLB，如只具备一个，则诊断为可能的DLB。

① 波动性认知障碍，患者的注意和警觉性变化明显。

② 反复发作性的详细形成的视幻觉。

③ 自发的帕金森综合征样症状。

3．提示性症状

具体一个或一个以上的核心症状，同时还具有一个或一个以上的提示性症状，则诊断为很可能的DLB。无核心症状，但具体一个或一个以上的提示性症状，可诊断为可能的DLB。

① REM期睡眠障碍。

② 对抗精神病类药物过度敏感。

③ SPECT和PET提示基底节多巴胺能活性降低。

4．支持证据（DLB患者经常出现但是不具有特异性的症状）

① 反复跌倒、晕厥或意识丧失。

② 自主神经功能紊乱（如直立性低血压、尿失禁）。

③ 其他感觉的幻觉、错觉。

④ 系统性妄想。

⑤ 抑郁。

⑥ CT或MRI提示颞叶结果完好。

⑦ SPECT/PET提示枕叶皮质的代谢率降低。

⑧ 间碘苄胍（MIBG）闪烁扫描提示心肌摄取率降低。

⑨ 脑电图提示慢波，颞叶出现短阵尖波。

5．不支持DLB的诊断条件

① 脑卒中的局灶神经系统体征或影像学依据。

② 检查提出其他可导致类似临床症状的躯体疾病或脑部疾病。

③ 痴呆严重时才出现帕金森综合征的症状。

6．对症状发生顺序的要求

对于DLB，痴呆症状一般早于或与帕金森综合征同时发生。如果需要区别帕金森病痴呆和DLB，则需遵循"1年原则"，即帕金森症状出现1年内发生痴呆，可考虑DLB，而1年后出现的痴呆则诊断为帕金森病痴呆。

### （四）鉴别诊断

应与血管性痴呆、额颞叶痴呆、帕金森病、正常颅压性脑积水、CJD、进行性核上性麻痹等引起认知功能障碍的疾病进行鉴别。

## 【治疗原则】

目前尚无特异性治疗，用药主要是对症治疗。

（1）改善认知功能　包括胆碱酯酶抑制药（CHEI）和 *N*-甲基-D-门冬氨酸（MNDA）受体拮抗药。

（2）改善睡眠障碍　对于患者的REM期睡眠障碍，可给予小剂量的氯硝西泮。

（3）控制精神症状　当患者出现显著的精神症状时，应首先考虑胆碱酯酶抑制药（CHEI）和（或）减少帕金森症状药物的用量。若确需要使用抗精神病药物，可选择新型非典型抗精神病药物如奥氮平、利培酮、喹硫平。

（4）控制帕金森样症状　左旋多巴有可能加重视幻觉，当运动障碍影响日常生活能力时，可酌情从最小剂量给药。多巴胺受体激动剂治疗效果不如左旋多巴明显。

## 【处方】

▶ **处方1**　多奈哌齐　5mg　po　qn×30d

**说明**：多奈哌齐同时对改善运动症状有一定疗效，对改善视幻觉有一定作用。余参见阿尔茨海默病的处方。

▶ **处方2**　卡巴拉汀　1.5mg　po　bid

**说明**：卡巴拉汀对改善淡漠、焦虑、幻觉和错觉有效。注意事项见阿尔茨海默病的处方。

▶ **处方3**　加兰他敏　4mg　po　bid×28d

**说明**：余参见阿尔茨海默病的处方。

▶ **处方4**　石杉碱甲　0.1～0.2mg　po　bid

**说明**：余参见阿尔茨海默病的处方。

▶ **处方5** 美金刚 5mg po qm×7d

说明：注意事项见阿尔茨海默病的处方。

▶ **处方6** 奥氮平 2.5mg po qn（起始，根据患者的个体情况适度调整剂量）

说明：很常见的不良反应有嗜睡和体重增加，需从极小剂量开始使用并密切观察不良反应。该药禁用于已知闭角型青光眼危险的患者。

▶ **处方7** 多巴丝肼（美多芭） 125mg po tid×7d，以后每周增加125mg，直至达到该患者的适应剂量为止。

## ▷ 第三节　额颞叶痴呆

额颞叶痴呆（frontotemporal dementia，FTD）通常包括两大类：以人格和行为改变为主要特征的行为异常型FTD（behavioural variant FTD，bv FTD）和以语言功能隐匿性下降为主要特征的原发性进行性失语（primary progressive aphasia，PPA），后者又可分为进行性非流利性失语（progressive non-fluent aphasia，PNFA）和语义性痴呆（semantic dementia，SD）。FTD在早发性痴呆中居于第二位。

### 【诊断要点】

#### （一）临床表现

临床上以明显的人格、行为改变和语言障碍为特征，可以合并帕金森综合征和运动神经元病表现。

（1）行为异常型FTD（bv FTD） 是最常见的FTD亚型。人格、情感、行为改变出现早且突出，并贯穿于疾病的全过程。随着病情的进展，患者会出现认知障碍，特点为记忆障碍较轻，尤其是空间定向保存较好，但行为、判断、语言能力明显障碍。晚期患者可以出现妄想等感知觉障碍等精神症状，部分患者可出现锥体系或锥体外系损害的表现。

（2）原发性进行性失语（PPA） 包括PNFA和SD两种类型。PNFA

多在60岁缓慢起病，表现为语言表达障碍，行为和性格改变极为罕见。SD以语义记忆损害出现最早，并且最严重。晚期可出现行为异常，但视空间、记忆力和注意力相对保留。

## （二）辅助检查

（1）常规项目 血常规、血清生化、脑脊液、脑电图、脑CT/MRI、甲状腺功能、维生素$B_{12}$水平、梅毒抗体、莱姆病抗体、HIV抗体、神经心理学检查等。

① 实验室检查：目前尚缺乏敏感性和特异性俱佳的识别早期FTD的标志物。

② 影像学：可见CT或MRI有特征性的额叶和（或）前颞叶萎缩，脑回变窄，脑沟增宽，侧脑室额角扩大，额叶皮质和前颞叶皮质变薄，而顶枕叶很少受累。

③ 神经心理学检查：Addenbrook 认知功能改良量表（ACE-R）有助于发现FTD患者，而MMSE得诊断敏感性差。

（2）可选项目 相关基因检测、SPECT、PET、脑活检。SPECT表现为不对称性额、颞叶血流减少；PET表现为不对称性额叶、颞叶代谢降低，有利于本病的早期诊断。

## （三）诊断标准

目前本病尚无统一的诊断标准，以下可作参考：①中老年早期缓慢出现人格改变、情感变化和举止不当，逐渐出现行为异常；②言语障碍早期出现，早期计算力保留，视空间定向力保存，记忆力损害较轻；③晚期出现智能障碍、遗忘、二便失禁和缄默症等；④CT和MRI显示额颞叶不对称萎缩。

Rascovsky等于2011年修订的bvFTD临床诊断标准如下。

① 患者有行为和（或）认知功能进行性恶化。

② 必须存在以下行为/认知表现中的至少3项，且为持续性或重复性发生：

a. 早期脱抑制行为。

b. 早期出现冷漠和（或）迟钝。

c. 早期出现同情/移情缺失。

d. 早期出现持续性/强迫性/刻板性行为。

e. 口欲亢进和饮食改变。

f. 神经心理学检查提示执行障碍合并相对较轻的记忆和视空间功能障碍。

③ 生活或社会功能受损。

④ 至少存在下列影像学表现中的一个

a. CT或MRI显示额叶和（或）前颞叶萎缩。

b. PET或SPECT显示额叶和（或）前颞叶低灌注或低代谢。

⑤ bvFTD的排除标准

a. 临床表现更有可能由其他神经系统非退行性疾病或内科疾病引起。

b. 行为异常无法用精神疾病解释。

c. 生物学标志强烈提示AD或其他神经退行性改变。

PPA患者以语言功能障碍为主要临床表现，其诊断标准参考由Gorno-Tempini等于2011年提出的诊断标准。

### （四）鉴别诊断

应与阿尔茨海默病、血管性痴呆、正常颅压性脑积水、进行性核上性麻痹等引起认知功能障碍的疾病进行鉴别。

## 【治疗原则】

目前尚无特异性治疗，用药主要是对症治疗，胆碱酯酶抑制药（CHEI）和N-甲基-D-冬氨酸（NDA）受体拮抗药通常无效。对于易激惹、好动、有攻击行为的患者，可选择新型非典型抗精神病药物如奥氮平、利培酮、喹硫平，需从极小剂量开始使用并切观察不良反应。

## 【处方】

▶ **处方** 奥氮平 2.5mg（起始） po qn

**说明**：根据患者的个体情况适度调整剂量。见"路易体痴呆"。

或 利培酮 1～2mg（起始） po qd

**说明**：剂量可根据个体需要进行调整。剂量增减的幅度为每日1mg，剂量增加至少间隔24h或间隔更多天数，大多数患者的理想剂量为每日2～6mg，治疗期间应不断对是否需要继续使用该药进行评价。

肾病及肝病患者起始剂量及维持剂量均应减半，剂量调整的幅度及速度应降低。

或 喹硫平 50～100mg po bid

**说明**：成年人推荐用法为50mg po bid×1d，随后100mg po bid×1d，第三日150mg po bid×1d，第四日200mg po bid×1d，到第六日可进一步调至400mg po bid×1d，但每日剂量增加幅度不得超过200mg。可根据患者的临床反应和耐受性将剂量调整为每日200～800mg，常用有效剂量范围为每日400～800mg。该药慎用于老年人，尤其在开始用药时。老年患者及肝肾功能损害的患者起始剂量应为每日25mg，随后每日以25～50mg的幅度增至有效剂量。该药慎用于已知有心血管疾病、脑血管疾病或其他有低血压倾向的患者。

## 第四节 运动神经元病

运动神经元病（motor neuron disease，MDN）是一系列以上、下运动神经元损害为突出表现的慢性进行性神经系统变性疾病。临床表现为上、下运动神经元损害的不同组合，特征表现为肌无力和萎缩、延髓麻痹和锥体束征。通常感觉系统和括约肌不受累。

### 【诊断要点】

#### （一）临床表现

通常起病隐匿，缓慢进展，偶见亚急性进展者。由于损害部位的不同，临床表现为肌无力、萎缩和锥体束征的不同组合。但不少病例先出现一种类型的表现，随后又出现另一种类型的表现，最后演变为肌萎缩侧索硬化（amyotrophic lateral sclerosis，ALS）。

（1）肌萎缩侧索硬化 为最多见的类型，也称为经典型，其他类型称为变异型。大多数为散发性，少数为家族性。发病年龄在30～60岁，多数45岁以上发病。男性多于女性。呈典型的上、下运动神经元同时受累的临床特征。常见首发症状为一侧或双侧手指活动笨拙、无力，随后出现手部小肌肉萎缩，逐渐延及前臂、上臂和肩胛带肌群。随着病程的延长，肌无力和萎缩扩展至躯干和颈部，最后累及面肌和咽喉肌。少数病例肌萎缩和无力从下肢开始，常表现为足背屈力弱。受累部位常有明显的肌束震颤、肌肉萎缩，同时伴有腱反射活跃或亢进，Hoffmann征阳性，Babinski征阳性。患者一般无客观的感觉障碍，但可有主观的感觉症状，如麻木等。括约肌功能常保持良好。患者意识始终保持清醒。延髓麻痹一般发生于本病的晚期。

（2）进行性肌萎缩（progressive muscular atrophy，PMA） 发病年龄20～50岁，多在30岁左右，或略早于30岁。运动神经元变性仅限于脊髓前角细胞和脑干运动神经核，表现为下运动神经元损害的特征和体征。首发症状常为单手或双手小肌肉萎缩、无力，逐渐累及前臂、上臂和肩胛带肌群。少数病例肌萎缩可从下肢开始。受累肌肉萎缩明显，肌张力降低，可见肌束震颤，腱反射减弱，病理反射阴性。一般无感觉和括约肌功能障碍。许多患者后期会出现上运动神经元损害的体征，而且通常是在首发症状出现的2年内出现，此时被称为下运动神经元起病的ALS。

（3）进行性延髓麻痹 少见。发病年龄较晚，多在40～50岁以后起病。主要表现为进行性发言不清楚、声音嘶哑、吞咽困难、饮水呛咳、咀嚼无力。舌肌明显萎缩，并有肌束震颤，唇肌、咽喉肌萎缩，咽反射消失。后期出现其他节段上下运动神经元受累的表现，此时称为球部起病的ALS。

（4）原发性侧索硬化 临床上罕见。多数在中年以后发病，起病隐匿。常见首发症状为双下肢对称性僵硬、乏力，行走呈剪刀步态。缓慢进展，逐渐累及双上肢。四肢肌张力呈痉挛性增高，腱反射亢进，病理反射阳性，一般无肌肉萎缩和肌束震颤，感觉无障碍，括约肌功能不受累。部分患者后期会出现下运动神经元损害的表现，此时称为上运动神经元起病的ALS。进展较ALS慢，可存活较长时间。

## （二）辅助检查

常规项目有血生化、血清肌酶、头颅CT/MRI、脊髓MRI、肌电图及脑干诱发电位及单纤维肌电图、脑脊液常规和生化。

① 肌电图：有很高的诊断价值，呈典型的神经源性损害。ALS患

者往往在延髓、颈、胸、腰骶不同神经节段所支配的肌肉出现进行性失神经支配和慢性神经再生支配现象。主要表现为静息状态下可见纤颤电位、正锐波、束颤电位，小力收缩时运动单位时限增宽、波幅增大、多相波增加，大力收缩时募集项减少，呈单纯项；运动神经传导检查可能出现复合肌肉动作电位波幅减低，较少出现运动神经传导速度异常，感觉神经检查多无异常。同时进行胸锁乳突肌和胸段椎旁肌肌电图检查对诊断有重要意义。

② 脑脊液检查：腰穿压力正常或偏低，脑脊液检查正常或蛋白轻度增高，免疫球蛋白可能增高。

③ 血液检查：血清肌酸磷酸激酶活性正常或者轻度增高而其同工酶不高。需常规行甲状腺功能、维生素$B_{12}$、血清蛋白电泳、免疫学指标等检查除外其他原因引起的ALS综合征。

④ CT和MRI检查：主要用于鉴别诊断，排除其他结构性病变导致的锥体束或下运动神经元损害。

## （三）诊断标准

根据中年以后隐匿起病、慢性进行性加重的病程，临床主要表现为上、下运动神经元损害所致的肌无力、肌萎缩、延髓麻痹及锥体束征的不同组合，无感觉障碍，肌电图呈神经源性损害，脑脊液正常，影像学无异常，一般不难做出诊断。

世界神经病学联盟于1994年在西班牙首次提出该病的EL Escorial诊断标准，2000年又发表了此诊断的修订版，具体如下。

（1）诊断ALS必须符合以下3点

① 临床、电生理或病理学检查显示下运动神经元病变得证据。

② 临床检查显示上运动神经元病变的证据。

③ 病史或检查显示上述症状或体征在一个部位内扩展或者从一个部位扩展到其他部位。

（2）同时必须排除以下2点

① 电生理或病理学检查提示患者有可能存在导致上下运动神经病变的其他疾病。

② 神经影像学提示患者有可能存在导致上述临床或电生理变化的其他疾病。

（3）进一步跟进临床证据的充分程度，可以对ALS继续分级诊断。

① 确诊ALS：至少有3个部位的上、下运动神经元病变的体征。

② 很可能的ALS：至少有2个部位的上、下运动神经元病变的体征，而且某些上运动神经元体征必须位于下运动神经元体征近端（之上）。

③ 实验室支持很可能ALS：只有1个部位的上、下运动神经元病变的体征，或一个部位的上运动神经元体征，加肌电图显示的至少两个肢体的下运动神经元损害证据。

④ 可能ALS：只有1个部位的上、下运动神经元病变的体征，或有2处或以上的上运动神经元体征，或者下运动神经元体征位于上运动神经元体征近端（之上）。

注：ALS神经元变性的部位分为4个，即延髓、颈髓、胸髓、腰骶髓。

**（四）鉴别诊断**

该病需与颈椎病或腰椎病、延髓和脊髓空洞症、多灶性运动神经病、颈段脊髓肿瘤、肯尼迪病、良性肌束震颤、单肢肌萎缩、遗传性痉挛性截瘫、重症肌无力、ALS综合征等鉴别。

## 【治疗原则】

MND的治疗包括病因治疗、对症治疗。

（1）病因治疗　至今仍缺乏能够有效逆转或控制ALS病情发展的药物。当前病因治疗的发展方向包括抗兴奋性氨基酸毒性、神经营养因子、抗氧化和自由基清除、新型钙通道阻滞药、抗细胞凋亡、基因治疗及神经干细胞移植等。另美国FDA已批准依达拉奉用于治疗ALS。

（2）对症治疗　包括针对吞咽、呼吸、构音、痉挛、疼痛、营养障碍等并发症和伴随症状的治疗。吞咽困难的患者应鼻饲饮食或经皮胃造口保证营养。有呼吸衰竭者尽早采用无创呼吸机辅助呼吸，或根据具体情况选择是否气管切开机械通气辅助呼吸。在对症治疗的同时，要充分主要药物可能发生的不良反应。临床应用时需仔细权衡利弊、针对患者的情况个体化用药。

## 【处方】

▶ **处方**　利鲁唑　50mg　po（每日定时）　bid×18个月

说明：如漏服一次按原计划服用下一片。该药具有抑制谷氨酸释放等作用，有可能延缓病情、延长脊髓麻痹患者的生存期，但对患者的肌力和生活质量没有显著改善。该药禁用于肝脏疾病或基线转氨酶高于正常上限3倍者。妊娠期或怀疑妊娠者不可使用该药。服用该药期间不可哺乳。在儿童中不推荐使用该药。

## 第五节　多系统萎缩

多系统萎缩（multiplesystem atrophy，MSA）是一组成年期发病、散发性的神经系统变性性疾病，临床表现为不同程度的自主神经功能障碍、左旋多巴类药物反应不良的帕金森综合征、小脑性共济失调和锥体束等症状。

### 【诊断要点】

#### （一）临床表现

首发症状多为自主神经功能障碍、帕金森综合征、小脑性共济失调，少数患者也可以肌肉萎缩起病的，不论以何种神经系统症候群起病，当疾病进一步进展都可出现两个或多个系统的神经症候群。目前MSA主要分为两种临床亚型：以帕金森综合征为突出临床表现的MSA-P型，以小脑性共济失调为突出表现的MSA-C型。

（1）自主神经功能障碍　往往是首发症状，也是常见的症状之一。常见的自主神经功能障碍有尿失禁、尿频、尿急、尿潴留、男性勃起功能障碍、直立性低血压、吞咽困难、瞳孔大小不等和霍纳综合征、哮喘、呼吸暂停和呼吸困难，严重时需气管切开。斑纹和手凉是自主神经功能障碍所致，有特征性。男性最早出现的症状是勃起功能障碍，女性最早出现的症状是尿失禁。

（2）帕金森综合征　是MSA-P亚型的突出症状，也是其他亚型的常见症状之一。MSA帕金森综合征的特点主要表现为运动迟缓、肌强直和震颤，双侧同时受累，但可轻重不同。抗胆碱能药物能缓解部分症状，多少对左旋多巴治疗反应不佳，1/3有效，但持续时间不长，且易出现异动症等不良反应。

（3）小脑性共济失调：是MSA-C亚型的突出症状，也是其他亚型的常见症状之一。临床表现为进行性步态和肢体共济失调，从下肢开始，以下肢的表现为突出，并有明显的构音障碍和眼球震颤等小脑性共济失调。

（4）其他

① 20%的患者出现轻度认知功能障碍。

② 常见吞咽困难、发音障碍等症状。

③ 睡眠障碍。

④ 其他锥体外系症状：肌张力障碍、腭阵挛、肌阵挛皆可见，手和面部刺激敏感的肌阵挛是MSA的特征性表现。

⑤ 部分患者出现肌肉萎缩，后期出现肌张力增高、腱反射亢进和巴宾斯基征阳性，视神经萎缩。

## （二）辅助检查

（1）常规项目　生化全套、肌电图、头颅MRI、直立倾斜试验、膀胱功能评价。

① 直立倾斜试验：测量平卧位和直立位的血压和心率，站立3min内血压较平卧位时下降30/15mmHg，且心率无明显变化者为阳性（直立性低血压）。

② 膀胱功能评价：有助于早期发现神经源性膀胱。尿动力学实验可发现逼尿肌反射兴奋性升高，膀胱括约肌功能减退，疾病后期出现残余尿增加。膀胱B超检查有助于膀胱排空障碍的诊断。

③ 肛门括约肌肌电图：往往出现失神经改变，此项检查正常有助于排除MSA。

④ 影像学检查：MRI检查壳核、脑桥、小脑中角和小脑等有明显萎缩，第四脑室、脑桥小脑角池扩大。高场强（1.5T以上）MRI T2相可见壳核背外侧缘条带状弧形高信号、脑桥基底部"十字征"和小脑中角高信号。$^{18}$F-脱氧葡萄糖PET显示纹状体或脑干代谢降低。

（2）可选项目　$^{123}$I-间碘苄胍心肌显像、PET等。$^{123}$I-间碘苄胍心肌显像此检查有助于区分自主神经功能障碍是交感神经节前或节后改变，帕金森病患者心肌摄取$^{123}$I-间碘苄胍能力降低，而MSA患者交感神经节后纤维相对完整，无此改变。

## （三）诊断标准

根据成年期缓慢起病，无家族史，临床表现为逐渐进展的自主神经功能障碍、帕金森综合征和小脑性共济失调等症状和体征，应考虑本病。临床诊断可参照2008年修订的Gilman诊断标准。

1. 很可能的MSA

成年起病（>30岁）、散发、进行性发展，同时具有以下表现。

（1）自主神经功能障碍 尿失禁伴男性勃起功能障碍，或直立性低血压（站立3min内血压较平卧位时下降30/15mmHg，且心率无明显变化者为阳性）。

（2）下列两项之一 ①对左旋多巴类药物反应不良的帕金森综合征，表现运动迟缓、伴强直、震颤或姿势反射障碍；②小脑功能障碍，表现步态共济失调，伴小脑性构音障碍、肢体共济失调或小脑性眼动障碍。

2. 可能的MSA

成年起病（>30岁）、散发、进行性发展，同时具有以下表现。

（1）下列两项之一

① 对左旋多巴类药物反应不良的帕金森综合征，表现运动迟缓、伴强直、震颤或姿势反射障碍。

② 小脑功能障碍，表现步态共济失调，伴小脑性构音障碍、肢体共济失调或小脑性眼动障碍。

（2）至少有1项提示自主神经功能障碍的表现 无其他原因解释的尿急、尿频或膀胱排空障碍，男性勃起功能障碍，或直立性低血压（但未达到"很可能的MSA"标准）。

（3）至少有一项下列表现

① 可能的MSA-P或MSA-C：a. 巴宾斯基征阳性，伴腱反射活跃；b. 喘鸣。

② 可能的MSA-P：a. 进展迅速的帕金森综合征；b. 多左旋多巴类药物反应不良；c. 运动症状之后3年内出现姿势反射障碍；d. 步态共济失调、小脑性构音障碍、肢体共济失调或小脑性眼运动障碍；e. 运动症状出现5年内出现吞咽困难；f. MRI显示壳核、脑

桥小脑角、脑桥或小脑萎缩；g. FDG-PET显示壳核、脑干或小脑低代谢。

③ 可能的MSA-C：a. 帕金森综合征（运动迟缓和强直）；b. MRI显示壳核、脑桥小脑角、脑桥萎缩；c. FDG-PET显示壳核低代谢；d. SPECT或PET显示黑质纹状体突触前多巴胺能纤维失神经改变。

### （四）鉴别诊断

MSA-P需与血管性帕金森综合征、进行性核上性麻痹、皮质基底节变性、路易体痴呆鉴别。MSA-C需与多种遗传性或非遗传性共济失调鉴别。

## 【治疗原则】

目前尚无特异性治疗，主要是针对自主神经障碍和帕金森综合征进行对症治疗。

（1）一般处理　站立或坐立要缓慢，可增加食盐增加血容量；对直立性低血压，首选非药物治疗，如弹力袜、高盐饮食、夜间抬高床头等。

（2）药物治疗。

（3）对症治疗。

① 排尿功能障碍。

② 帕金森综合征。

（4）康复治疗。

## 【处方】

1. 直立性低血压

▶ **处方1**　醋酸氟氢可的松　0.1～0.6mg/d　po

**说明**：是自主神经功能障碍导致的慢性直立性低血压的首选药物。需注意水肿、补钾和卧位高血压。

▶ **处方2**　盐酸米多君　2.5mg　po　bid～tid

**说明**：最大剂量40mg/d。忌睡前服用以免卧位高血压，将床头抬高30°～45°有助于预防卧位高血压。是血管α受体激动药，能迅速升高血压（30～60min）。

2．排尿功能障碍

▶ **处方1** 曲司氯铵 20mg po bid

▶ **处方2** 奥昔布宁 2.5～5mg po bid～tid

▶ **处方3** 托特罗定 2mg po bid

3．帕金森综合征

▶ **处方1** 美多芭 62.5mg po bid起始，逐渐加量。

**说明**：对疑似MSA的患者，左旋多巴的最大作用是与原发性帕金森病鉴别，仅有少数MSA患者左旋多巴有效，但疗效并不持久，多巴胺受体激动药和金刚烷胺亦无显著疗效。

▶ **处方2** 帕罗西汀 20mg po qd

**说明**：帕罗西汀可能有助于改善患者的运动症状。

4．外科治疗

▶ **处方** 双侧丘脑基底核高频刺激

**说明**：双侧丘脑基底核高频刺激对少数MSA-P亚型患者可能有效。

# 参考文献

[1] 吴江，贾建平．神经病学．北京：人民卫生出版社，2016．

[2] Rowland L P，Pedley T A．Merritt's Neurology．12th ed．New York：Lippincott Williams & Willkins，2009．

[3] Ropper A H，Samuels M A，Klein J P．Adams and Victor's principles of Neurology．10th ed．New York：McGraw-Hill，2014．

[4] Brooks B R，Miller R G，Swash M，et al．World Federation of Neurology Research Group on Motor Neuron Disease．EL Escorial revisited：revised criteria for the diagnosis of Amyotrophic lateral sclerosis．Amyotroph Lateral Scler Other Motor Neuron Disord，2000，1（5）：293-299．

[5] Albert M S，DeKosky S T，Dickson D，et al．The Diagnosis of mild cognitive impairment due to Alzheimer's Disease：recommendations from the National Institute on Aging- Alzheimer's workgroup on diagnostic guidelines for Alzheimer's Disease．Alzheimers Dement，2011，7（3）：270-279．

[6] Rascovsky K，Hodges J R，Knopman D，et al．Sensitivity of revised diagnosis criteria for the behavioral variant of frontotemporal dementia．Brain，2011，134，（9）：2456-2477．

[7] Mckeith I G，Dickson D W，Lowe J，et al．Diagnoses and management of

dementia with Lewy bodies：third report of the DLB consortium．Neurology，
2005，65（12）：1863-1872.

[8] Gilman S，Winning G K，Low P A，et al．Second consensus statement on the diagnosis of multiple system atrophy．Neurology．2008，71（9）：670-676.

# 第十三章 >>>

# 营养障碍和酒精中毒

营养障碍性多发性神经病是多发性神经病中常见的类型，是营养缺乏或代谢障碍所致，可有四肢远端对称性或非对称性感觉、运动、自主神经功能以及共济运动障碍性疾病。

## 【病因】

（1）B族维生素缺乏　维生素$B_1$、维生素$B_{12}$、烟酸等缺乏所致的神经病。

（2）慢性酒精中毒　酒精中毒性小脑病变、酒精中毒性痴呆等。

（3）胃肠道的慢性疾病和手术后等。

## 【病理】

主要是神经的节段性脱髓鞘和轴突变性或两者兼有。

## 【临床表现】

按病程可分为急性、亚急性、慢性。

（1）感觉障碍　感觉缺失、感觉异常。

（2）运动障碍　肌无力、肌张力低下/增高、腱反射亢进/减弱等。

（3）自主神经障碍。

（4）共济运动障碍等。

## 【辅助检查】

主要的辅助检查有三大常规、血清维生素水平测定、头颅/脊髓MRI、神经电生理、脑电图、电子胃镜等。

## 【治疗原则】

去除病因，营养支持；促进神经功能恢复；防治并发症。

# 第二节 维生素B₁缺乏症

维生素B₁缺乏症又称脚气病，是因缺乏维生素B₁（硫胺素）引起的疾病。维生素B₁摄入不足和酒精中毒是维生素B₁缺乏的最常见原因。

## 【诊断要点】

### （一）临床表现

维生素B₁缺乏会损伤大脑、神经、心脏等器官，由此出现一系列症状。

（1）发病早期　患者可有体弱疲倦、烦躁、头痛、食欲缺乏、呕吐、腹胀等症状。

（2）神经系统症状　可表现为感觉异常、腓肠肌触痛、进而感觉减退以致消失，病情进展可出现上行性松弛性瘫痪。

（3）心血管系统症状　心脏肥大和扩张（尤其是右心室）、心动过速、呼吸窘迫以及腿部水肿等。

### （二）辅助检查

（1）常规项目　三大常规、生化、血丙酮酸、血乳酸、心电图、神经电生理等检查。

（2）可选项目　头颅MRI、心脏彩超。

（三）诊断标准

（1）临床诊断　有缺乏维生素 $B_1$ 的原因；具有上述临床表现；维生素 $B_1$ 治疗后迅速好转。

（2）实验室诊断　维生素 $B_1$ 负荷试验阳性；血液中丙酮酸和乳酸含量皆明显升高，有助于确诊；红细胞的酮基转换酶活性显著降低。

以后 2 种结果更为可信，若没有条件做实验诊断，对可疑病例给予维生素 $B_1$ 作诊断性治疗，也是安全可靠的方法。

（四）鉴别诊断

诊断上应注意与有类似症状的疾病相鉴别，如脑型维生素 $B_1$ 缺乏症要与中枢神经系统感染如脑炎、脑膜炎等疾病鉴别；周围性神经炎与多发性神经根炎、脊髓灰质炎等疾病相鉴别。

【治疗原则】

去除病因，均衡饮食，促进神经功能恢复，防治并发症。

【处方】

▶ **处方 1**　营养支持；对症处理。

　　**说明**：脑型和心脏型病情进展、变化快，应及时处理。

▶ **处方 2**　维生素 $B_1$　100mg　im　qd×7d

　　**说明**：急性期予以维生素 $B_1$ 肌内注射，连用 7 天，之后改口服 1 个月。肾上腺皮质激素能对抗维生素 $B_1$ 作用，过量叶酸及烟酸能影响维生素 $B_1$ 磷酸化作用，治疗时应注意。

▶ **处方 3**　维生素 $B_6$　20mg　po　tid×30d

　　维生素 $B_{12}$（甲钴胺）　0.5mg　im　qd×30d

　　**说明**：本病常伴有其他 B 族维生素缺乏，应同时予以适当补充。

## ▶第三节　维生素 $B_{12}$ 缺乏所致的神经病

主要是由于维生素 $B_{12}$ 缺乏引起的神经系统退行性变性疾病，即脊髓亚急性联合变性，病变主要累及脊髓后索、侧索及周围神经，严重时大脑白质及视神经也可受累。常见于各种原因所致维生素$B_{12}$吸收不良和（或）转化利用受限，造成维生素$B_{12}$的缺乏。

## 【诊断要点】

### （一）临床表现

① SCD多中年发病，呈亚急性或慢性起病，症状逐渐加重。

② 主要表现为双下肢痉挛性瘫痪、深感觉障碍、共济失调及周围神经病变等。

③ 通常伴有恶性贫血。

### （二）辅助检查

（1）常规项目　三大常规、生化、维生素$B_{12}$测定、血同型半胱氨酸、骨穿、神经电生理、脊髓MRI、胃镜等检查。

说明：维生素$B_{12}$水平正常也不能排除该病，需注意组织利用维生素$B_{12}$的障碍也会引起该病。

（2）可选项目　必要时完善脑干诱发电位、腰穿脑脊液检查。

### （三）诊断标准

① 有维生素$B_{12}$吸收、转运或利用障碍病史。

② 慢性进展性病程，有双下肢痉挛性瘫痪，双下肢深感觉障碍及感觉性共济失调，四肢多发性周围神经病变，恶性贫血等临床表现。

③ 血清维生素$B_{12}$水平降低，脊髓MRI特征性病变。

### （四）鉴别诊断

与脊髓梅毒、脊髓炎性脱髓鞘病变、脊髓内肿瘤、脊髓压迫症、运动神经元病等鉴别。

## 【治疗原则】

去除病因，营养支持，促进神经功能恢复，康复锻炼。

## 【处方】

▷ **处方1**　营养支持；对症处理。

说明：合理膳食，注意避免摔倒。

▶ **处方2** 维生素$B_{12}$ 0.5mg im qd×14d

说明：继而0.5mg im qw×4周，最后0.5mg im qm。及早开始大剂量维生素$B_{12}$治疗，治疗同时可补充其他B族维生素，部分患者需终生用药。

▶ **处方3** 维生素$B_1$ 20mg tid po×30d

叶酸 5mg tid po×30d

说明：不宜单独使用叶酸，否则会加重神经精神症状。

▶ **处方4** 神经功能康复锻炼

说明：尽早期进行正规的神经功能康复锻炼，以预防废用性肌萎缩和关节挛缩。

# 第四节 酒精中毒性小脑变性

酒精中毒性小脑变性为最常见获得性中毒性小脑性共济失调症，主要见于长期酗酒者，10%～30%慢性酗酒者会发生酒精性小脑变性，病变主要局限在小脑蚓部。

## 【诊断要点】

### （一）临床表现

① 急性或慢性病程，可在数周至数月快速进展，也可在数月至数年缓慢进展。

② 主要表现为下肢和躯干的共济失调，步态不稳或动作笨拙，醉酒步态，步基宽，直线行走困难。上肢症状较轻，眼震、构音障碍和手震颤少见。

③ 体检可见下肢为主的腱反射减弱或消失。

### （二）辅助检查

（1）常规项目 三大常规、生化、维生素$B_{12}$测定、头颅MRI、肌电图等检查。

（2）可选项目　必要时完善基因检测、腰穿脑脊液检查。

### （三）诊断标准

有长期饮酒史；有上述临床症状、体征；头颅MRI/CT见小脑蚓部萎缩。

### （四）鉴别诊断

主要与以下疾病鉴别：脊髓小脑性共济失调；内分泌障碍疾病（如甲状腺功能减退症、糖尿病等）可伴有共济失调综合征；副肿瘤综合征合并共济失调症状等。

## 【治疗原则】

立即戒酒，均衡饮食，促神经功能恢复，防治并发症，康复锻炼。

## 【处方】

▷ **处方1**　立即戒酒、均衡饮食、对症处理

**说明**：有发生戒断综合征可能，注意识别。

▷ **处方2**　维生素$B_1$　100mg　im　qd×7d

**说明**：补充足量维生素$B_1$，症状改善后改口服。

▷ **处方3**　维生素$B_{12}$　500μg　po　tid×7d

**说明**：应补充多种维生素。

▷ **处方4**　神经康复锻炼

**说明**：尽早开始康复锻炼，避免外伤。

## 第五节　酒精中毒性痴呆

酒精中毒性痴呆是指由慢性酒精中毒引起的一种脑器质性痴呆。其发生可能与酒精对脑组织的直接毒性作用，以及酒精中毒导致的痉挛、低血糖、B族维生素缺乏等对大脑的综合性损害有关。

## 【诊断要点】

### （一）临床表现

① 病程多呈缓慢发展。

② 初期可有倦怠感、注意力不集中、淡漠、失眠、烦躁及昏睡等。随着病情的加重可逐渐发生定向力和判断力的损害及智力缺陷（特别是记忆力缺陷）。

③ 部分患者还可出现小脑性共济失调和某些躯体病变，如面部毛细血管扩张、肌肉松弛无力、震颤和癫痫发作等。

### （二）辅助检查

（1）常规项目　三大常规、甲状腺功能（$FT_3$、$FT_4$、TSH、TPOAb、TGAb、TRAb）、HIV、TRUST、脑电图、头颅MRI（要做冠状位）等检查。

（2）可选项目　必要时完善脑脊液14-3-3蛋白检测、头颅MRA等检查。

### （三）诊断标准

有长期酗酒史；有上述症状、体征；头颅MRI/CT示额顶区萎缩，沟裂变宽和侧脑室及第三脑室扩大。

### （四）鉴别诊断

需要与以下疾病鉴别：柯萨柯夫精神病、阿尔茨海默病、血管性痴呆、额颞叶痴呆等。

## 【治疗原则】

戒酒、营养支持，改善微循环，改善认知功能。

## 【处方】

▶ **处方1**　戒酒、均衡饮食、对症处理

**说明**：有发生戒断综合征可能，注意识别。

▶ **处方2**　美金刚　10mg　po　bid（长期服用）

**说明**：改善认知功能。为减少美金刚副作用的发生，在治疗前3周应按每周递增5mg剂量逐渐达到维持剂量，具体如下：第一周5mg　po　qd，第二周5mg　po　bid，第三周10mg（早）po、5mg（晚）po，

第四周10mg　po　bid。

▶ **处方3**　维生素B$_1$　100mg　im　qd×14d

　　**说明**：同时补充维生素B$_{12}$、维生素B$_1$。

▶ **处方4**　生理盐水　250mL ⎫
　　银杏叶提取物　20mL ⎭ ivgtt　qd×7d

　　**说明**：大部分研究报道银杏叶可延缓痴呆病程。

## 第六节　Wernicke脑病

　　Wernicke脑病是一种急性或亚急性起病的维生素B$_1$缺乏引起中枢神经系统营养障碍性疾病，可导致严重的神经功能缺失甚至危及生命。长期饮酒和营养不良是引起维生素B$_1$缺乏，发生Wernicke脑病的最常见原因，非饮酒患者多见于重度妊娠反应、长期感染性发热状态、胃切除术、空肠切除、胃肠造口术后、消化道肿瘤、禁食、神经性厌食等。

### 【诊断要点】

#### （一）临床表现

① 急性或亚急性起病

② 可出现"眼球运动障碍、小脑性共济失调、精神意识障碍"典型的三联征，但常以某一个或两个临床表现为主的形式发展，仅少数患者表现为典型的"三联征"。

③ 可伴有多发性神经病。

#### （二）辅助检查

（1）常规项目　三大常规、血维生素B$_1$水平、血丙酮酸水平、神经电生理、头颅CT、头颅MRI等。

（2）可选项目　必要时完善脑电图、腰穿脑脊液、头颅MRV/CTV等检查。

#### （三）诊断标准

有引起维生素B$_1$缺乏的诱因或病因；符合Wernicke脑病的主要临

床表现；头颅MRI提示中线结构对称性异常信号；实验室检查提示血丙酮酸水平增高和（或）维生素$B_1$降低；维生素$B_1$治疗后临床症状明显改善；排除其他原因引起的中枢神经系统损害。

### （四）鉴别诊断

需要鉴别的疾病包括：颅内感染、颅内静脉窦血栓形成、脑梗死（基底动脉尖综合征）、脑桥中央髓鞘溶解症等。

## 【治疗原则】

去除病因，戒酒，营养支持，促进神经功能恢复，防治并发症。

## 【处方】

▶ **处方1** 一般治疗及对症治疗

**说明**：病情严重时可危及生命，注意监测神志、瞳孔、血压、呼吸、脉搏、血氧饱和度变化。

▶ **处方2** 维生素$B_1$ 200mg im tid

**说明**：治疗应持续进行，直到临床症状体征不能再改善。但注意在Wernicke脑病的治疗过程中，补充维生素$B_1$之前，禁用葡萄糖和激素。给维生素$B_1$一定要剂量充足且及时，静脉应用效果最佳，其次是肌内注射，口服效果较差。一经诊断或仅仅开始怀疑时立即静脉注射维生素$B_1$。与非酒精性Wernicke脑病比较，酒精性Wernicke脑病需要补充更大剂量的维生素$B_1$，且通常症状不能完全恢复。

▶ **处方3** 维生素$B_6$ 100mg ivgtt tid×5d

**说明**：还可以补充维生素$B_2$、叶酸。

▶ **处方4** 神经功能康复锻炼

**说明**：病情稳定后，早期进行正规的神经功能康复锻炼。

## 参考文献

[1] 吴江，贾建平，崔丽英. 神经病学（八年制）. 北京：人民卫生出版社，2010.

[2] 庞家武，张翠珍. 成人维生素$B_1$缺乏症7例的诊治体会. 广西医学，2007，29（3）：419-420.

[3] 樊春秋，贾建平. 中国人脊髓亚急性联合变性的临床特点（附40例分析）. 中国神经精神疾病杂志，2005，31（2）：108-110.

[4] 周晋，孟然，李国忠等. 亚急性联合变性与维生素 $B_{12}$ 缺乏和巨幼红细胞贫血的研究. 中华内科杂志，2004，43（2）：90-93.

[5] 徐阿巧，李军，牛忠锋. 脊髓亚急性联合变性的MRI表现及诊断价值. 浙江临床医学，2014，16（2）：301-302.

[6] 郭晓玲，黄旭升，刘淑贤等. 脊髓亚急性联合变性临床特点研究. 中国神经免疫学和神经病学杂志，2011，18（2）：83-86.

[7] Lee J H，Heo S H，Chang D. Early-stage Alcoholic Cerebellar Degeneration：Diagnostic Imaging Clues. Journal of Korean medical science，2015，30（11）：1539-1539.

[8] 楼小琳，杨兴东，张苗. 酒精中毒性脑病的临床及影像学特征. 北京医学，2007，29（7）：395-397.

[9] Galvin R，Bråthen G，Ivashynka A，et al. EFNS guidelines for diagnosis，therapy and prevention of Wernicke encephalopathy. European Journal of Neurology，2010，17（12）：1408-1418.

[10] 郝玲，王健. Wernicke 脑病的临床进展. 医学综述，2011，17（8）：1172-1175.

# 第十四章

# 自主神经系统疾病

## 第一节 间脑病变

间脑由丘脑、上丘脑、下丘脑、底丘脑四部分组成，位于两侧大脑半球之间，是脑干与大脑半球连接的中继站。间脑病变是指与间脑有关的自主神经功能障碍、精神症状和躯体方面的体重变化、水分潴留、体温调节、睡眠-觉醒节律、性功能、皮肤素质等异常和反复发作性的症状群，脑电图中可有特征性变化。

### 【诊断要点】

#### （一）临床表现

临床症状表现不一，必须指出，在亚急性或慢性的病变中，自主神经系统具有较强的代偿作用。

（1）丘脑病变　可产生丘脑综合征，主要为对侧感觉缺失和（或）刺激症状，对侧不自主运动，并可有情感和记忆障碍。

（2）下丘脑病变　可引起和内分泌、热量平衡、渴感和渗透压调节、体温调节、自主神经平衡、觉醒和睡眠、感情和行为、记忆以及躯体运动等功能有关的障碍。

间脑癫痫是由不同病因引起下丘脑病变导致的周期发作性自主神经功能紊乱综合征，又称自主神经性癫痫、内脏性癫痫，累及人体各个系统，故其临床症状较为复杂，每个患者的发作有固定症状和刻板的顺序，而各个患者之间则很少相同。

（3）上丘脑病变　常见于松果体肿瘤，可出现由肿瘤压迫中脑四叠体而引起的帕里诺综合征，表现为：①瞳孔对光反应消失；②眼球垂直同向运动障碍，特别是向上的凝视麻痹；③神经性聋；④小脑性共济失调，症状多为双侧。

（4）丘脑底核损害　可出现对侧以上肢为重的舞蹈运动，表现为连续的不能控制的投掷运动，称偏身投掷。

### （二）辅助检查

（1）常规项目　血常规、尿常规、生化全套、性激素检查、头颅CT/MRI、脑电图。

① 血常规：也可以发生真性红细胞增多症，在无感染情况下也可出现中性粒细胞增多。

② 生化全套：糖、蛋白代谢及血液其他成分的改变。下丘脑受损时，血糖往往升高或降低；蛋白质代谢障碍表现为血浆蛋白中清蛋白减低，球蛋白增高，因而A/G系数常常低于正常。间脑疾病时血中钠含量一般都处于较低水平，血溴测定常增高。

③ 性激素检查：激素代谢障碍，闭经-溢乳综合征可出现催乳素分泌过多。

④ 尿液检查：尿崩症患者可出现排尿增多，每昼夜排尿总量常在5～6L以上，尿比重低（<1.006）。

⑤ 头颅CT/MRI：有助于诊断及鉴别脑肿瘤、出血、梗死，明确病因。

⑥ 脑电图：间脑癫痫时可出现棘波等痫样放电，如14Hz、6Hz正相棘波。

（2）可选项目　脑脊液检查、组织活检。

① 脑脊液检查：除占位性病变有压力增高及炎性病变，有白细胞增多外，一般均属正常。

② 组织活检：可通过CT或MRI立体定向技术引导下行穿刺活检或肿瘤切除后活检以明确肿瘤性质。

## 【治疗原则】

（1）如确诊为脑肿瘤，则治疗主要包括手术治疗、化疗治疗及放射治疗。

（2）如确诊为脑血管病，按脑血管病治疗（具体参见"脑血管疾病"）。

（3）间脑癫痫　可选用卡马西平、奥卡西平、苯妥英钠、丙戊酸钠等抗癫痫药物（具体参见"癫痫及痫性发作性疾病"）。

（4）中枢性尿崩症　应尽量治疗其原发病，如不能根治也可基于以下药物治疗。

替代疗法，用抗利尿激素制剂，如1-脱氨-8-右旋精氨酸加压素（DDAVP）。

其他抗利尿药物，如氯磺丙脲、氢氯噻嗪、卡马西平。

## 【处方】

▶ **处方1**　溴隐亭　1.25mg　po　tid

说明：每隔3天递增1.25mg，并定期测定PRL值，个体化调整治疗剂量。本药抑制垂体前叶激素泌乳素的分泌，而不影响其他垂体激素。可用于治疗由泌乳素过高引起的各种病症。副反应为眩晕、疲乏、呕吐或腹泻、直立性低血压、鼻塞、便秘、嗜睡、头痛。

▶ **处方2**　1-脱氨-8-右旋精氨酸加压素（DDAVP）：①喷雾或滴入制剂鼻腔给药，5～10μg　喷鼻　qd～bid；②口服片剂给药，每次0.1～0.2mg　po　bid。

说明：1-脱氨基-8-右旋精氨酸加压素为合成的加压素类似物，有促进肾集合管重吸收水作用，用于中枢性尿崩症的治疗。副反应为偶有短暂头痛、恶心、轻度腹痛、血压升高和心率增快。

▶ **处方3**　氯磺丙脲　200～500mg　po　qd

说明：氯磺丙脲可增强肾脏髓质腺苷环化酶对抗利尿激素的反应，副反应为可引起严重低血糖，也可发生水中毒，尤其在老年人、肾功能不全者，现已很少使用。

▶ **处方4**　氢氯噻嗪　25～50mg　po　tid

说明：通过尿中排钠增多使钠耗竭，降低肾小球滤过率、近端肾小管回吸收增加，使到达远端肾小管的原尿减少而减少尿量。不良反应为水及电解质紊乱、高血糖症、高尿酸血症。

▶ **处方5** 卡马西平 0.2g po tid

说明：通过刺激抗利尿激素释放产生抗利尿作用。副反应为头晕嗜睡、乏力、恶心、皮疹、呕吐，偶见粒细胞减少、可逆性血小板减少，甚至引起再生障碍性贫血和中毒性肝炎等。

## 第二节 特发性直立性低血压

本病又称为Shy-Drager综合征，是不明原因的自主神经系统功能失调性变性疾病，以中年男性多见。患者直立位时，因血压明显降低而出现全脑供血不足症状，表现为晕厥、眩晕、视物模糊及全身无力等，可伴其他自主神经及中枢神经系统症状。

### 【诊断要点】

#### （一）临床表现

① 中年起病，男性较多，发病隐袭，进展缓慢。卧位血压正常，站立时收缩下降20～40mmHg或以上，舒张压下降20mmHg以上，脉率不变。早期症状轻，直立时出现头晕、眼花和下肢发软，较重者眩晕、体位不稳，严重者直立即发生晕厥，需长期卧床。

② 可见其他自主神经功能损害，如性功能减退、阳痿等，便秘或顽固性腹泻、尿失禁或尿潴留，局部或全身无汗或出汗不对称，体表温度异常等。

#### （二）辅助检查

（1）常规项目 血常规、24h尿中去甲肾上腺素和肾上腺素排出量、头颅CT/MRI。

① 血常规：多数患者出现红细胞数减少和血容量偏低。

② 24h尿中去甲肾上腺素和肾上腺素排出量低。

③ 头颅CT/MRI：部分病例可见脑桥、小脑进行性萎缩而幕上结构无改变，MRI检查对脑干及小脑萎缩显示更清晰。

（2）可选项目 肌电图、自主神经功能测试。

① 肌电图：括约肌肌电图（EMG）呈失神经支配和慢性神经源性膀胱，球海绵体肌和直肠外括约肌的 EMG 损害程度相等，所有患者的球海绵体肌反射正常。

② 自主神经功能测试常用的有发汗试验、血管舒缩试验、各种药物试验及 Valsalva 试验等。但其在临床诊断中的价值有待进一步探讨。

### （三）诊断标准

男性中年起病，隐匿起病，缓慢进展。卧位转为直立位时测量收缩压下降 30mmHg、舒张压下降 20mmHg 以上，脉率不变。患者起床时或站立过久频繁发生晕厥，并伴阳痿、皮温异常、出汗障碍及二便功能失调等，可诊断为本病。

### （四）鉴别诊断

应该与继发性引起直立性低血压的一些疾病如肾上腺皮质功能减退、慢性酒精中毒、急性感染性疾病恢复期、脑炎以及交感神经干切除或损伤后综合征等相鉴别。

## 【治疗原则】

本病尚无特殊治疗，治疗的目的是缓解症状和提高生活质量。

（1）早期对身体姿势加以调整即有效，如平卧时适当抬高头部 20～30cm；穿弹力紧身衣裤和弹力长袜能减少患者直立时静脉回流的淤积；起床或下床时应动作缓慢，双下肢活动片刻后再缓慢起立，直立后进行全身肌肉运动可促使静脉回流，预防晕厥的发生；避免喝酒或过高室温或浴池浸泡、桑拿浴等，以免诱发血压过低。

（2）高盐饮食，慎用影响血压的药物，注意营养，增强体质，并适当加强体育锻炼。

（3）药物治疗　①选择性 $\alpha_1$ 受体激动剂；②肾上腺素受体激动剂；③肾上腺皮质类固醇；④中枢兴奋药物；⑤合并帕金森样症状者可加用美多芭；⑥中医药治疗，如生脉稳压汤加减，补中益气汤合并生脉散加减。

## 【处方】

▶ **处方1**　盐酸米多君　2.5mg　po　bid

说明：为选择性α₁受体激动剂，增加外周血管阻力，促进肢体血液回流，提高直立位血压。

▶ **处方2**　盐酸麻黄素　25～50mg　po　tid

说明：为肾上腺素受体激动剂，兴奋肾上腺素受体，提高血压。

▶ **处方3**　泼尼松　10mg　po　tid

或　地塞米松　0.75～1.5mg　po　tid

说明：为肾上腺皮质类固醇药物，严重者可试用。

▶ **处方4**　安非他明　10～20mg　po　bid

说明：为中枢兴奋药物，超量或反复使用可产生病态嗜好，并引起兴奋与抑制过程的平衡失调而导致精神症状，故使用应严加控制。

▶ **处方5**　美多芭　125mg　po　tid

说明：补充外源性多巴，合并帕金森样症状者可加用，改善锥体外系症状。

## ▷ 第三节　自主神经功能紊乱

## 一、红斑肢痛症

红斑性肢痛症（erythromelalgia）是一种病因不明的肢体远端皮肤阵发性血管扩张，非炎症性皮温升高，皮肤潮红、肿胀，并产生剧烈灼热痛为特征的一种自主神经系统疾病。尤以足趾、足底为著，环境温度升高可诱发或加剧疼痛；温度降低可使疼痛缓解。任何年龄均可起病，但以青壮年多见。

### 【诊断要点】

#### （一）临床表现

① 多见于中青年，男性多于女性，部分病例有家族史，一般在夏季发作加重、冬季减轻，起病可急可缓，进展缓慢。

② 表现为肢端尤其是足趾、足底、手指和手掌对称性红、热、肿、

痛，常为烧灼样剧痛，疼痛可为阵发性或持续性，发作时间数分钟、数小时或数日，以夜间明显且发作次数较多，双足症状最明显。受热、活动、肢端下垂、对患肢的抚摸或长时间站立均可导致临床发作或症状加剧。患肢暴露于冷空气或浸泡于冷水中，静卧休息或者将患肢抬高时可使疼痛减轻或缓解。

③ 查体可见患处皮肤变红，压之红色可暂时消失，局部皮肤温度升高、血管扩张、轻度肿胀、足背动脉与胫后动脉搏动增强、多汗等。极少数晚期患者可因营养障碍而出现溃疡或坏疽，病变部位可有痛觉、触觉过敏，但通常无感觉及运动障碍。

### （二）辅助检查

（1）常规项目　血常规、微循环检查、皮肤临界温度试验。

① 微循环检查：可见肢端微血管对温热反应增强，毛细血管内压升高，管腔明显扩张，甲皱毛细血管袢模糊不清。

② 皮肤临界温度试验：将手或足浸泡在 32 ～ 36℃水中，若症状出现或加重，即为阳性。

（2）可选项目　血 5-HT 检测，5-HT 含量增高。

### （三）诊断标准

成年期发病，表现为肢端对称性红、热、肿、痛症状；无局部感染及炎症反应；受热、活动、肢端下垂或长时间站立疼痛加剧，休息、抬高患肢或冷敷后疼痛减轻；小剂量或单一剂量阿司匹林能够特异快速地减轻或消除血小板增高性红斑肢痛症的疼痛症状，可作为本病的特征性辅助诊断方法。

### （四）鉴别诊断

要与雷诺病、血栓闭塞性脉管炎、小腿红斑病等疾病鉴别。

## 【治疗原则】

（1）一般治疗　急性期应卧床休息，避免久站，抬高患肢，可予以局部冷敷或将肢体置于冷水中，以减轻疼痛。急性期后，坚持加强肢体活动锻炼，避免引起局部血管扩张的刺激，如受热等。

（2）药物治疗　①阿司匹林；②β受体阻滞药；③5-羟色胺再摄取抑制剂；④糖皮质激素；⑤调节自主神经及维生素类药物。

（3）物理疗法　可用超声波或超短波治疗。

（4）封闭疗法　0.5%普鲁卡因20～30mL在患处做环状封闭。

（5）手术治疗　可采取交感神经切除术或局部神经切除术。

## 【处方】

▶ **处方1**　阿司匹林　50～100mg　po　qd

▶ **处方2**　普萘洛尔　20～40mg　po　tid

**说明**：为β受体阻滞药，可使大部分患者疼痛减轻，部分患者停止发作。低血压、心力衰竭患者禁用。

▶ **处方3**　文拉法辛　18.75～75mg　po　bid

　　或　舍曲林　25～200mg　po　qd

**说明**：为5-羟色胺再摄取抑制剂，部分患者对此类药物极为敏感，应用时从小剂量开始，常见的不良反应为恶心、嗜睡、口干、头晕。

▶ **处方4**　泼尼松　30mg　po　qd

**说明**：为糖皮质激素，短期应用有可能控制或减轻症状。

▶ **处方5**　谷维素　20mg　po　tid

　　甲钴胺（弥可保）　0.5mg　po　tid

　　维生素B$_1$　20mg　po　tid

**说明**：可起到辅助治疗的作用。

## 二、雷诺病

本病又称肢端动脉痉挛病，是阵发性肢端小动脉收缩引起皮肤苍白、青紫，而后转为潮红，伴有感觉异常为特点的疾病。

## 【诊断要点】

### （一）临床表现

① 多见于青年女性，发病年龄20～30岁。在寒冷季节频繁发作，症状明显，持续时间长，而在温热季节则相反。如病情较重，则一年四季均可频繁发作。某些患者可因情绪变化诱发，一般情况下发作可自行终止，将患肢浸入温水中或挥动患肢也可终止发作。

② 大多数患者仅累及手指，不足一半的患者同时累及足趾。发病

表现为手指皮肤出现苍白和发绀，手指末梢有麻木、发凉和刺痛感，经保暖后，皮色变潮红，有温热和胀感，继而肤色恢复正常，症状也随之消失。典型的症状分为缺血期、缺氧期、充血期。

③ 患者多有自主神经功能紊乱症状，如易兴奋、感情易冲动、多疑、郁闷、失眠多梦等。本病可使小血管闭塞，导致指端缺血坏死。在一些抵抗力低的患者，指端缺血而发生溃疡有可能导致骨髓炎、败血症等疾病，这也是本病最严重的并发症。

### （二）辅助检查

（1）常规项目　血常规、血沉、抗"O"、抗核抗体、RF因子、抗DNA抗体等、冷水试验、握拳试验。

① 血沉：增高则支持继发性雷诺现象。

② 抗"O"、抗核抗体、RF因子、抗DNA抗体、Coombs试验多为阴性。

③ 冷水试验：根据血管对寒冷刺激反应的原理，将患者的双手浸入较低温度的水中，观察其反应。一般用水温4℃左右、浸泡1min，皮色变化诱发率为75%。此试验简便易行，但部分患者会出现手指疼痛等症状。伴有高血压和心脏病的患者需慎用。

④ 握拳试验：两手紧握1.5min，然后上肢屈肘平腰松开双手。此试验可诱发皮色变化，并延迟皮色由苍白恢复正常的时间。

（2）可选项目　指动脉造影、甲皱微循环检查。

① 指动脉造影：分别在冷刺激前后做指动脉造影，末梢动脉痉挛，尤以掌指动脉最为明显。动脉造影显示管腔细小，动脉多是蛇形弯曲；晚期改变为指动脉内膜粗糙、管腔狭窄或阻塞。

② 甲皱微循环检查：患者的毛细血管袢明显减少，管径很细，管袢短小，多数管袢呈断裂或点状，血流缓慢，甚而停滞。

### （三）诊断标准

肢端皮肤在发作时有间歇性颜色变化；好发于女性，年龄一般在20～40岁；一般为双手受累，呈对称性；寒冷刺激可诱发症状发作；少数晚期病例可有指动脉闭塞，和（或）有手指皮肤硬化、指端浅在溃疡或坏疽；排除雷诺现象和其他类似疾病。

## （四）鉴别诊断

要注意与手足发绀症、网状青斑、红斑肢痛症等其他以皮肤颜色改变为特征的血管功能紊乱性疾病相鉴别。

## 【治疗原则】

（1）预防复发　注意全身保暖，改善指端循环及营养状况，适当按摩手部，戒烟，避免情绪紧张。

（2）药物治疗　①扩血管药物；②钙通道阻滞药；③前列腺素。

（3）血浆置换　病情严重者可考虑。

（4）手术治疗　病情严重者或保守治疗无效时可采用手术治疗。上肢病变可行上胸交感神经根切除术，下肢病变可行腰交感神经根切断术。

## 【处方】

▶ **处方1**　草酸萘呋胺　0.2g　po　tid

**说明**：为5-羟色胺拮抗剂，具有较轻的周围血管扩张作用，可缩短发作持续时间，减轻疼痛。

▶ **处方2**　烟酸肌醇酯　4.0g　po　qd

**说明**：可缩短发作持续时间及减少发作次数，服药3个月后才有明显作用。

▶ **处方3**　硝苯地平　20mg　po　tid

**说明**：为治疗雷诺现象的首选药物，可使周围血管扩张，并有抗血小板聚集及白细胞作用。

▶ **处方4**　贝前列素钠　40μg　po　tid

**说明**：具有较强的扩张血管作用。

# 三、面偏侧萎缩症

本病是一种病因不明的进行性单侧面部组织的营养障碍性疾病，少数病变范围累及肢体或躯体，其临床特征是一侧面部局灶性的皮下脂肪及结缔组织的慢性进行性萎缩，肌纤维并不受累，严重者侵犯软骨及骨骼。

## 【诊断要点】

### （一）临床表现

① 多在20岁前起病，女性多见。起病隐匿，缓慢进展。

② 萎缩过程可以在面部任何部位开始，多为一侧面颊、额等处，以眶上部、颧部较为多见。起始点常呈条状，略与中线平行；皮肤干燥、皱缩，毛发脱落，称为"刀痕"。起病初期患侧面部可有感觉异常、感觉迟钝或疼痛等感觉障碍。

③ 疾病后期可累及舌肌、喉肌及软腭等，严重者患侧面部骨骼也可受累，患者有时可见霍纳征，甚至大脑半球也可出现萎缩。

### （二）辅助检查

常规项目有头颅X线片、头部CT和MRI。头颅X线片可见病变侧骨质变薄、缩小或缩短。头颅CT和MRI检查提示病变侧皮下结缔组织、骨骼、脑及其他脏器等组织结构呈萎缩改变。

### （三）诊断标准

根据患者20岁前起病，表现为一侧面部皮肤、皮下组织甚至骨骼萎缩，而肌力不受影响，X线片可见病变侧骨质变薄、缩小可确诊。

### （四）鉴别诊断

需与先天性脂肪营养不良、局限性硬皮症、面肩肱型肌营养不良、进行性脂肪营养不良等疾病相鉴别。

## 【治疗原则】

本病目前无有效治疗方法，疾病通常呈自限性，大多数患者病情发展数年后不再进展，严重者可行整形美容手术。

# 四、面偏侧肥大症

本病是一种病因不明的进行性单侧面部肥大的疾病，较罕见。其特点是皮肤、皮下组织及骨骼组织增生，但无水肿、炎症反应及炎性增生改变。

## 【诊断要点】

### （一）临床表现

① 婴幼儿期发病，缓慢进展，至青春期自行停止发展。

② 患者出现单侧面部不同程度肥大，轻者需仔细观察才能发现，重者可出现面部变形，影响面容。也可累及骨骼，肥大部位皮肤变厚、色素沉着、毛发变多、出汗增多、毛细血管扩张而出现潮红，舌肌肥厚、牙齿增大排列不齐。病变侧躯体及肢体可见骨骼增生肥大。

③ 少数患者可因骨骼增生压迫神经干出现神经受损表现，多数患者神经系统不受损。

④ 少数患者肾及肾上腺可出现肥大。

### （二）辅助检查

常规项目有头颅X线片、头颅CT和MRI。X线片显示病变侧骨质或牙齿增粗。CT和MRI可提示病变侧皮下结缔组织、骨骼及其他脏器等组织结构呈肥大性改变。

### （三）诊断标准

根据患者婴幼儿期起病，病变侧颜面部出现缓慢进行性肥大，或伴病变侧肢体肥大，至青春期自行停止，结合X线检查提示病变侧面部骨质明显增粗可确诊。

### （四）鉴别诊断

应与中枢神经系统疾病或面神经疾病导致的一侧萎缩而误认为对侧肥大相鉴别。对后天性的面部偏侧肥大应注意排除局部血管瘤、淋巴瘤或肿瘤等占位性病变及局部炎症性疾病。

## 【治疗原则】

本病目前无有效治疗方法，骨质肥大出现压迫症状时可行矫形手术。

# 五、多汗症

多汗症是指多种原因引起的自发性局部或全身皮肤出汗量异常增多的现象，常为两侧对称性，但也可见偏身多汗。根据病因不同分为原发性多汗症和继发性多汗症。

## 【诊断要点】

### （一）临床表现

根据出汗情况分为全身性多汗症和局限性多汗症。多汗常从少年时期开始，青年时期加重。外界温度升高、活动、情绪激动后出汗增多，可影响工作。

（1）全身性多汗症　主要是由其他疾病引起的全身性多汗，如感染性高热、内分泌失调和激素紊乱、中枢神经系统病变、帕金森病、嗜铬细胞瘤、水杨酸中毒、虚脱等亦可导致全身性多汗。

（2）局限性多汗症　通常有家族史，成年后减轻。多汗部位主要在掌跖、腋窝、会阴部，其次为鼻尖、前额和胸部，其中以掌跖、腋窝部最为常见，腋窝多汗通常无异味。

### （二）辅助检查

（1）常规项目　血常规、生化全套、脑脊液常规检查、头颅CT。

（2）可选项目　尿常规、粪常规。

血、尿、粪及脑脊液常规检查及血生化检查多无特异性。继发性多汗症实验室检查与原发病相关。头颅、肢体影像学检查绝大多数是正常结果，继发性多汗症有与原发病相关的影像表现。

### （三）诊断标准

主要根据多汗的病史及典型的临床表现，结合客观检查，即可诊断。

### （四）鉴别诊断

主要是继发性多汗症的病因鉴别，应依据不同的临床表现，做出判断。

## 【治疗原则】

继发性多汗症者应积极治疗原发病。原发性多汗症应注意避免诱因。

1. 药物治疗

（1）外用药　止汗剂。

（2）内用药　全身性多汗症主要是治疗相关的原发疾病。镇静药（苯巴比妥、异戊巴比妥、司可巴比妥、氯美扎酮等）及小剂量抗焦虑药（地西泮、羟嗪、多塞平等）对情绪性多汗症有效。

2. 手术治疗

选择性交感神经切除术。

## 【处方】

▶ **处方1** 阿托品 0.3 ～ 0.5mg po tid

**说明**：属于抗胆碱药，可抑制汗腺分泌，副作用是口干、兴奋，青光眼及前列腺增生症患者忌用。

▶ **处方2** 颠茄合剂 10mL po tid

**说明**：餐前服用，副作用主要是口干、视物模糊，青光眼患者忌用。

▶ **处方3** 止汗剂

20% ～ 25%氯化铝溶液 100mL 外用

或0.5%醋酸铝溶液 100mL 外用

或3% ～ 5%甲醛溶液 100mL 外用

或5%明矾溶液 100mL 外用

或5%鞣酸溶液。

**说明**：外用药使用次数过多会引起局部干燥、轻度皲裂或严重刺激现象。

▶ **处方4** 外科治疗——选择性交感神经切除术

**说明**：选择性切除第二至第四对胸交感神经，对手掌、腋窝、胸部及面部多汗症均有显著效果，但不适用于足跖多汗症患者，且手术可导致永久性无汗及其他部位的代偿性多汗，故应慎用。仅腋窝多汗者，可选择性切除腋下分泌最活跃的汗腺部分，此法有肯定的疗效。

## 六、神经血管性水肿

神经血管性水肿是指发作性局限性皮肤或黏膜水肿、无疼痛、瘙痒及皮色改变为主要临床特征，病变累及皮肤深层（包括皮下组织），多发生在组织疏松处。

## 【诊断要点】

### （一）临床表现

① 本病可发生于任何年龄，以青年居多。

② 发病前常有全身不适、寒战或发热等前驱症状，急性起病，在数分钟或数十分钟内达到高峰，持续数日或数十日，不经治疗也可完全自行缓解，但发生在重要部位时可导致严重后果。多数患者症状反复发作，部分患者可长期不复发，间歇期内可无任何症状和体征。

③ 常发生在单个部位，也可同时发生在多个部位。病变皮肤及皮下组织增厚，边界不清，压之较硬，无指压痕，皮肤色泽及温度正常，一般无疼痛及发痒等感觉异常。发生在咽喉黏膜者可出现呼吸困难、吞咽困难甚至窒息死亡。

④ 慢性神经血管性水肿具有家族遗传性，在幼儿期发病，呈反复性进行性加重，常累及呼吸道和消化道。

## （二）辅助检查

（1）常规项目　血常规、血沉、胸部X线片、肺部CT、血清IgE、IgM、IgG。血常规示嗜酸粒细胞增高。血清IgE可增高。

（2）可选项目　血气分析、血培养。

## （三）诊断标准

根据皮损为疏松组织处发生的局限的不可凹性水肿，淡红色或苍白色，肿胀2～3天后消退，不留痕迹，考虑本病可诊断。

## （四）鉴别诊断

单个的皮疹需要与虫咬症鉴别诊断，另外，本病需与丘疹性荨麻疹和多形性红斑等疾病相鉴别。

## 【治疗原则】

首先应找寻病因并加以去除。对症治疗常采用抗组胺$H_1$受体拮抗药、糖皮质激素，对呼吸道特别是喉部水肿，必要时应进行气管切开或插管，以保持呼吸道畅通。

## 【处方】

▶ **处方1**　氯雷他定　10mg　po　qd

**说明**：属于长效三环类抗组胺药，竞争性地抑制组胺$H_1$受体，抑制组胺所引起的过敏症状。严重肝功能不全的患者慎用。

▶ **处方2** 泼尼松 30mg po qm

　　或 地塞米松 7.5mg po qd

▶ **处方3** 甲泼尼龙 60 ～ 120mg
　　生理盐水 250mL ⎫⎬⎭ ivgtt qd×（3 ～ 7）d

　　**说明：**应用激素期间需注意监测血压、血糖及电解质情况，注意补钙、保护胃黏膜。

# 七、网状青斑

　　网状青斑是一种由多种原因引起的皮肤局部血液循环失调性血管疾病，以皮肤出现持续性青紫色网状变化为其临床特征，可单独出现，也可合并多种全身系统性疾病。根据病因可分为原发性和继发性两种。继发性网状青斑多见于高血压病、结核病、肝损害、结节性多动脉炎、SLE、皮肌炎、甲状旁腺功能亢进症、皮质类固醇增多症等。

## 【诊断要点】

### （一）临床表现

　　① 本病多见于20 ～ 40岁青壮年，也可出现于婴儿期或老年期，男女发病比例为1：1。

　　② 本病很少有自觉症状，可发生于全身任何部位，以下肢最常见。可见皮肤呈淡红色至蓝色的斑点，似网状或花边形分布，网状青紫之间肤色正常，或稍苍白，有时可见下肢皮肤复发性溃疡，罕见趾坏疽，可有发凉或麻木等异常感觉。

　　③ 继发性网状青斑有原发病的临床表现，网状青斑不易消失，皮肤症状更为严重。

　　④ 在寒冷的环境、站立位或肢体下垂时皮肤青紫网状斑明显，温暖环境或抬高患肢则略好转，但并不完全消失。

### （二）辅助检查

　　（1）常规项目 血常规、生化全套、免疫全套、下肢动静脉彩超。

　　（2）可选项目 肺功能。继发性网状青斑患者可出现原发病的异常指标，因此需进行全面检查，各系统如肝肾功能、肺功能以及免疫功能，进行相关血液检查等。

### （三）诊断标准

多在青壮年期发病，躯体特别是下肢皮肤出现条纹状或斑片状青紫的网状青斑，可有发凉或麻木等异常感觉；在寒冷的环境、站立位或肢体下垂时皮肤青紫网状斑明显，温暖环境或抬高患肢则略好转，但并不完全消失，继发性网状青斑有原发病的临床表现，相关检查有相应的异常指标。

### （四）鉴别诊断

本病需与雷诺现象、手足发绀等疾病鉴别。

## 【治疗原则】

患者需注意防寒保暖，防止患处皮肤形成溃疡。可应用扩张血管药物。继发性网状青斑必须积极查找病因，治疗原发病。

## 【处方】

▶ **处方1**　烟酸肌醇酯　4.0g　po　qd

**说明**：副作用较少，一般都能耐受。偶有轻度恶心、出汗、瘙痒等反应。

▶ **处方2**　硝苯地平　20mg　po　tid

**说明**：钙通道阻滞药，可使周围血管扩张，并有抗血小板聚集及白细胞作用。

▶ **处方3**　右旋糖酐-40　500mL　ivgtt　qd

**说明**：病情严重者可使用，心肝肾功能不良者慎用，严重血小板减少、凝血障碍等有出血倾向者禁用。

# 八、进行性脂肪营养不良

本病是一种罕见的以脂肪组织代谢障碍为特征的自主神经系统疾病。临床及组织学特点为缓慢进行性双侧分布基本对称的、边界清楚的皮下脂肪组织萎缩或消失，有时可合并局限的脂肪组织增生、肥大。根据脂肪萎缩的范围不同，可分为局限性脂肪营养不良（Simons症或头胸部脂肪营养不良）和全身性脂肪营养不良（Seip-Laurence综合征）。

## 【诊断要点】

### （一）临床表现

① 多数患者在5~10岁起病，女性较常见。起病及进展均较缓慢，病程持续2~6年可自行停止。

② 起病初期患者多出现面部或上肢脂肪组织消失，以后向下扩展，累及臀部及股部，呈大致对称性分布。患者面部表现为两侧颊部及颞部凹入，皮肤松弛，失去正常弹性，面颊、眼眶周围脂肪消失，使患者呈现特殊面容，部分患者臀部、髋部可出现明显的皮下组织增生、肥大，但手足常不受影响。

③ 患者可表现为脂肪组织消失，特殊肥胖及正常脂肪组织等三者并存，以不同方式结合成本病的基本特征，根据结合方式不同可表现为下述类型：a. 上半身正常，下半身肥胖型；b. 上半身消瘦，下半身肥胖型；c. 单纯性上半身消瘦型；d. 上半身肥胖型；e. 下半身消瘦型；f. 全身消瘦型；g. 半身肥胖型。

④ 患者可合并皮肤湿度改变、发汗异常、多尿、糖耐量降低、心动过速、血管运动不稳定、血管性头痛、腹痛、呕吐、皮肤及指甲营养性障碍等自主神经功能紊乱表现，个别病例可合并内分泌功能障碍，如生殖器官发育不良、甲状腺功能异常、肢端肥大症和月经失调等。

⑤ 患者的肌肉、骨质、毛发、乳腺及汗腺均正常，无肌力障碍，多数患者的体力不受影响，病程进展期躯体及精神发育也不受影响。

⑥ 新生儿或婴幼儿患者多出现先天性全身性及多脏器病变，除累及头部、面部、颈部、躯干及四肢在内的全身皮下及内脏周围脂肪组织外，还可伴有高血脂、糖尿病、肝脾大、皮肤色素沉着、心脏及肌肉肥大等。

### （二）辅助检查

（1）常规项目　血常规、血生化、血清蛋白电泳；免疫全套；腹部彩超。

① 血清检查可发现血清乳糜微粒、前β脂蛋白、甘油三酯增高，绝大多数患者C3降低，有肾炎改变。

② 腹部超声检查：可发现受累的脏器萎缩变小。

（2）可选项目　组织活检、肌电图。

① 皮肤及皮下组织活检：可见皮下脂肪组织萎缩，皮肤正常。

② 四肢肌电图：显示肌肉及神经均正常。

### （三）诊断标准

根据皮下脂肪组织消失，肌肉及骨质正常，活体组织检查脂肪组织消失，出现皮下脂肪消失、增多和正常等三种情况以不同方式结合可确诊。

### （四）鉴别诊断

本病需与面偏侧萎缩症、面肩肱型肌营养不良、各种原因引起的过度消瘦等疾病相鉴别。

## 【治疗原则】

目前本病尚无特效疗法。适当注意休息和加强营养；理疗；可行整形术。

## 【处方】

▶ **处方1** 理疗

**说明**：对局部进行适当按摩和体疗后，可重新获得失去的脂肪。

▶ **处方2** 整形术

胰岛素针剂直接注入萎缩区；或局部脂肪埋植或注射填充剂。

**说明**：病变区注射胰岛素，可促进组织增长，部分患者可逐渐出现局部脂肪，恢复正常形态。

## 参考文献

王维治. 神经病学. 北京：人民卫生出版社，2006.

# 第十五章 >>>

# 神经系统中毒和理化损害

## >> 第一节　食物中毒

### 一、肉毒中毒

肉毒中毒是厌氧革兰阳性肉毒梭状芽孢杆菌的肉毒杆菌毒素引起的神经肌肉麻痹性疾病。

#### 【诊断要点】

#### （一）临床表现

全身乏力，头晕、头痛，食欲缺乏，恶心，呕吐，腹痛和腹泻等，脑神经受损可见眼球震颤、视物模糊，出现眼内外肌瘫痪、眼睑下垂、瞳孔扩大和对光反应迟钝，吞咽、发音、咀嚼困难，颈肌无力等。受损神经支配的肌肉出现对称性下行性瘫痪，可因进行性呼吸肌麻痹死亡。

#### （二）辅助检查

需检查可疑病例的血液、粪便和胃内容物，对食物进行肉毒杆菌分离、毒素鉴定，用各型抗毒血清在动物体内进行中和试验判定毒素的类型。

#### （三）诊断标准

根据进食可疑污染食品史及临床表现。确诊需结合实验室检查。

## （四）鉴别诊断

需与脊髓灰质炎、白喉后神经麻痹、流行性乙型脑炎、急性多发性神经根炎、毒蕈及葡萄球菌肠毒素中毒等相鉴别。

## 【治疗原则】

对食用导致中毒者，尽早进行洗胃或导泻，早期使用肉毒抗毒素，未确定中毒类型前可用A、B、E三型联合足量应用，鉴定出毒素类型后再改用单价抗毒素。注意对症支持治疗。

## 【处方】

▶ **处方** 抗毒素　1万～2万U　H、im或iv

**说明：** 每5～10h重复使用，总用量重症者平均10万U，轻症（2～5）万U，宜确诊后24～48h内分次H、im或iv，用药前先做皮肤过敏试验。

抗血清稀释10倍分次H，首量0.2mL，后适当加量，共3次，未出现不良反应可全量注射。注意防治超敏反应。

需注意只有H和im未发生异常反应者方可iv。

# 二、毒蕈中毒

毒蕈又称毒蘑菇，人们常由于不能正确辨别有毒蘑菇而致误食中毒。

## 【诊断要点】

### （一）临床表现

根据食入毒蕈的种类及食入量不同，常表现为以下四种临床类型。

（1）肝损害型　表现为肝大、压痛和黄疸，肝功能异常，甚则急性肝坏死，可因肝性脑病或肾衰竭死亡，也可由于中毒性脑病或心肌病致死。

（2）神经精神型　除胃肠炎表现，可见副交感神经兴奋症状，如流涎、大汗、流泪、瞳孔缩小、脉缓、血压下降、呼吸困难和肺水肿等。精神症状常见，如幻视、幻听、妄想、精神错乱、无故哭笑、谵语、淡漠、惊厥和昏迷等。

（3）溶血型　除胃肠炎表现，可出现酱油色尿、黄疸、肝大、脾大、急性肾衰竭等。

（4）胃肠炎型　表现为恶心、呕吐、腹痛和腹泻等，重者出现脱水、血压低、尿少或尿闭，一般不发热，病程短，很少引起死亡。

## （二）辅助检查

血常规提示溶血，生化提示肝功能异常，可行毒蕈毒素化验分析或动物毒性实验。

## （三）诊断标准

结合毒蕈使用史及临床表现可诊断。对毒蕈进行形态学鉴定，毒蕈毒素化验分析或动物毒性实验是临床确诊的客观依据。

## （四）鉴别诊断

应与急性胃肠炎、菌痢或其他急性中毒相鉴别。

# 【治疗原则】

尽早进行催吐、洗胃，及时补液，应用解毒药，加强对症支持。

# 【处方】

▶ **处方1**　M受体阻滞药

阿托品每次　0.5～1mg　H或iv　q30min～6h（至病情好转）

**说明**：M受体阻滞药可解除胃肠平滑肌痉挛、抑制腺体分泌、扩大瞳孔、升高眼压、调节视力麻痹、增快心率、扩张支气管外，大剂量时能作用于血管平滑肌，扩张血管、解除痉挛、改善微循环。

▶ **处方2**　解毒药

二巯丁二钠　0.5～1g
注射用水10～20mL ｜ iv　q6h（症状缓解后改bid）×（5～7）d

**说明**：注意监测转氨酶，严重肝功能障碍者禁用。

二巯丁二酸　0.5g　po　tid～qid×（3～5）d

**说明**：肝病患者慎用，治疗时每周监测转氨酶。每周监测全血细胞计数，出现中性粒细胞减少时停药。缺乏G-6-PD酶和镰状细胞性贫血儿童用本品治疗无效。

▶ **处方3**　细胞色素C

细胞色素 C  15 ～ 30mg
10% 葡萄糖注射液  40mL  iv（使用前皮试）

▶ **处方 4**  抗蕈毒血清  40mL  im

说明：适用于绿帽蕈、白帽蕈等毒性很强的中毒者，使用前需皮试。

# 三、亚硝酸中毒

亚硝酸中毒又称肠源性发绀，常见于进食含亚硝酸盐过量的腌制菜蔬、食品或误将亚硝酸盐当食盐导致中毒。

## 【诊断要点】

### （一）临床表现

① 口唇、指甲及全身皮肤黏膜发绀，伴不同程度缺氧症状，如头痛、头晕、心悸、嗜睡、恶心、呕吐、腹痛、腹泻等，严重者出现呼吸急促、烦躁不安、心律失常、神志障碍、昏迷、惊厥和脑水肿，可因呼吸麻痹死亡。循环障碍表现为四肢发冷、心悸、血压下降、循环衰竭或肺水肿。

② 血中高铁血红蛋白含量增高，达到 30% ～ 40% 时会有缺氧症状，超过 60% 时患者意识障碍或昏迷，以致死亡。

### （二）辅助检查

血中高铁血红蛋白含量增高。

### （三）诊断标准

根据患者食用腌菜、卤制品或误用亚硝酸盐史及临床表现可诊断。

## 【治疗原则】

尽快用清温水彻底洗胃，并催吐、导泻、吸氧，保持呼吸道通畅。使用特效解毒药亚甲蓝。对症处理，保护脏器功能，处理脑水肿、呼吸循环衰竭等。

## 【处方】

▶ **处方 1**  洗胃

（2000 ～ 5000）∶ 1 高锰酸钾液  洗胃

▶ **处方2** 导泻

硫酸镁　20g　鼻饲

▶ **处方3** 解毒药

10%亚甲蓝　5～10mL　｜
50%葡萄糖注射液　40mL　｜ iv　st　10min注射

**说明：** 如症状仍不缓解，可2h后重复一次。本品不能皮下、肌内或鞘内注射，前二者可引起局部起坏死，后者可引起瘫痪。G-6-PD酶缺乏患者和小儿应用本品剂量过大可引起溶血。肾功能不全者慎用。

## ⊳ 第二节　药物中毒

## 一、阿片制剂中毒

阿片类麻醉性镇痛药包括来自天然阿片及有效成分制品吗啡、可待因，半合成的海洛因，合成的哌替啶、阿法罗定、芬太尼、喷他佐辛及美沙酮等。

### 【诊断要点】

#### （一）临床表现

（1）戒断综合征　长期使用大量阿片类在停药或减量后可出现流泪、流涕、出汗，随后出现思睡、烦躁，以致瞳孔扩大、起鸡皮疙瘩、寒战、喷嚏、腹泻、血压上升、心率加快、呵欠、体温升高、失眠、全身软弱和疼痛、肌肉抽动、食欲缺乏、恶心、呕吐、腹痛和腹泻，可在7～10日内消失。

（2）用量过大或藏匿体内的药包破裂后吸收可引起急性中毒，出现意识模糊、思睡、烦躁不安、欣快、周身麻木、恶心、呕吐、便秘和瞳孔缩小等；重者出现昏迷、呼吸抑制，面色苍白、发绀，后期因缺氧出现瞳孔扩大、血压显著下降和心动过缓。

#### （二）辅助检查

（1）常规项目　血气分析可提示低氧血症或呼吸衰竭。

（2）可选项目　头颅MRI可见受累部位长T1、长T2信号。

## （三）诊断标准

根据药物接触史，神经系统三联征（昏迷、呼吸抑制及瞳孔缩小）等诊断。注射纳洛酮0.2～0.4mg后戒断症状缓解，提示阿片类中毒导致昏迷。

## 【治疗原则】

对中毒者维持呼吸道通畅，血容量不足致血压下降时应给予静脉输液。给予阿片受体拮抗剂纳洛酮或丙烯吗啡。口服中毒者进行导泻。强化利尿的排毒作用小，血液透析无效。对阿片类药物依赖者进行脱瘾治疗，可选择美沙酮或可乐定，心理疗法在脱瘾治疗中居首位。

## 【处方】

▷ **处方1　阿片类受体拮抗药**
纳洛酮　首剂0.4～0.8mg　iv或im　st

或　纳洛酮　2mg
生理盐水/5%葡萄糖注射液　500mL ｜ivgtt（24h内）

**说明**：每2～3min可重复0.1～0.2mg，至呼吸增快、瞳孔散大、神志清醒可停药，或总量达到10～20mg。对应用该药有效的患者应持续监护，必要时应重复给药。有心血管疾病史或接受其他有严重的心血管不良反应（低血压、室性心动过速或室颤、肺水肿）的药物治疗者、肾功能不全者慎用。

烯丙吗啡　5～10mg　iv　st

**说明**：无效时可加大剂量至15mg　q15～20min，总量不超过40mg。对阿片类药物已耐受者，使用本品后会立即出现戒断症状，高血压及心功能障碍者慎用。

▷ **处方2　μ阿片受体激动剂——美沙酮替代疗法**
美沙酮　10mg　po　分1～2次

**说明**：美沙酮10mg可替代海洛因2mg、吗啡4mg、哌替啶20mg，重度海洛因依赖美沙酮替代量为30～40mg/d，轻度依赖10mg/d，1次或分2次口服，1～3个月内减完，先快后慢，每日递减20%左右多能耐受。该药药效与吗啡类似，具有镇痛作用，可产生呼吸抑制、缩瞳、镇静等作用。在脱毒递减治疗时，减量宜慢，否则会出现戒断反应；从减量开始至完全停药的时间应因人而异，一般为 2 ～ 3 周。

▶ **处方3** 可乐定脱瘾法

可乐定　1mg/d　po　分3次　d1 ～ 4

说明：第 5 日开始逐日递减，第 9 ～ 10 日用量 0.2 ～ 0.3mg/d，共用药 10 日。可乐定刺激脑干 α₂ 受体，导致交感神经从中枢神经系统的传出减少，使外周阻力、肾血管阻力、心率、血压降低。有严重冠状动脉闭锁不全、传导障碍、新近发生心肌梗死、脑血管病或慢性肾衰竭者用药应小心。

## 二、苯二氮䓬类药物中毒

苯二氮䓬类药物是目前最常用的镇静、催眠、抗焦虑药，也用作抗癫痫、肌肉松弛和全身麻醉药。急性过量常见，但一般不产生严重毒性。

### 【诊断要点】

#### （一）临床表现

表现为头晕、思睡、健忘、共济失调、反射减弱或浅昏迷，血压、呼吸、心率无显著变化，老年人可表现为反常兴奋。重度中毒者出现轻度血压下降、呼吸抑制。戒断综合征表现为焦虑不安、激越、颤抖，重症者可出现精神错乱、幻觉、谵妄和惊厥。

#### （二）辅助检查

检测血浆药物浓度有助于诊断。

#### （三）诊断标准

结合药物使用史及临床表现及血浆药物浓度测定诊断。

### 【治疗原则】

洗胃清除药物，利尿和血液透析无效。重症患者可进行血液灌流，使用特效解毒药。对症及支持治疗，防治并发症。

## 【处方】

苯二氮䓬类受体拮抗剂

▶ **处方1** 氟马西尼 0.2 ～ 0.3mg iv

**说明**：以后0.2mg q2min，直至出现药效或达到2mg，通常0.6 ～ 2.5mg见效。需0.2mg q1 ～ 2h以免复发，总量不超过3mg。苯二氮䓬类受体拮抗剂竞争性抑制苯二氮䓬类与其受体反应，从而特异性阻断其中枢神经作用。对肝病患者慎用。使用的最初24h内避免操作危险机器或驾驶机动车。

▶ **处方2** 贝美格 50mg
5%葡萄糖注射液 40mL } iv（缓慢） q2h

**说明**：直到肌张力及反射恢复后停药。

# 三、巴比妥类药物中毒

巴比妥类药物有明显的中枢神经系统抑制作用，用于治疗焦虑、失眠和惊厥，也可用于诱导全身麻醉。多数巴比妥类药物在肝脏代谢而失活，由肾脏排出。

## 【诊断要点】

### （一）临床表现

开始出现言语含糊不清、共济失调、思睡、眼球震颤、头痛和意识混浊，中毒加重时昏迷程度加深，严重者神经功能完全丧失。延髓抑制可出现休克、周围血管扩张和心肌收缩力减弱、体温下降、皮肤水疱。巴比妥类药物中毒早期死于呼吸停止和休克，后期死于急性肾衰竭、肺炎、肺水肿和脑水肿。戒断综合征可表现为烦躁不安、恶心、呕吐、食欲减退、直立性低血压、衰弱、震颤和焦虑等，重症患者可出现痫性发作，少数患者出现高热、谵妄。

### （二）辅助检查

常规项目：①血生化提示肾功能异常。②检测血浆药物浓度有助于诊断。③心电图可能出现心律失常。

## （三）诊断标准

结合用药史及临床表现可诊断。

## 【治疗原则】

及时洗胃，应用强力利尿药及碱性液体，必要时血液透析、腹膜透析等。使用特效解毒药。对症支持治疗，防治并发症。

## 【处方】

1. 苯二氮䓬类受体拮抗剂

▷ **处方** 氟马西尼 0.2～0.3mg iv

**说明**：余见"苯二氮䓬类药物中毒"。

2. 美解眠

▷ **处方** 5%葡萄糖注射液 10mL ⎱ iv q5～10min
美解眠 50mg ⎰

**说明**：如出现恶心呕吐、肌肉颤动则立即停止注射。如注射数次无反应，以200～300mg+5%葡萄糖注射液500mL ivgtt（缓慢）。深昏迷或呼吸抑制时，选择以上一种，可兴奋延髓呼吸中枢、血管中枢，静脉注射剂量大，速度过快可有恶心、呕吐、反射增强、肌肉震颤及惊厥。本品迟发性表现为情绪不安、精神错乱、幻视，也可发生低血压。

3. 印防己毒素

▷ **处方** 印防己毒素 3mg ⎱ iv（1mg/min）
生理盐水 6mL ⎰

**说明**：无反应可每15～30min重复。过量中毒可兴奋大脑和脊髓而导致惊厥。

4. 呼吸兴奋药

▷ **处方** 尼可刹米 0.375g×3支 ⎱ ivgtt q1h
生理盐水 100mL ⎰

**说明**：至角膜反射及肌肉轻度颤动即停药。主要兴奋延髓呼吸中枢，提高呼吸中枢对二氧化碳的敏感性，使呼吸加深加快。

5. 苯二氮䓬类

▷ **处方1** 地西泮 10～20mg po q1h

**说明：**至戒断症状消失。由此算出所需1天总量，分为3～4次口服，2天后可逐渐减量，每日减少5%～10%。

▶ **处方2** 苯巴比妥 1.4mg/kg po

**说明：**至戒断症状消失。由此算出所需1天总量，分3～4次口服，2天后可逐渐减量，每日减少5%～10%。

戒断综合征时用镇静催眠药替代疗法，以上药物任选一种。

## 四、吩噻嗪类抗精神药物中毒

吩噻嗪类抗精神药物包括氯丙嗪、奋乃静等，以氯丙嗪为代表进行介绍，急性中毒出现心脏、神经、抗胆碱毒性症状，程度不严重，致死量约为150mg/kg。

### 【诊断要点】

#### （一）临床表现

不良反应与剂量有关，包括思睡、表情忧郁、锥体外系症状、静坐不能、急性肌张力障碍、迟发性运动障碍、直立性低血压、口干、恶心、呕吐、便秘和肠麻痹等。一次口服大量氯丙嗪可抑制中枢神经系统，出现过度镇静、思睡、共济失调以及血压下降、瞳孔缩小、口干、视物模糊和尿潴留等自主神经症状。重度中毒出现意识障碍、言语含糊、抽搐、低体温、低血压、心动过速和心律失常等。

#### （二）辅助检查

常规项目：①肝损害，偶见粒细胞减少或溶血性贫血。②心电图有非特异改变，重者出现Q-T间期延长、ST-T改变和U波出现。

#### （三）诊断标准

结合用药史及临床表现可诊断。

### 【治疗原则】

洗胃可减少吸收、加速排出，血液透析无效，可试用血液灌流。重症者实施监护，稳定生命体征，保持气道通畅，低血压者先扩充血容量，并可选用α受体激动药去甲肾上腺素、间羟胺，予以对症支持治疗。

## 【处方】

▷ **处方 1**　去甲肾上腺素　2mg　｜ivgtt（先 8 ～ 12μg/min，据血压水平
　　　5% 葡萄糖注射液　　250mL　｜调整滴速，维持量为 2 ～ 4μg/min）

▷ **处方 2**　间羟胺　40 ～ 100mg　　　｜ivgtt（根据血压水平调整滴
　　　生理盐水/5% 葡萄糖注射液　500mL　｜速）

# 五、单胺氧化酶抑制剂中毒

单胺氧化酶抑制剂（MAOI）过量时脑内单胺特别是 5-羟色胺明显
增多，出现精神和肌肉过度兴奋。

## 【诊断要点】

### （一）临床表现

一般治疗剂量下可发生不良反应，包括头痛、头晕、失眠、易激
惹、乏力、多汗、口干、排尿困难、直立性低血压和震颤。急性中毒可
出现头痛、高血压、心动过速、兴奋、激越、谵妄、麻木感、眼震、眼
球浮动、反射亢进、震颤、肌阵挛、肌紧张、昏迷、抽搐、发冷、发
热、颜面潮红、大量出汗、呼吸加速和休克等。重症患者可发生并发
症，如酸中毒、肺水肿、室性心律失常、传导阻滞、溶血、弥散性血管
内溶血（DIC）、横纹肌溶解症、肌红蛋白尿和肾衰竭等。

### （二）辅助检查

重症者血常规可见溶血、凝血象提示 DIC，血、尿肌红蛋白升高，
肾功能异常。心电图可出现心律失常，如室性心律失常、传导阻滞。

### （三）诊断标准

结合用药史及临床表现可诊断。

## 【治疗原则】

本病无特效治疗，应减少吸收和加速排出，加强对症支持治疗。

# 六、氨基糖苷类药物中毒

氨基糖苷类药物最突出的毒性是神经系统损伤，耳神经毒性尤为显
著，如前庭功能失调、耳蜗神经损害等，以链霉素为例。

## 【诊断要点】

### （一）临床表现

急性毒性反应表现为口周麻木、头晕、耳鸣等，严重时合并头面部及四肢麻木、舌颤和四肢抽动、头痛、乏力、眼部感觉失调、视力障碍、运动失调、呕吐、大汗、颜面潮红、震颤和意识障碍等。用药时间长、老人及肾功能不全者易发生前庭神经功能紊乱，主要表现为头痛、眩晕，急骤动作时出现恶心、呕吐。链霉素对耳蜗神经的损害发生较迟，高频听力先受损且严重，持续性耳鸣、耳部饱胀感为耳聋的前兆。

### （二）辅助检查

（1）常规项目　血生化提示肾功能损害。
（2）可选项目　纯音测听高频听力先受损且严重。

### （三）诊断标准

结合用药史及临床表现可诊断。

## 【治疗原则】

耳毒反应尚无特效疗法，可按听神经损害处理。

## 【处方】

▷ **处方1**　维生素B$_6$　200mg　po　tid
　　**说明**：改善头晕。

▷ **处方2**　维生素A　2.5万U　po　tid
　　**说明**：改善听力减退。

▷ **处方3**　泛酸钙　20mg　po　tid
　　**说明**：泛酸钙系B族维生素，是多种代谢环节，包括碳水化合物、蛋白质、脂肪及上皮功能维持正常所必需的辅酶A的组成部分。

▷ **处方4**　ATP　40mg ┃
　　生理盐水　500mL ┃ ivgtt　qd

▷ **处方5**　硫酸软骨素　40mg ┃
　　灭菌注射用水　2mL ┃ im　bid

或　硫酸软骨素　80mg
生理盐水/5%葡萄糖注射液　500mL ｜ ivgtt（缓慢）　qd

# 七、异烟肼中毒

异烟肼是治疗结核病最常用的药物之一，不良反应为剂量相关性。

## 【诊断要点】

### （一）临床表现

长期应用可发生周围神经病，以感觉障碍为主，四肢末端对称分布，可见膝反射、跟腱反射减弱或消失，重则可有肌萎缩、瘫痪、皮肤营养不良、皮温低、出汗异常，甚至手、足挛缩畸形。中枢神经症状早期为头痛、眩晕、恶心、呕吐、手足震颤和共济失调，以及兴奋、失眠、记忆力减退、淡漠和无力、肢体疼痛、排尿困难、便秘、心悸和胸闷等。药量过大发生中毒，可引起昏迷、癫痫发作或癫痫持续状态。精神症状为中枢性谵妄，表现为定向力不全、意识模糊、紧张恐惧、行为异常，伴恐怖性幻觉、威胁性幻听及被害妄想，言语模糊零乱，惶然如大祸临头，天黑后加重，易发生自伤及伤人，原有癫痫、脑外伤、酒精中毒史等是发生本组症状的高危因素。

### （二）辅助检查

未见特征性改变。

### （三）诊断标准

结合用药史临床表现可诊断。

## 【治疗原则】

促进药物排出，尽快洗胃，补液利尿，血液透析。大剂量维生素B$_6$可对抗异烟肼的毒性，可用20%泛酸及烟酸或烟酰胺、B族维生素和维生素C等。对症支持治疗，防治并发症，控制癫痫。

## 【处方】

1. 洗胃

▶ **处方**　药用炭　60g ｜ 洗胃
20%甘露醇　70mL ｜

2. 输注碱性液体

▶ **处方** 5%碳酸氢钠250～500mL ivgtt （初6h）

3. 维生素＋异烟肼

▶ **处方** 维生素 1～4g/d ｜ iv（急性期）
异烟肼 1～4g/d ｜

**说明**：以后0.2～0.4g/d。

4. 泛酸钙

▶ **处方** 20%泛酸钙 2mL im

**说明**：见氨基糖苷类药物中毒章节。

5. 烟酰胺

▶ **处方** 烟酰胺 300～400mg ｜ ivgtt qd
10%葡萄糖溶液 250mL ｜

6. 补充复合维生素

▶ **处方** 复合维生素B 2片 po tid

7. 补充维生素C

▶ **处方** 维生素C 2.0g ｜ ivgtt qd
生理盐水 250mL ｜


> **第三节** 农药中毒

# 一、有机磷中毒

有机磷中毒主要用作杀虫剂、杀菌剂、杀鼠剂、除草剂和植物生长调节剂等。

## 【诊断要点】

### （一）临床表现

轻度中毒者为毒蕈碱样自主神经症状和（或）中枢神经系统症状，如头晕、头痛、乏力、恶心、呕吐、多汗、胸闷、视物模糊、瞳孔缩小等。中毒较重者出现面部肌肉、胸大肌及四肢肌肉肌束震颤。重度中毒可出现昏迷和极度呼吸障碍。个别患者出现迟发性神经病，表现为重度中毒症状消失后2～3周出现四肢末端麻木、疼痛，进而下肢瘫痪、四肢肌肉萎缩等神经系统症状。少数病例在急性中毒症状缓解后和迟发性神经病发生前，在急性中毒后24～72h内突然死亡，称"中间综合征"。死亡前可有颈、上肢和呼吸肌麻痹及眼睑下垂、眼外展障碍和面瘫等脑神经表现。

## （二）辅助检查

（1）常规项目　心电图可出现心律失常。

（2）可选项目　全血或红细胞胆碱酯酶活性在70%以下。

## （三）诊断标准

确切接触史，衣物、皮肤、呼出气和呕吐物等带特殊的大蒜样臭味。

## 【治疗原则】

清除毒物，阻断接触。对口服中毒者，经胃管用清水充分洗胃，直至流出液澄清无味为止。眼部受污染时，迅速用清水或2%碳酸氢钠冲洗。使用特效解毒药，对症支持治疗。

## 【处方】

▶ **处方1**　胆碱酯酶复活剂

氯解磷定　0.5～0.75g　（轻度）（中度0.75～1.50g、重度1.50～2.0g）　im

**说明**：胆碱酯酶复活剂根据中毒症状的轻重，此类药物的首次剂量如下，以后用药剂量根据病情决定，氯解磷定一般剂量不超过10g。本品能竞争性地与M受体结合，从而对抗乙酰胆碱的作用，对失活的胆碱酯酶亦有重新活化的作用。

或　双复磷　0.125～0.25g（轻度）（中度0.25～0.50g、重度0.5～0.75g）　im

**说明**：药理机制同氯解磷定，但作用强而持久，并能通过血脑屏障，对中枢神经系统症状消除作用较强。

或　碘解磷定　0.5～1.0g　（轻度）（中度1.0～1.5g、重度1.5～

2.5g） im

说明：对马拉硫磷、敌百虫、敌敌畏、乐果、甲氧磷、丙胺氰磷和八甲磷等的中毒效果较差，对氨基甲酸酯杀虫剂所抑制的胆碱酯酶无复活作用。对碘过敏患者，禁用本品，应改用氯解磷定。老年人应适当减少用量和减慢静脉注射速度。

▶ **处方2** 抗胆碱能药

阿托品 1.0～2.0g（轻度）（中度2.0～5.0g、重度5.0～10.0g） im

说明：根据中毒症状的轻重，阿托品的首次剂量和用法如下，以后可根据病情q10～30min或1～2h给药1次，直到毒蕈样症状明显好转或出现"阿托品化"为止（见"毒蕈中毒"）。

# 二、有机氯中毒

有机氯类农药是最早合成的杀虫剂之一，杀虫效果虽好，但残留期甚长。

## 【诊断要点】

### （一）临床表现

不同有机氯化合物中毒临床表现不完全一致，轻者多为头晕、头痛、恶心、呕吐、易激动、出汗、视物模糊，面部及舌、唇麻木，严重时可波及四肢，可出现不自主肌肉震颤、抽搐。吸入引起的中毒可出现呼吸道刺激症状及呼吸困难，皮肤接触可引起接触性皮炎，对眼睛有较强刺激。口服可引起严重中毒，初期除前述症状，尚有明显视力障碍、高热、多汗、肢体和面部肌肉强直痉挛，出现反复的全身性癫痫发作，后期出现无力和严重肝、肾损害。

### （二）辅助检查

血生化可见肝肾功能损害。

### （三）诊断标准

根据明确的接触史，结合神经系统症状可诊断。

## 【治疗原则】

无特效疗法，以对症治疗为主。

## 第四节 重金属中毒

## 一、铅中毒

铅中毒主要损害神经、造血系统和肾脏，并引起溶血和贫血。误服或过量口服含铅物引起的急性和亚急性中毒很罕见，职业性铅中毒多属慢性。

### 【诊断要点】

#### （一）临床表现

（1）神经系统 轻症者有头晕、头痛、失眠、多梦、记忆力减退、无力、肌肉关节酸痛等神经症，长期接触较多量可发生周围神经病，表现为伸肌无力，手腕明显，伴关节肌肉疼痛、感觉异常、痛觉减退，严重者出现垂腕，有特征性；重症急性中毒和慢性中毒，出现中毒性脑病，儿童易发生，呈动作迟缓、精神迟钝、易激动等症状，继而出现躁狂、谵妄、视力减退、失语、麻痹、幻觉、意识模糊，脑水肿时可出现剧烈头痛、喷射性呕吐、肢体抽搐，最终昏迷，伴腹绞痛和贫血。重症脑病，表现为昏迷、抽搐和呼吸衰竭，神经系统严重后遗症，特别是未驱铅治疗者，包括脑皮质萎缩、脑积水、癫痫和痴呆等。

（2）消化系统 口中有金属味、食欲缺乏、上腹部胀痛、恶心、呕吐、便秘。腹绞痛是铅中毒的突出症状，发作突然、剧烈，部位不固定，疼痛持续数分钟至数小时。齿龈边缘可见灰蓝色铅线，肝脏可增大，肝功能可异常。

（3）血液系统 贫血，部分有高血压及肾损害，出现蛋白尿和管型尿。

#### （二）辅助检查

（1）常规项目 低色素正细胞性贫血，网织红细胞及碱性点彩红细胞增多，肝功能异常，尿中ALA及粪卟啉增多，蛋白尿和管型尿。血铅≥100μg/L。

（2）可选项目 肌电图可见尺神经、桡神经的运动神经传导速度减慢。尿铅超过0.07mg/L。

### （三）诊断标准

主要根据接触史和临床表现。

## 【治疗原则】

以驱铅治疗及纠正贫血、营养神经、保护肝肾功能等对症处理为主。

## 【处方】

1. 洗胃、导泻

▶ **处方1**　2%硫酸钠及清水　彻底洗胃

▶ **处方2**　硫酸钠20～30g　灌服

2. 驱铅治疗

▶ **处方1**　依地酸钙钠　1g
5%～10%葡萄糖液　250mL ｜ivgtt　qd×（3～5）d

**说明**：依地酸钙钠可络合铅，每一疗程治疗前后应监测尿常规，治疗过程中要监测血尿素氮、肌酐、钙和磷，不可与EDTA-2Na混用。

▶ **处方2**　二巯丁二钠（Na-DMS）　1g　im　qd～bid×（3～5）d

**说明**：根据病情及尿铅排出情况决定是否进行下一疗程，疗程间隔3～5日。

3. 腹痛时

▶ **处方**　阿托品　0.5mg　H

或　10%葡萄糖酸钙　10mL　iv

**说明**：阿托品注意事项见"毒蕈中毒"。葡萄糖酸钙以10%葡萄糖注射液稀释注射，每分钟不超过5mL。

# 二、锰中毒

呼吸道为职业接触锰的主要吸收途径。锰选择性侵犯基底节（豆状核、尾状核和苍白球）、黑质、丘脑和脑干神经节，产生变性，导致神经细胞能量代谢障碍及功能紊乱，破坏神经突触传导功能。慢性锰中毒脑病的病理和临床表现与帕金森综合征相似。

## 【诊断要点】

### （一）临床表现

（1）急性中毒　口服高锰酸钾可腐蚀口腔、咽喉和消化道，5%浓度口服后口唇黏膜呈棕黑色、肿胀糜烂、剧烈腹痛、呕吐、血便、休克。高锰酸钾的腐蚀性致死量为 5～20g；工业生产中吸入大量氧化锰烟雾可发生金属烟热，表现为头晕、头痛、恶心、寒战、高热、咽痛、咳嗽、气喘等，热退时全身大量出汗，预后良好。

（2）慢性中毒　为职业性锰中毒的主要类型，多见于锰铁冶炼、焊条制作及电焊。早期可见神经症和自主神经功能障碍，如头痛、头晕、失眠、乏力、嗜睡、记忆力减退、四肢酸痛、易兴奋、多语、好哭笑等，食欲减退、恶心、流涎增多和上腹部不适，多汗、心动过速、眼心反射异常、四肢腱反射亢进或减低，眼睑、舌和手指震颤，皮肤划痕阳性等。严重时可两腿发沉、易跌倒、言语不利和表情呆板，检查肌张力齿轮状增高、手指粗大震颤、闭目难立征（+）、轮替和连续动作不能等，晚期可见典型帕金森综合征表现。部分患者可见一侧中枢性面瘫、眼震或周围神经病等。

### （二）辅助检查

（1）常规项目　尿锰定量正常尿锰上限为 0.18～0.55μmol/L，尿锰可反映近期机体吸收锰的情况，与临床症状不平行，非确诊主要依据。锰主要由粪便排出，正常值>12mg/100g，粪锰增多可作为锰接触的指标。部分患者尿香草扁桃酸（VMA）和 17-酮类固醇、脱氢雄酮含量可降低。

（2）可选项目　重症脑电图可见 α 波减少，波幅减低，全脑散在或阵发同步性 θ 波或 δ 波等慢波。肌肉放松时肌电图电静息消失，出现持续放电或呈节律性群放电位，收缩肌及拮抗肌同时以恒定的频率出现，可见 H 反射亢进。MRI 示 T1WI 苍白球高信号，晚期脑室扩张和脑萎缩。

### （三）诊断标准

结合接触史和临床表现可诊断。缺乏客观指标时应追踪观察，结合粪、尿和血锰测定，必要时可驱锰试验治疗。

### （四）鉴别诊断

需与神经衰弱、周围神经炎、精神病、帕金森病、脑炎后遗症、肝豆状核变性、急性一氧化碳中毒后发症等疾病相鉴别。

## 【治疗原则】

口服高锰酸钾者立即用温水洗胃。清洗后灌入氢氧化铝凝胶、牛乳或浓豆汁。"金属烟热"可脱离接触，对症处理。慢性锰中毒应驱锰及抗震颤等对症治疗。

## 【处方】

▶ **处方1** 金属络合剂

依地酸钙钠　1.0g　｜
5%葡萄糖液　500mL　｜ ivgtt　qd×（3～5）d

或　二巯丁二钠　1～2g　iv　qd

或　5%二巯丙磺钠　每次5mL　im

**说明**：见"铅中毒"。5%二巯丙磺钠第1天3～4次，第2天2～3次，第3～7天1～2次，共7天为1个疗程。轻度中毒患者驱锰3～5个疗程后症状改善，重度中毒患者震颤和肌强直，可用抗胆碱药缓解症状。

▶ **处方2** 抗胆碱能药

苯海索　1～2mg　po　tid

**说明**：长期服用，每次量可逐渐增至2～4mg。作用在于选择性阻断纹状体的胆碱能神经通路，老年人对药物较敏感，注意控制剂量。常见的不良反应有口干、便秘、尿潴留、瞳孔散大、视物模糊等抗胆碱反应。青光眼患者禁用。

丙环定　2.5～5.0mg　po　tid，逐步增至15～30mg/d。

**说明**：有中枢抗胆碱作用，药理及不良反应与苯海索相似。

▶ **处方3** 5-羟色胺酸5mg/kg分三次口服，可能有效。

# 三、汞中毒

汞具有脂溶性，易通过细胞膜和血脑屏障，在含脂量高的中枢神经组织存积。汞中毒性肾病可能与自身免疫有关。

## 【诊断要点】

### （一）临床表现

（1）急性中毒　头晕、乏力、发热，继而出现牙眼肿痛、口腔黏膜糜烂、牙齿松动、齿龈出血和化脓，恶心、食欲缺乏、腹痛和腹泻等消化道症状。部分可出现皮肤斑丘疹，严重者发生剥脱性皮炎。少数出现急性肾衰竭。吸入高浓度汞蒸气可产生化学性肺炎和中毒性肺水肿，口服大量无机汞盐主要表现为化学性坏死性胃肠炎伴严重肾小管坏死。

（2）慢性中毒　神经系统症状突出。①早期有头晕、头痛、失眠、记忆力减退、多梦等神经症表现，常伴自主神经功能紊乱，皮肤划痕阳性。慢性汞中毒的特征表现为易兴奋、意向性震颤。②口腔炎：齿龈有深蓝色汞线、牙龈出血和牙齿松动，口腔黏膜糜烂、溃疡，程度较急性中毒轻。③肝肾功能损害等。

### （二）辅助检查

（1）常规项目　尿汞测定正常值双硫踪法<0.25μmol/L（0.05mg/L），或无火焰原子吸收分光光度法<0.1μmol/L（0.02mg/L）。尿汞含量与临床症状不一定平行。驱汞试验尿汞水平与体内汞蓄积状况有一定相关性。血汞与发汞测定，血汞正常值为<50nmol/L（10μg/L），发汞正常值为<4μg/g。

（2）可选项目　脑电图检查重症患者出现δ波或θ波低波幅慢波波型。CT检查严重慢性中毒病例可见脑室扩大、脑沟增宽等脑萎缩表现。

### （三）诊断标准

结合接触史和临床表现，参考尿汞测定可确诊。易兴奋、震颤、口腔炎为慢性中毒三主征。

## 【治疗原则】

误服者应及早洗胃，尔后灌入蛋清液或牛奶，并口服硫酸钠20g导泻，重症病例、急性肾衰竭者尽早血液透析。均应驱汞治疗，并防治并发症。

## 【处方】

1.驱汞治疗

▶ **处方1**　二巯丙磺酸钠（Na-DMPS）　250mg　im　qd/bid

说明：Na-DMPS不良反应有恶心、心动过速、头晕等，不久可消失。个别有皮疹、寒战、发热等过敏反应，或过敏性休克、剥脱性皮炎。

▶ **处方2**　二巯丁二钠（Na-DMS）　1.0g　im　qd～bid

说明：1个疗程为3～5日，视病情及尿汞排出情况决定疗程数。

**2. 口腔炎的治疗**

▶ **处方**　10%硫代硫酸钠　含漱

　　或　0.02%洗必泰溶液　含漱

说明：二者可交替使用。

## 第五节　乙醇中毒

极高浓度的乙醇急性中毒可抑制延髓中枢引起呼吸、循环功能衰竭，代谢异常。长期酗酒还可造成明显的营养缺乏，如维生素$B_1$缺乏引起的Wernicke脑病、周围神经麻痹，叶酸缺乏可引起巨幼细胞贫血，还包括引起食管炎、胃炎、胰腺炎及肝脏损害。

### 【诊断要点】

#### （一）临床表现

饮酒史，或呼气时的酒味，血清或呼气乙醇浓度的测定。急性中毒的中枢神经系统症状：兴奋期为欣快、健谈、情绪不稳定、粗鲁或攻击性行为；共济失调期为行动笨拙、言语含糊不清、步态不稳、视物模糊；昏迷期为昏睡状、瞳孔散大、体温降低、心率快、血压下降、呼吸慢而打鼾，甚至呼吸循环麻痹而危及生命。戒断综合征：发生于长期酗酒者在突然停止饮酒或少量饮酒后的精神症状和癫痫发作。长期酗酒者可出现神经系统及消化、心血管、造血、代谢营养、生殖等多系统的损害症状。

#### （二）辅助检查

（1）常规项目　血常规可提升巨幼细胞贫血，血生化提示肝功能损害。

（2）可选项目　Wernicke脑病可表现双侧丘脑、脑干的长T1、长T2病灶，周围神经麻痹可见肌电图异常表现。

### （三）诊断标准

结合接触史和临床表现可诊断。

## 【治疗原则】

急性中毒者无需特殊治疗，休息、限制活动，避免发生意外，对症支持治疗，可用纳洛酮促醒。严重急性中毒时可用血液或腹膜透析促进排出。戒断综合征者保证休息和营养，补充B族维生素、维生素C等对症支持治疗。慢性中毒者，加强营养补充，立即戒酒，并接受心理治疗。

## 【处方】

1. 急性中毒昏迷患者的促醒和脑保护治疗

▶ **处方**　纳洛酮　$0.4 \sim 0.8$mg　iv（缓慢）　st（必要时重复）

　　**说明**：见阿片类药物中毒。

2. 加速乙醇在体内的氧化代谢，必要时透析促使乙醇的排出。

▶ **处方1**　50%葡萄糖注射液　100mL　ivgtt　st

▶ **处方2**　维生素$B_1$　100mg　im　st

▶ **处方3**　维生素$B_6$　100mg　im　st

▶ **处方4**　烟酰胺（维生素$B_3$、维生素PP、尼克酸胺）　100mg　im　st

　　或　烟酸100mg +10%葡萄糖注射液500mL　ivgtt　qd

　　**说明**：见"异烟肼中毒"。

3. 镇静

▶ **处方**　地西泮　$5 \sim 10$mg　po　tid

　　**说明**：根据病情可缩短给药间隔或$5 \sim 10$mg　iv（缓慢）　st。对烦躁不安或过度兴奋者，可选用短效镇静药物控制症状，首选地西泮，避免用吗啡、氯丙嗪、苯巴比妥类药物。

4. 抗癫痫药物

▶ **处方1**　卡马西平　100mg　po　tid

　　**说明**：适用于癫痫部分性发作、复杂部分性发作、简单部分性发作和继发性全身发作、强直阵挛发作。

💧 **处方2** 丙戊酸钠　200mg　po　tid

或　德巴金　0.5g　po　bid

**说明**：主要用于单纯或复杂失神发作、肌阵挛发作，大发作的单药或合并用药治疗，有时对复杂部分性发作也有一定疗效。

5. Wernicke-Korsakoff综合征的治疗

💧 **处方**　维生素$B_1$　100mg　im　tid，14天后改为$10 \sim 20$mg　po　tid。

## 第六节　一氧化碳中毒

多因工业生产过程或家庭冬季煤火炉取暖，通气不良，排烟差所致。

## 【诊断要点】

### （一）临床表现

急性中毒有头晕、头痛、嗜睡、无力、耳鸣、眼花、恶心、呕吐和心悸等，偶有短暂晕厥，症状加重时出现较浅昏迷，面色潮红，口唇呈樱桃红色，脉快、多汗、躁动不安；重症患者出现深昏迷、抽搐、呼吸困难和休克、脑水肿、呼吸循环衰竭危及生命。部分可出现一氧化碳中毒迟发性脑病，突发定向力丧失、表情淡漠、反应迟钝、记忆障碍、二便失禁、语无伦次和行为失常、帕金森综合征、假性球麻痹、运动性失语、皮质盲和癫痫发作等。长期接触低浓度一氧化碳可引起头晕、头痛、耳鸣、乏力、失眠、多梦和记忆力减退等神经症表现，有心律失常、ST段下降及血压波动。

### （二）辅助检查

（1）常规项目　血HbCO测定定性测定（加碱法），取患者血$3 \sim 5$滴，用等量蒸馏水稀释后，加入10% NaOH $1 \sim 2$滴，如血液中HbCO>10%，血液仍保持淡红色不变，正常血呈棕绿色。定性试验快速简便，但不精确。定量测定采用721型分光光度计进行双波长分光光度法（432/420mm）测定，正常人不吸烟者HbCO <5%，吸烟者

HbCO<10%。

（2）可选项目　CT检查急性中毒早期的主要异常为双侧大脑皮质下白质及苍白球或内囊内出现对称性密度减低区，后期可见脑室扩大或脑沟增宽，显示脑萎缩。诱发电位检查急性中毒和迟发性脑病患者可见视觉诱发电位VEP，潜伏期延长，脑干听觉诱发电位（BAEP）异常，对迟发性脑病及意识障碍程度的动态观察有意义。

### （三）诊断标准

根据接触史和临床表现，血HbCO测定阳性等可诊断。

## 【治疗原则】

高压氧治疗是治疗本病的主要方法。10天为1个疗程，根据病情可用到症状、体征消失。改善脑细胞代谢，解除血管痉挛，改善脑循环功能。对症支持治疗，控制精神症状，积极治疗并发症。

## 【处方】

1. 改善脑细胞代谢

▶ **处方1** 吡拉西坦（脑复康）　800mg ｜ ivgtt　qd
生理盐水　500mL

**说明**：吡拉西坦为氨酪酸的同类物，具有激活、保护和修复脑细胞的作用，改善脑缺氧、活化大脑细胞、提高大脑中ATP/ADP比值，促进氨基酸和磷脂吸收、蛋白质合成以及葡萄糖利用和能量储存，促进脑代谢，增加脑血流量。

▶ **处方2** 胞磷胆碱　0.75g
辅酶A　100U
ATP　40mg ｜ ivgtt　qd
生理盐水　500mL

**说明**：本品为核苷衍生物，对促进大脑功能恢复、促进苏醒有一定作用。

2. 中药改善脑循环

▶ **处方** 丹参注射液　20mL ｜ ivgtt　qd
生理盐水　250mL

蛇毒成分复杂，每种蛇毒含一种以上有毒成分，中毒是混合毒作用结果。

## 【诊断要点】

### （一）临床表现

早期表现为头痛、头昏、恶心、呕吐和出汗等，继之出现神经、血液循环中毒症状。神经毒表现为胸闷、吞咽困难、舌头僵硬、失声、眼睑下垂和全身肌肉疼痛，逐渐发生松弛性瘫痪、呼吸困难，因呼吸肌麻痹死亡。血液循环毒表现为咬伤后局部肿胀、疼痛伴出血、坏死。肿胀迅速蔓延至整个肢体，邻近淋巴结肿痛，继发全身感染，全身性出血。混合毒兼有上述两种类型表现。

### （二）辅助检查

白细胞升高，血红蛋白尿，尿、粪潜血阳性，凝血时间延长，凝血因子、纤维蛋白及纤维蛋白原减少，肝功能、肾功能及心肌酶异常等。

### （三）诊断标准

结合毒蛇咬伤史及临床表现可诊断。

## 【治疗原则】

患肢限制活动，绷扎肿胀部位近心端，反复冲洗，扩创将毒液吸出。使用特效抗蛇毒血清，抑制蛇毒引起的过敏反应。重症全身中毒者及时给予大量皮质类固醇，保持呼吸道通畅，加强并发症处理。选用中医药进行抗毒。

## 【处方】

1. 中医中药抗毒（根据地理位置选用当地蛇药）

▶ **处方**　广东蛇药（或南通蛇药/上海蛇药）　首剂10片（以后5片）po　q4～6h×（3～5）d

2. 激素抗过敏

▶ **处方1**　氢化可的松　200 ～ 400mg　ivgtt　qd×（3 ～ 4）d

▶ **处方2**　地塞米松　10 ～ 20mg　ivgtt　qd×（3 ～ 4）d

**说明**：选用以上任意一种。

## 第八节　放射性损害

　　放射性损伤是机体受到电离辐射后产生的各种类型和不同程度达到损伤。根据照射剂量大小、损伤出现早晚和损伤程度，分为急性放射性损伤和慢性放射性损伤。

## 一、急性放射性损伤

　　放射性损伤可影响许多器官、系统，临床表现复杂。中枢神经受到大剂量照射后功能和结构出现明显变化，造成神经系统严重损伤。

### 【诊断要点】

### （一）临床表现

　　一次受照剂量1 ～ 10Gy引起骨髓型急性放射病，出现造血功能障碍、出血和感染；超过10Gy引起肠型急性放射病，频繁呕吐、严重腹泻；超过50Gy引起脑型急性放射病，出现共济失调、肌震颤、定向力障碍、抽搐和昏迷等，伴血压下降、休克等，常在数小时至1 ～ 2日死亡。

### （二）辅助检查

　　（1）常规项目　血细胞数降低，造血组织破坏。

　　（2）可选项目　脑电图可出现异常改变。顺磁共振技术可测定吸收剂量。

### （三）诊断标准

　　根据受照剂量、临床表现、实验室检查综合分析，可做出初步诊断。

## 【治疗原则】

主要是对症支持疗法。

# 二、慢性放射性损伤

一般见于脑肿瘤、脊髓肿瘤、甲状腺癌、鼻咽癌和纵隔肿瘤放疗后1～5年，逐渐出现进行性神经损害。鼻咽癌、食管癌放疗可造成放射性脊髓损伤，包括射线对脊髓的直接损伤、对脊髓血管的损伤导致脊髓局部缺血或梗死。

## 【诊断要点】

### （一）临床表现

多表现为头痛、头晕和失眠，双下肢麻木无力，逐渐延及上肢，伴二便障碍、骨痛等神经症，可自行缓解，多数呈进行性加重。放射性脊髓损害早期常见感觉异常，手足麻木、针刺感或蚁走感，颈肩疼痛，肢体瘫痪，进展性感觉缺失，晚期可出现二便障碍。放射性脑病可表现为记忆力减退，定向力障碍，可出现幻觉和智力减退，颅高压症状和发作性昏迷、抽搐等，或头晕、复视、言语不清、吞咽困难和走路不稳等脑干症状。

### （二）辅助检查

脑脊液蛋白定量中度增高。CT可见密度减低区，MRI可见长T1、长T2病灶。

### （三）诊断标准

根据射线接触史，症状、体征与受损神经组织的定位相符等可诊断。

## 【治疗原则】

以对症治疗为主，应用激素治疗可使症状有所改善。

## 【处方】

糖皮质激素治疗

▶ **处方1** 地塞米松 10mg ⎫
生理盐水 250mL ⎭ ivgtt qd

⊘ **处方2** 泼尼松 10mg po qd

**说明**：以上任选一种。

## 第九节 中暑

中暑是在高温影响下，机体体温调节功能紊乱导致的一组急性内科疾病。可分为三型：热射病、热痉挛和热衰竭。

### 【诊断要点】

#### （一）临床表现

（1）**热射病** 主要临床表现是高热（40℃以上）、无汗和意识障碍，皮肤干燥、灼热、脉快、血压降低、脉压增宽，呼吸快而浅。重者肝肾功能异常。

（2）**热痉挛** 常见于高热下强体力劳动和大量出汗者，明显肌痉挛伴收缩痛，多见于常活动的肌肉，对称性，腓肠肌明显，波动性发作，体温正常。

（3）**热衰竭** 起病急，多见于老年人或心血管疾病患者，表现为头昏、头痛、恶心、呕吐，随之出现口渴、胸闷、面色苍白、冷汗淋漓，脉细而缓，继而晕厥、血压下降，手足抽搐，重者出现周围循环衰竭。

#### （二）辅助检查

（1）**常规项目** 白细胞总数和中性粒细胞增高，出现蛋白尿和管型尿，血清BUN、ALT、LDH、CPK增高。血pH值、$Na^+$、$K^+$水平降低。

（2）**可选项目** 心律失常及心肌损伤的心电图表现。

#### （三）诊断标准

诊断根据病史、临床表现可诊断。

### 【治疗原则】

迅速撤离高温环境，热晕厥患者在平卧休息后常可自愈。口服补液，中暑者还需通过物理降温、药物降温进行抢救。防治并发症和支持治疗。

## 【处方】

▷ **处方1**　氯丙嗪　25～50mg ┃ ivgtt　st
　　　　　生理盐水　500mL

　　**说明**：氯丙嗪有很强的抑制体温调节中枢，使体温调节失灵。用药过程中应注意观察血压下降时应减慢滴速或停药。

▷ **处方2**　阿司匹林　300mg　po或鼻饲　tid～qid

　　**说明**：凝血功能障碍者、消化道溃疡、哮喘者应避免使用。

## ▷ 第十节 ┊ 减压病

　　减压病是人体从高气压环境突然转移到低气压环境，由于压力快速下降，使高气压下体内组织溶解的气体超过饱和限度而游离，在血管及组织中形成气泡，超过人体的耐受限度引起全身性疾病。

## 【诊断要点】

### （一）临床表现

　　站立、步行困难，截瘫或偏瘫，二便失禁，视觉、听觉障碍等，可合并神经症、癔症和自主神经功能障碍症状。减压性骨坏死主要表现为长骨骨干及两端骨内部网状骨质无菌性骨坏死，表现为活动后疼痛，活动受限。

### （二）辅助检查

　　（1）常规项目　未见特征性改变。

　　（2）可选项目　B超可为减压性骨坏死提供正确、无创性诊断，放射性核素骨扫描和X线检查对减压性骨坏死的检出率高。

### （三）诊断标准

　　可根据高气压作业史和未按规章减压或发生事故，结合临床表现及辅助检查可诊断。

## 【治疗原则】

根据具体情况进行高压氧加压治疗及其他综合疗法，可选用物理疗法和中药活血化瘀治疗。

## 【处方】

1. 加压治疗

▶ **处方**　高压舱或高压氧舱进行加压治疗

**说明**：行高压氧治疗前禁食，加压治疗的基本步骤是先加压（5～10个附加压），然后再高压下停留（急性患者为30min，慢性患者适当延长），然后则缓慢降压（共需13～39h）。

2. 糖皮质激素治疗

▶ **处方1**　地塞米松　10mg ⎫
　　　　　生理盐水　250mL ⎭ ivgtt　qd

▶ **处方2**　泼尼松　10mg　po　qd

3. 能量代谢治疗

▶ **处方1**　生理盐水　250mL ⎫
　　　　　胞磷胆碱　0.5～0.75g
　　　　　辅酶A　100U　　　　⎬ ivgtt　qd
　　　　　ATP　40mg　　　　　 ⎭

▶ **处方2**　肌苷　10mg　po　bid

4. 完善检查，康复理疗。

　　股骨　X线
　　胫骨　X线
　　肱骨　X线

## 参考文献

[1] 耿德勤，神经内科临床处方手册. 南京：江苏科学技术出版社，2011.
[2] 王维治，神经病学. 北京：人民卫生出版社，2006.

# 第十六章 >>>

# 系统性疾病所致的神经系统并发症

## >> 第一节　急性心源性脑缺血

　　急性心源性脑缺血是由于各种心脏疾病引起的心排血量突然减少或暂停，导致急性脑缺血而出现晕厥、抽搐等症状，又称阿-斯综合征。本病是器质性心脏病常见的并发症，常见的病因有：①严重心律失常，包括完全性房室传导阻滞、窦性停博、室性心动过速、心室颤动；②心腔占位性病变或心瓣膜扩张受阻；③急性心肌炎。虽经积极抢救，本病仍有1/3患者死亡。

### 【诊断要点】

#### （一）临床表现

　　（1）晕厥先兆症状　　可出现短暂意识模糊、面色苍白、眩晕、眼花、恶心、出冷汗、胃部不适等。病因控制及时症状可立即停止，处理不及时可出现意识丧失，部分患者仅有先兆症状而不出现晕厥。

　　（2）晕厥　　意识丧失，持续数秒至十余分钟，伴面色苍白、多汗、心音及脉搏微弱或消失、血压下降或测不到、瞳孔散大、对光反应减弱或消失、肌张力减弱、双侧病理反射阳性、二便失禁。

　　（3）痫样发作　　意识丧失15s以上可出现痫样发作，多表现强直性发作，持续数秒至数十秒。

**（二）辅助检查**

（1）常规项目　三大常规、快速血糖、血生化、肌钙蛋白、血气分析，心电图、动态心电图、心脏彩超。

① 心肌酶、肌钙蛋白有心肌损害可增高。

② 心电图、动态心电图对明确诊断和治疗都极有价值。

（2）可选项目　有CT/MRI、脑电图。通常无异常。

**（三）诊断标准**

活动或安静状态下突然起病，患者有严重心脏病或洋地黄、锑剂等用药史，出现突然晕厥、发绀、抽搐等症状可诊断。

**（四）鉴别诊断**

需与血管迷走神经性晕厥、神经精神性晕厥、短暂性脑缺血发作、急性缺血缺氧性脑病、癫痫、癔症、低血糖发作等疾病鉴别。

## 【治疗原则】

目的是迅速终止发作，改善脑缺血状态。

（1）病因治疗　积极治疗心脏原发病是预防本病发生的关键。

（2）药物治疗　根据病因选择抗心律失常、抗心力衰竭药、糖皮质激素。

（3）对症治疗　纠正低血压及水、电解质、酸碱平衡紊乱，改善心肌缺血，避免剧烈运动和过度劳累。

## 【处方】

▶ **处方1**　阿托品　0.5～1mg　H或im　q1～2h

说明：最大剂量为2mg；或0.02～0.05mg/kg　iv。为抗胆碱药，用于完全性房室传导阻滞患者。青光眼、前列腺增生症、高热患者禁用。

▶ **处方2**　异丙肾上腺素　0.5～1mg
5%葡萄糖液　200～300mL ｜ivgtt

说明：为β受体激动药，用于三度房室传导阻滞。对本品过敏、冠心病、心肌炎、甲状腺功能亢进症、嗜铬细胞瘤患者禁用。

▶ **处方3** 胺碘酮 0.5mg/（kg·min） iv

续 0.05mg/（kg·min） ivgtt（维持）

**说明**：维持的最大剂量0.3mg/（kg·min）。为延长动作电位时程药，用于室性心动过速患者。对本品过敏、二至三度房室传导阻滞、双束支传导阻滞、严重窦性心动过缓、甲状腺功能异常、心脏明显扩大尤其是心肌病患者、妊娠及哺乳期妇女禁用。

▶ **处方4** 毛花苷C 0.4～0.6mg
5%葡萄糖液 20mL ｜ iv

**说明**：2～4h后可再予0.2～0.4mg。抗心力衰竭药，用于急性心肌炎导致心脏收缩无力患者。洋地黄中毒、室性心动过速、心肌病、预激综合征禁用。

▶ **处方5** 地塞米松 0.75～3mg po bid～qid

或 5～20mg iv或ivgtt

**说明**：糖皮质激素药，用于急性心肌炎导致心肌弥漫性水肿以及意识丧失时间长造成脑水肿的患者。对肾上腺皮质激素类药物过敏、严重精神病史、角膜溃疡、胃肠术后、青光眼、肾上腺皮质功能亢进症、骨折、严重高血压、活动性胃及十二指肠溃疡、癫痫、严重糖尿病、创伤及未控制的细菌、病毒、真菌感染患者禁用。

▶ **处方6** 20%甘露醇 125～250mL ivgtt q8h～q6h

**说明**：脱水药，用于脑水肿治疗。急性肾小管坏死、充血性心力衰竭、急性肺水肿、严重肺淤血、严重脱水禁用。

▶ **处方7** 甘油果糖 250～500mL ivgtt qd～bid

**说明**：高渗脱水药，用于脑水肿治疗，尤其适用于需长期降低颅内压及有肾功能损害不能耐受甘露醇者。对本品过敏、遗传性果糖不耐受、无尿、严重脱水、高钠血症、心功能不全者禁用。

▶ **处方8** 地西泮10mg iv q10～15min（可按需要重复）

或 30～50mg
0.9%氯化钠液 500mL ｜ ivgtt

**说明**：抗癫痫药，为治疗癫痫持续状态的首选药。青光眼、重症肌无力患者及6个月以下婴儿禁用。癫痫持续状态时宜静脉注射或滴注，速度宜慢（>5min），以防止心血管和呼吸抑制。

▶ **处方9**　丙戊酸钠　0.4g　iv　bid

说明：抗癫痫药，为治疗癫痫大发作合并小发作时的首选药，也用于其他药物控制不良的顽固性癫痫的治疗。有肝病及肝功能不全、血卟啉病患者禁用。

## 【注意事项】

① 急性心源性脑缺血病情凶险，病死率高，应积极抢救。

② 完全性房室传导阻滞患者药物疗效不佳或确诊病态窦房结综合征可考虑安装心脏起搏器。

③ 心腔占位性病变或心瓣膜扩张受阻病变者缓解期可考虑手术治疗。

## ▶第二节　肺性脑病

肺性脑病是由于各种原因引起的肺通气或换气功能严重障碍及呼吸衰竭，导致脑组织损害和脑循环障碍，出现各种精神、神经症状。原发病常为：①呼吸道疾病，以慢性支气管炎、肺气肿最常见，其次为肺结核、肺间质纤维化、支气管哮喘、肺癌；②影响胸活动与肺扩张的疾病，如胸膜结核、粘连、大量胸腔积液；③影响呼吸中枢的疾病，如脑炎、脑干损伤、脑血管疾病等；④周围神经及肌肉疾病，如Guillain-Barre综合征、重症肌无力等；⑤肺血管病变，如肺血管栓塞、肺血管炎等。

## 【诊断要点】

### （一）临床表现

（1）肺性脑病　早期症状较轻，表现为头痛、头晕、耳鸣、恶心、呕吐、反应迟钝、注意力不集中、视力减退等，继之出现烦躁、智力减退、定向障碍，甚至谵妄、幻觉、胡言乱语或嗜睡。约50%的肺性脑病患者出现精神症状，常与意识障碍伴发。

（2）弥漫性或局灶性神经系统损害　全面性癫痫发作，尤其肌阵挛，少数为局灶性或局灶性发展为全面性癫痫发作，多有头痛、恶心、呕吐、视盘水肿等颅高压症状，可有震颤及其他不自主运动，早期常出现以上肢为主的快速、粗大的静止性震颤，有时呈典型扑翼样震颤，也可见肌束震颤、手足徐动等。约5%的患者出现偏瘫或单瘫，10%～15%的患者因持续颅高压出现脑疝、昏迷加深甚至死亡。

## （二）辅助检查

（1）常规检查项目　三大常规、血生化、血气分析、脑脊液。

（2）可选项目　脑电图、CT/MRI。

说明：① 血气分析可见 $PaCO_2$、$CO_2$ 结合力、标准碳酸氢盐（SB）和剩余碱（BE）含量变化，血pH值降低。呼吸性酸中毒合并代谢性酸中毒时 $PaCO_2$ 增高，$CO_2$ 结合力、SB和BE正常或降低；合并代谢性碱中毒时 $PaCO_2$ 增高，$CO_2$ 结合力、SB和BE均明显增高，pH值增高，血钾明显降低，还可出现氮质血症、低氯血症，高钾血症。

② 脑脊液压力增高（$200mmH_2O$ 以上），红细胞增加，蛋白增高，白细胞及生化检查正常或轻度增高。脑脊液 $PaCO_2$ 可增高，pH值可降至 $7.15～7.25$。

③ 脑电图不同程度的弥漫性异常改变，在正常背景节律上出现少量低波幅 θ 波或中至重度弥漫性双侧同步δ波与 θ 波。

④ CT/MRI可确定脑损害部位、性质、程度。

## （三）诊断标准

根据第三次全国肺心病专业组会议修订的肺性脑病的诊断标准如下。

① 有慢性肺部疾病伴呼吸功能障碍（$PaO_2<50mmHg$，$PaCO_2>60mmHg$），出现发绀等缺氧和二氧化碳潴留临床症状。

② 意识障碍、精神障碍、神经症状、部分神经系统定位体征。视盘水肿、肌阵挛、扑翼样震颤是肺性脑病特征性的临床症状。

③ 排除其他原因引起的神经精神障碍。

④ 血气分析支持肺功能不全及高碳酸血症。

## （四）鉴别诊断

应与急性缺血缺氧性脑病、癫痫、肝性脑病鉴别。

## 【治疗原则】

目的是控制感染，改善缺氧。

（1）病因治疗　①积极治疗原发病，控制感染，保持呼吸道通畅；②持续低流量给氧；③解除支气管痉挛；④机械通气。

（2）药物治疗　抗生素、平喘药、呼吸兴奋药、血管扩张药、利尿药、抗凝药、糖皮质激素、脱水药。

（3）对症治疗　纠正水、电解质及酸碱平衡紊乱，纠正心功能不全，控制癫痫发作，抗惊厥治疗。

## 【处方】

▶ **处方1**　氨茶碱　0.1g　po　tid

或　0.5～1.0g
5%～10%葡萄糖液　500mL ｜ ivgtt

**说明**：茶碱类平喘药，支气管痉挛患者首选药。急性心肌梗死、低血压、休克患者禁用。

▶ **处方2**　尼可刹米　首剂0.375g　iv

继之　1.875～3.75g
500mL　注射用水 ｜ ivgtt

**说明**：呼吸兴奋药，有促醒作用。必要时合用洛贝林、哌甲酯等呼吸兴奋药。

▶ **处方3**　氢氯噻嗪　12.5～25mg　po　bid

**说明**：噻嗪类利尿药，用于心功能不全的治疗，长期使用可造成电解质紊乱。

▶ **处方4**　氨苯蝶啶　12.5～25mg　po　bid

**说明**：保钾利尿药，用于心功能不全的治疗，利尿作用弱但迅速，与其他利尿药合用能显著加强各自的效果。

▶ **处方5**　酚妥拉明　20mg
5%～10%葡萄糖液　200mL ｜ ivgtt

**说明**：短效非选择性α受体阻滞药，用于降低肺动脉压和改善心功能不全。对本品过敏、低血压、严重动脉硬化、心绞痛、心肌梗死、肝肾功能不全、消化道溃疡者禁用。

▶ **处方6** 低分子肝素2500U H qd ～ bid

**说明**：抗凝药，防止微血栓形成及DIC发生，改善循环。对本品过敏、有出血或出血倾向、细菌性心内膜、消化道溃疡、脑血管意外、脑和脊髓术后禁用。

▶ **处方7** 5%碳酸氢钠 125 ～ 250mL ivgtt

**说明**：必要时4 ～ 5h后可重复125mL。调节酸碱平衡药，用于严重呼吸性或代谢性酸中毒治疗。注意使用宜适量静滴不宜过快，应根据血气分析的结果及时调整用量。

▶ **处方8** 葡萄糖酸钙 1.0g im qd

**说明**：用于低钙血症手足抽搐的治疗。高钙血症、肾结石、类肉瘤病、应用强心苷期间禁用。

▶ **处方9** 硫酸镁 1.0g im qd

**说明**：用于抗惊厥治疗，静脉注射易出现血压过低、心脏骤停、呼吸暂停，注射时宜缓慢。如有中毒现象应积极抢救、人工呼吸、静脉注射葡萄糖酸钙治疗。

▶ **处方10** 氯硝西泮 1 ～ 4mg iv

**说明**：必要时20min后可重复1 ～ 2次。抗癫痫及惊厥药，用于癫痫持续状态治疗，静脉注射过快有心脏和呼吸抑制作用。对苯二氮䓬类镇静催眠药过敏、青光眼、哺乳期妇女及孕妇禁用。

▶ **处方11** 奥氮平 2.5 ～ 5mg po qn

**说明**：抗精神病药，用于患者极度兴奋、躁动不安。对本品过敏、中枢神经明显抑制状态及严重心、肝、肾疾病患者与孕妇禁用。

▶ **处方12** 丙戊酸钠 0.5g po bid

**说明**：抗癫痫药，用于癫痫持续状态控制的后续治疗。有肝病及肝功能不全、血卟啉病患者禁用。

▶ **处方13** 地塞米松 5 ～ 20mg iv或ivgtt

**说明**：糖皮质激素药，用于平喘及脑水肿的治疗。对肾上腺皮质激素类药物过敏、严重精神病史、角膜溃疡、胃肠术后、青光眼、肾上腺皮质功能亢进症、骨折、严重高血压、活动性胃及十二指肠溃疡、癫痫、严重糖尿病、创伤及未控制的细菌、病毒、真菌感染患者禁用。

▷ **处方14** 20%甘露醇 125～250mL ivgtt q8h～q6h

说明：脱水药，用于脑水肿治疗。急性肾小管坏死、充血性心力衰竭、急性肺水肿、严重肺淤血、严重脱水禁用。

▷ **处方15** 甘油果糖 250～500mL ivgtt qd～bid

说明：高渗脱水药，用于脑水肿治疗，尤其适用于需长期降低颅内压及有肾功能损害不能耐受甘露醇者。对本品过敏、遗传性果糖不耐受、无尿、严重脱水、高钠血症、心功能不全禁用。

## 【注意事项】

① 利尿宜缓慢温和，短时间合用氢氯噻嗪与氨苯蝶啶，不用呋塞米、依他尼酸。禁用乙酰唑胺，防止抑制脑细胞、脑平滑肌细胞内碳酸酐酶，造成脑细胞内 $PaCO_2$ 迅速增高，pH值急剧下降。

② 意识障碍、精神障碍患者不宜使用中长效镇静催眠药，以免加重呼吸抑制。

③ 糖皮质激素只在合并严重感染、毒血症或中毒性休克、肾上腺皮质功能不全、严重支气管痉挛合并肺水肿、顽固性右心衰竭而对一般平喘药无效下使用。

## ▶ 第三节　肝性脑病

肝性脑病是由于急慢性肝功能严重障碍或各种门-体分流异常导致的以代谢紊乱为基础的程度不一的神经精神异常综合征。临床表现因肝病的类型、肝细胞损害的程度、起病的急缓以及诱因的不同而有所差异，既有原发肝脏基础疾病的表现，又有其特有的临床表现，一般表现为性格、行为、智能改变和意识障碍。

## 【诊断要点】

### （一）临床表现

由于导致肝性脑病的基础疾病不同，其临床表现也比较复杂多变，早期症状的变异性是本病的特点。急性肝性脑病起病急骤，前驱期极为短暂，可迅速进入昏迷，多在黄疸出现后发生昏迷，也有在黄疸出现前出现意识障碍而被误诊为精神病者。慢性肝性脑病起病隐匿或渐起，表现为反复发作性木僵和昏迷甚至死亡，但起初常不易发现，易误诊和漏诊。目前多数学者赞同Davidson根据其临床表现把肝性脑病分为前驱期、昏迷前期、昏睡期、昏迷期四期。

Ⅰ期（前驱期）：历时数日或数周，出现轻度性格改变和行为失常，如情绪低落、淡漠少言、欣快激动、举止反常、无意识动作、睡眠颠倒。定向力、判断力、理解力轻度障碍。可出现扑翼样震颤，正常反射存在，无病理反射。

Ⅱ期（昏迷前期）：以意识错乱、睡眠障碍、行为失常及智能障碍为主，表现为定向力障碍，定时障碍，计算力下降，理解力明显减退、书写缭乱，语言不清，行为失常明显，睡眠颠倒明显，夜间兴奋、恐惧，出现幻觉、狂躁。出现肌张力增高、腱反射亢进、踝阵挛、Babinski征及扑翼样震颤。儿童可出现不随意运动及运动失调。

Ⅲ期（昏睡期）：以昏睡和精神错乱为主，表现为患者大部分时间处于昏睡状态，强刺激下可唤醒，不能正确应答。或精神错乱、幻觉、狂躁扰动。有扑翼样震颤，肌张力明显增强，锥体束征阳性。

Ⅳ期（昏迷期）：患者意识完全丧失，不能被唤醒。腱反射和肌张力消失，病理反射消失，呈松弛性瘫痪，瞳孔常散大，有时出现全身抽搐，过度换气。

### （二）辅助检查

（1）常规检查项目　三大常规、血生化、血气分析、血氨测定、凝血象、脑脊液。

（2）可选项目　血浆氨基酸测定、脑电图、头颅CT/MRI、心理智能测验。

说明：① 血氨测定：约75%患者血氨浓度呈不同程度增加，血氨升高程度与肝性脑病严重程度并不完全一致，在慢性患者增高者较多，急性患者增高者较少。如测定动脉血氨浓度升高比静脉血氨更有意义。

② 肝功能可见明显的肝功能损害，胆酶分离，凝血酶原时间延长。血支链/芳香氨基酸比值明显降低，1～1.5或以下提示病情严重。

③ 血钾、血镁、血糖降低，尿素氮、丙酮、乳酸、非蛋白氮增高。

④ 脑脊液压力正常，常规及生化均可正常，如同时测定其氨、谷氨酸、色氨酸、谷氨酰胺浓度可增高。并发脑水肿时压力可升高。

⑤ 脑电图变化对本病诊断与预后均有一定意义。昏迷前期常见阵发性双侧同步的高幅慢波，意识障碍加重可见对称性弥漫性高幅 θ 波及 δ 波，也可见典型的三相波，少部分患者仅有偶发高幅不同步慢波，但均见 α 波减少或消失。

⑥ CT显示爆发性肝衰竭患者脑水肿。MRI检查有些患者T1WI可见双侧苍白球高信号影。

⑦ 心理智能测验简单易行，用于肝性脑病早期诊断。

**（三）诊断标准**

有严重肝脏疾病，肝功能不全或门-体分流病史，出现中枢神经系统症状、体征、血氨增高、支链/芳香氨基酸比值明显降低，脑电图异常可诊断。

说明：诊断困难的可行氨耐受实验，患者口服 $NH_4Cl$ 6.0g后血氨增高提示本病，而正常人服此剂量不引起血氨增高。

**（四）鉴别诊断**

应与神经症、精神分裂症、情感性精神病、锥体外系病变、痴呆综合征、颅内感染、脑肿瘤、代谢性脑病鉴别。

## 【治疗原则】

（1）病因治疗　积极治疗原发病，限制动物蛋白质过度摄入，减少肠内毒素产生和吸收，消除体内氨，控制脑水肿，保护脑组织。

（2）药物治疗　降血氨药、减少肠内毒素产生和吸收药、保肝药、脱水药。

（3）对症治疗　纠正水、电解质、酸碱平衡失调，预防上消化道出血。

## 【处方】

▶ **处方1**　门冬氨酸-鸟氨酸　3g　po　qd～bid

**说明**：或开始6h　4g，以后2g/6h（<5g/h）ivgtt。降血氨药，严重肾衰竭、果糖-山梨醇不耐受、乳酸、甲醇中毒禁用。静脉滴注时<30g/500mL。

▶ **处方2**　乳果糖　10～20g（2日后改为3～5g）po　bid～tid
便秘者　5～10g　po　qd～bid

或　200g
0.9%氯化钠液　700mL　｜保留灌肠　q4～6h

**说明**：缓泻药，减少氨的产生和吸收。对本品过敏、半乳糖血症、肠梗阻、阑尾炎、糖尿病、消化道出血及穿孔禁用。

▶ **处方3**　精氨酸　15～20g
5%～10%葡萄糖液　500～1000mL　｜ivgtt　qd（4h以上）

**说明**：降血氨药，参与鸟氨酸循环。

▶ **处方4**　利福昔明　0.4g　po　q8h

**说明**：非氨基糖苷类抗菌药物，抑制肠道内细菌生长，减少血氨来源。对本品及利福霉素过敏，肠梗阻、严重消化道溃疡禁用。

▶ **处方5**　新霉素　1～1.5g　po　qid×（5～6）d

或　2～3g　灌肠（同时清洁灌肠）bid

**说明**：为氨基糖苷类抗生素，抑制肠道内细菌生长，减少血氨来源。严重肝病合并肾衰竭患者4g/d可有毒性反应，长期口服可引起小肠黏膜病变及肠道真菌感染。

▶ **处方6**　左旋多巴或多巴丝肼　0.25～0.5g/d（开始）po　tid

**说明**：每3～4日增加0.125～0.5g，维持量1～2g　拟多巴胺类药，用于促进患者意识清楚。严重心血管病、器质性脑病、内分泌失调、精神病患者禁用。不宜与维生素$B_6$合用。

▶ **处方7**　20%甘露醇　125～250mL　ivgtt　q8h～q6h

说明：脱水药，用于脑水肿治疗。急性肾小管坏死、充血性心力衰竭、急性肺水肿、严重肺淤血、严重脱水禁用。

▶ **处方8**　甘油果糖　250～500mL　ivgtt　qd～bid

说明：高渗脱水药，用于脑水肿治疗，尤其适用于需长期降低颅内压及有肾功能损害不能耐受甘露醇者。对本品过敏、遗传性果糖不耐受、无尿、严重脱水、高钠血症、心功能不全禁用。

▶ **处方9**　谷氨酸钠　11.5g（最大量≤23g/d）
　　　　　5%～10%葡萄糖　250～500mL ｜ ivgtt　qd

说明：降血氨药，无尿及肾衰竭患者禁用。

▶ **处方10**　谷氨酸钾18.9g（最大量≤25.2g/d）
　　　　　5%～10%葡萄糖500～1000mL ｜ ivgtt　qd

说明：降血氨药，高钾血症患者禁用。

## 【注意事项】

① 饮食以植物蛋白摄入为主，控制在40～70g/d为宜。

② 放腹水、手术、麻醉药、镇静药、利尿药使用应慎重。

③ 禁用氯丙嗪、氯化铵、乙酰唑胺。患者狂躁或抽搐时，禁用吗啡类、副醛、水合氯醛、哌替啶及速效巴比妥类药物。

④ 近年来认为谷氨酸钠、谷氨酸钾只能暂时降低血氨浓度，不能透过血脑屏障，并可诱发代谢性碱中毒，肝性脑病诊断治疗共识建议不推荐临床使用。

## ▷ 第四节　尿毒症的神经系统并发症

　　尿毒症是肾脏本身或肾外原因引起的肾脏排泄功能降低，出现氮质血症、水电解质及酸碱平衡紊乱的临床综合征，可分为急性和慢性。尿毒症的神经系统并发症可能为尿毒症的各种毒素及药物蓄积、水电解质紊乱引起中枢及周围神经系统损害和精神异常。

## 【诊断要点】

### （一）临床表现

未经透析治疗的患者 82% 并发神经系统并发症，多在 2 年内发生。

（1）尿毒症性脑病　是尿毒症患者最常见的并发症之一，可出现神经精神异常，精神异常常为脑病早期症状，表现为倦怠、嗜睡、乏力、头痛、头晕、焦虑、定向障碍、理解力和记忆力下降等，也可以出现扑翼样震颤、腱反射亢进、踝阵挛、癫痫、嗜睡。慢性病程可见认知障碍、注意力减退、近记忆力减退、视听错觉或幻觉。严重者意识模糊甚至昏迷。

（2）尿毒症性周围神经病与肌病　通常于肾小球滤过率 <12mL/min 后出现，表现四肢麻木、针刺、蚁走感与烧灼感，远端重于近端，下肢重于上肢，夜间加重。如自主神经病损害可出现直立性低血压、括约肌功能障碍、发汗异常。尿毒症性肌病表现为肌无力、易疲劳、运动后痉挛等。

（3）透析性脑病　见本章第五节。

### （二）辅助检查

（1）常规检查项目　三大常规、血生化、血尿素、脑脊液。

（2）可选项目　脑电图、CT/MRI、诱发电位、肌电图。

**说明：**① 脑脊液压力轻度增高，蛋白可增高，尿素值与血清一致。

② 当尿素氮 >21.42mmol/L 或肌酐 >176.8μmol/L 时脑电图多表现慢波增多；尿素氮 >53.55mmol/L，多数患者脑电图表现弥漫性慢波，也可出现棘波暴发。

③ 诱发电位可见皮质电位异常，听觉诱发电位 P300 波幅降低、潜伏期延长。

### （三）诊断标准

尿毒症患者如出现神经系统症状、体征和精神异常，结合辅助检查可诊断。

### （四）鉴别诊断

尿毒症性脑病应与硬膜下出血、脑出血、肝性脑病、高血压脑病鉴别。尿毒症性周围神经病与肌病应与糖尿病周围神经病、多发性神经病、慢性炎性脱髓鞘性多发性神经根神经病、多发性肌炎等鉴别。

## 【治疗原则】

积极治疗尿毒症原发病，透析治疗、防治脑水肿、对症治疗。

（1）病因治疗　如原发病无法逆转或进行性加重，应尽早透析治疗或肾移植。

（2）药物治疗　脱水药、糖皮质激素药、脑细胞激活剂。

（3）对症治疗　抽搐-痉挛综合征的治疗。

## 【处方】

▶ **处方1**　地塞米松　5～20mg　iv或ivgtt

　　**说明**：糖皮质激素药，用于脑水肿治疗。对肾上腺皮质激素类药物过敏、严重精神病史、角膜溃疡、胃肠术后、青光眼、肾上腺皮质功能亢进症、骨折、严重高血压、活动性胃及十二指肠溃疡、癫痫、严重糖尿病、创伤及未控制的细菌、病毒、真菌感染患者禁用。

▶ **处方2**　甘油果糖　250～500mL　ivgtt　qd～bid

　　**说明**：高渗脱水药，用于脑水肿治疗，尤其适用于需长期降低颅内压及有肾功能损害不能耐受甘露醇者。对本品过敏、遗传性果糖不耐受、无尿、严重脱水、高钠血症、心功能不全禁用。

▶ **处方3**　葡萄糖酸钙　1.0g　im　qd

　　**说明**：用于低镁血症引起抽搐-痉挛综合征的治疗。高钙血症、肾结石、类肉瘤病、应用强心苷期间禁用。

▶ **处方4**　硫酸镁　1.0g　im　qd

　　**说明**：用于低镁血症引起抽搐-痉挛综合征的治疗。静脉注射易出现血压过低、心脏骤停、呼吸暂停，注射时宜缓慢。如有中毒现象应积极抢救、人工呼吸、静脉注射葡萄糖酸钙治疗。

▶ **处方5**　艾地苯醌　30mg　po　tid

　　**说明**：脑细胞激活剂，用于改善认知功能。对本品过敏禁用。

## 【注意事项】

① 肾功能衰竭患者应避免使用肾毒性药物和易蓄积中毒的药物。

② 透析时要注意不能使尿素氮过快降低，以免引起透析性脑病。

## 第五节　透析性脑病

透析性脑病又称透析性痴呆，是长期反复透析治疗后出现进行性神经精神异常的致死性脑病。常发生于透析后14～36个月，未治疗者多在9～12个月内死亡。

### 【诊断要点】

#### （一）临床表现

亚急性起病、进行性发展，临床表现多样，主要表现为智力下降。早期行动迟缓，口吃性构音障碍，吞咽困难，有时出现失用性失语，以及面部及全身肌阵挛、人格异常、肌肉抽搐、癫痫、精神行为异常、智力下降。病情进展迅速，多于1～15个月死亡，有的患者时好时坏，可维持数年。儿童透析性脑病主要表现为发育迟缓、小头畸形、低血压、癫痫发作、运动障碍、营养不良。

#### （二）辅助检查

（1）常规检查项目　三大常规、血生化、血铝、脑脊液。

（2）可选项目　脑电图、CT/MRI。

说明：① 血铝增高，一般大于50μg/L。

② 脑脊液检查正常，偶见蛋白增高。

③ 脑电图表现为发作性、有时为周期性尖-慢或棘-慢复合波（高达500μV，持续1～20s），混有大量的 θ 波及δ波活动。

④ CT/MRI检查可发现脑萎缩、脑水肿。

#### （三）诊断标准

根据长期透析病史，进行性发展言语障碍、运动障碍、肌阵挛、智力下降等临床表现，结合明显的脑电图异常，血铝增高作出诊断。

### （四）鉴别诊断

应与尿毒症性脑病、药物性脑病、脑动脉硬化、脑萎缩、脑梗死、痴呆鉴别。

## 【治疗原则】

透析性脑病预后差，重在预防，有条件者尽早进行肾移植。

（1）病因治疗　针对铝中毒治疗，透析使用离子水，减少透析液中铝含量。

（2）药物治疗　驱铝药、脱水药、镇静催眠药、糖皮质激素药、脑细胞激活剂。

（3）对症治疗　控制阵挛、肌肉抽搐，改善精神行为异常。

## 【处方】

▶ **处方1**　去铁胺　0.5g（或30mg/kg）｜ivgtt　1～2次/周（透析后
5%葡萄糖液　250mL　　　　　　　｜30min内）

说明：驱铝药，对本品过敏、严重肾功能不全、孕妇及3岁以下儿童禁用。

▶ **处方2**　地西泮　1.25～10mg　po　tid～qid

　　　或　10mg　iv

说明：苯二氮䓬类镇静催眠药，可改善部分患者症状。青光眼、重症肌无力患者及6个月以下婴儿禁用。

▶ **处方3**　地塞米松　5～20mg　iv或ivgtt

说明：见本章第四节。

▶ **处方4**　甘油果糖　250～500mL　ivgtt　qd～bid

说明：见本章第四节。

▶ **处方5**　葡萄糖酸钙　1.0g　im　qd

说明：见本章第四节。

▶ **处方6**　硫酸镁　1.0g　im　qd

说明：见本章第四节。

▶ **处方7**　利培酮　1mg　po　qd～bid

说明：1周后渐加量，极量≤10mg/d。抗精神病药，用于精神症状严重时。对本品过敏、高催乳素血症、儿童、青少年禁用。

▶ **处方8** 艾地苯醌　30mg　po　tid

说明：见本章第四节。

## 【注意事项】

① 应避免服用如铝凝胶等含铝药物。

② 镁、锰、锑蓄积，维生素缺乏和慢病毒感染可能与本病发病相关。

## ▷ 第六节　胰性脑病

胰性脑病是重症急性胰腺炎或慢性复发性胰腺炎急性加剧期出现的以谵妄、意识模糊为主的脑症状，多发生于急性胰腺炎后数日，也可发生于胰腺炎趋于恢复期。此病发病年龄以中老年人多见，发病率占急性胰腺炎的9%～20%，病死率40%～66.7%。

## 【诊断要点】

### （一）临床表现

（1）急性胰腺炎或慢性复发性胰腺炎恶化期　患者出现头痛、恶心、呕吐、眼球活动疼痛、颈强直、Kernig征，提示病情加重。神经系统症状如角膜反射消失，水平性眼震、面神经麻痹、听力散失、构音障碍、吞咽障碍、运动性或感觉性失语、无动性缄默症、共济失调、意向性震颤、肌阵挛、肌张力增高、下肢痉挛性瘫痪、传导性感觉障碍、病理反射阳性，还可出现精神症状，表现为谵妄状态、精神异常、意识障碍、定向力丧失、幻觉、幻视、幻听，甚至去脑强直及癫痫大发作。

（2）慢性复发性胰腺炎　患者常出现神经症表现，如衰弱、疲倦及睡眠障碍，常伴有心动过速、多汗、血压不稳等症状。

（3）部分胰腺炎和胰腺肿瘤患者可于胰腺症状出现之前数月出现不安、抑郁、失眠、情绪不稳、食欲减退、疲劳等。

## （二）辅助检查

（1）常规检查项目　三大常规、快速血糖、血生化、血淀粉酶、血清髓鞘碱性蛋白。

（2）可选项目　脑脊液、脑电图、超声检查、CT/MRI。

说明：① 血生化多正常或缺乏特异性，血淀粉酶正常或增高，血清髓鞘碱性蛋白显著增高。

② 脑脊液压力和常规多正常，部分患者可有蛋白增高，糖、氯化物降低。

③ 脑电图表现为轻度、中度广泛性发作性慢波伴同步性 θ 波及δ波。

④ CT/MRI可发现脑组织灶性坏死或多发性软化灶，小灶性出血灶。脑膜强化及脱髓鞘改变，但并非特异性改变。

## （三）诊断标准

胰性脑病早期诊断较困难，具备以下前两条及③～⑤条之一者可考虑诊断胰性脑病。

① 有急性胰腺炎病史，尤其是重症急性胰腺炎病史。

② 早期或恢复期出现神经精神症状和体征，但需排除其他因素所致异常。

③ 血清髓鞘碱性蛋白水平升高。

④ 脑电图出现轻至中度广泛性慢波，同步性 θ 波及δ波，中长程δ波阵发性出现。

⑤ 头颅MRI有类似多发性硬化的中枢神经系统脱髓鞘改变。

## （四）鉴别诊断

应与乙醇戒断综合征、休克、肾衰竭、低血糖、糖尿病性酸中毒、高渗综合征、多器官功能衰竭性脑病、Wernike脑病、低钾、低钙、高钙并发的精神症状鉴别。

## 【治疗原则】

（1）病因治疗　积极治疗原发病，控制胰腺分泌、阻断胰酶活性，控制感染。

（2）药物治疗　蛋白酶抑制剂、抗感染药、脱水药、镇静催眠药、糖皮质激素药。

（3）对症治疗　改善营养，纠正低蛋白血症及水、电解质、酸碱平衡失调，改善脑功能及冰帽、冬眠疗法，重症胰腺炎可考虑手术治疗。

## 【处方】

▶ **处方1**　抑肽酶　8万～12万U/d　iv（<2mL/min）　d1、d2

说明：维持量2万～4万U/d　分4次静滴。过敏体质者应皮试。为广谱蛋白酶抑制剂，用于控制胰腺分泌、阻断胰酶活性。对本品过敏、DIC患者禁用。妊娠前3个月不宜使用。

▶ **处方2**　生长抑素　250μg　iv

说明：继以250μg/h　ivgtt，连用3～5日。用于抑制胃酸、胃蛋白酶、促胃液素的分泌释放，减少胰液分泌。对本品过敏、孕妇和哺乳期妇女及儿童禁用。静脉滴注过快可出现恶心、呕吐，1型糖尿病患者用药早期应监测血糖。

▶ **处方3**　硫喷妥钠　10～20mg/kg　ivgtt

说明：为超短效巴比妥类镇静催眠药，用于亚低温治疗。对巴比妥类药物过敏、血卟啉病、休克、心功能不全、缩窄性心包炎、呼吸道梗阻患者禁用。

▶ **处方4**　利培酮　1mg　po　qd～bid

说明：1周后渐加量，极量≤10mg/d。抗精神病药，用于精神症状严重时。对本品过敏、高催乳素血症、儿童、青少年禁用。

▶ **处方5**　奥氮平　2.5～5mg　po　qn

说明：抗精神病药，用于患者极度兴奋、躁动不安。对本品过敏，中枢神经明显抑制状态，严重心、肝、肾疾病患者及孕妇禁用。

▶ **处方6**　艾地苯醌　30mg　po　tid

▶ **处方7**　脑蛋白水解物　2～5mL　im　qd

或　10～30mL
0.9%氯化钠液　250mL ｜ ivgtt　qd

说明：改善脑功能药，用于脑细胞保护治疗。对本品过敏、癫痫、严重肾功能不全、孕妇禁用。

▶ **处方8** 地塞米松 0.75～3mg po bid～qid

  或 5～20mg iv/ivgtt

▶ **处方9** 20%甘露醇 125～250mL ivgtt q8h～q6h

▶ **处方10** 甘油果糖 250～500mL ivgtt qd～bid

## 【注意事项】

① 冬眠疗法可致呼吸抑制，应特别注意。

② 胰性脑病病情凶险，病死率高，临床应足够重视。

③ 发病2周内除有特定指征，一般不推荐手术治疗。

# ▶ 第七节 POEMS综合征

POEMS综合征是一种病因和发病机制不清的少见的多系统疾病，主要表现为多发性神经病变（P）、脏器肿大（O）、内分泌病变（E）、单克隆γ球蛋白病（M，也称M-蛋白）和皮肤改变（S）症状。见于骨硬化性骨髓瘤患者，也可见于硬化与溶骨混合性骨髓瘤患者、溶骨性骨髓瘤患者。少数患者仅有M-蛋白而无骨髓瘤或见于单纯M-蛋白血症及多克隆蛋白血症不合并骨髓瘤患者。

## 【诊断要点】

### （一）临床表现

① 多见中年男性，缓慢进展的运动性或感觉运动性神经病，呈远端对称性进展，逐渐加重，脑神经通常不受累。

② 表现为多发性神经病变、脏器肿大、内分泌病变、M-蛋白血症和皮肤改变。

③ 全身性水肿，下肢凹陷性水肿，可有腹水或胸腔积液，男性乳房增生，女性闭经，肝大和全身淋巴结病常见，少数脾大，约半数患者有视盘水肿，部分伴有发热和多汗。

## （二）辅助检查

（1）常规检查项目　血常规、快速血糖、血生化、性激素、甲状腺功能、肾上腺皮质功能、甲状旁腺功能等、X线片、心电图、超声检查。

（2）可选项目　血清IL-1、IL-6及TNF-α、M-蛋白测定、脑脊液、肌电图、腓肠肌活检、全身骨扫描。

**说明**：① 脑脊液压力轻度增高或正常，细胞数正常蛋白定量常增高，细胞计数正常或轻度增高。

② 血清IL-1、IL-6及TNF-α含量增高，约25%的患者血清和尿中可无M-蛋白。

③ 泌乳素水平升高，血糖升高、甲状腺功能低下、肾上腺皮质功能减退、甲状旁腺功能低下等。

④ 骨髓穿刺半数患者可见浆细胞轻度增多（2%～5%），合并骨髓瘤者的浆细胞比例明显增高（＞10%）。

⑤ X线显示局灶性骨硬化病变或硬化与溶骨性混合病变，具有诊断价值。最常累及的是胸腰段脊柱、胫骨和腓骨、肩胛骨侧缘和手韧带腱附着处。

⑥ 肌电图：运动神经及感觉神经传导速度中至重度减慢。

⑦ 超声检查可能发现肝大和脾大。

⑧ 腓肠肌活检可见阶段性脱髓鞘与轴索变性交错存在。

## （三）诊断标准

1. 主要标准

① 多神经病变。

② 单克隆性浆细胞增殖性病变。

2. 次要标准

① 硬化性骨病。

② 巨大淋巴细胞增生症。

③ 内脏肿大（肝大、脾大、淋巴结肿大）。

④ 水肿（腹水或胸腔积液）。

⑤ 内分泌病（肾上腺、甲状腺、垂体、性腺、甲状旁腺、胰腺）。

⑥ 皮肤改变（色素沉着、多毛、多血质、血管瘤、白指甲）。

⑦ 视盘水肿。

诊断满足两项主要标准和至少一项次要标准可诊断。

### （四）鉴别诊断

应与多发性骨髓瘤、糖尿病周围神经病、多发性神经病、慢性炎性脱髓鞘性多发性神经根神经病、内分泌病、皮肤病等鉴别。

## 【治疗原则】

（1）病因治疗　可采取外科手术、放疗及口服激素，但疗效均不理想。

（2）药物治疗　氮芥类药、抗代谢药、糖皮质激素类药。

（3）对症治疗　消肿、调节内分泌紊乱。

## 【处方】

▶ **处方1**　美法仑　8～10mg/m² po　qd×（4～6）d

**说明**：间隔6周重复1个疗程。氮芥类药用于治疗多发性骨髓瘤患者。妊娠前3个月、近期患水痘或带状疱疹者禁用。

▶ **处方2**　环磷酸酰胺　0.5～1g/m²

0.9%氯化钠液　20mL  $\bigg|$  iv　qw

**说明**：连用2次，1～2周后可重复给药。为氮芥类烷化剂，对某些神经病变有效。肝肾功能不全、骨髓抑制、肿瘤细胞浸润骨髓、有放、化疗史、痛风史、泌尿系统结石及孕妇慎用。

▶ **处方3**　硫唑嘌呤1～3mg/（kg·d）po　qd或分次

**说明**：抗代谢药，具有嘌呤拮抗作用，抑制DNA的合成，从而抑制淋巴细胞增生，产生免疫抑制作用。对难治性病例也有一定疗效。

▶ **处方4**　泼尼松　5～15mg po　bid～qid

**说明**：糖皮质激素类药，可以单用或与化疗合用均有效，用于病变广泛者，对某些神经病变有效。

# 第八节 糖尿病性神经病

糖尿病性神经病是糖尿病最常见的慢性神经系统并发症，多见于病程长、血糖控制不佳的患者，可累及周围神经、脑神经、自主神经病而临床表现复杂，治疗困难。

## 【诊断要点】

### （一）临床表现

（1）周围神经损害　常见于中老年或未经治疗的患者，以多发性神经病最常见。临床分为感觉型、运动型、共济失调型。以感觉型最多见，易出现深感觉减退及感觉性共济失调，浅感觉减退较少和较轻是其特点。病变常呈对称性，进展缓慢，以下肢多见。早期可出现如麻木感、蚁走感、烧灼感、冷感以及疼痛等感觉异常，呈手套样、袜套样分布，可有腱反射减弱、肌张力减低、深感觉障碍、共济失调等体征，后期因运动神经受损出现肌力差、肌萎缩与瘫痪。

（2）脑神经损害　0.4%～7%糖尿病患者出现眼肌麻痹，以一侧多见，其次为展神经麻痹，有自发缓解趋势。也可发生视神经萎缩、糖尿病性视弱等，面神经麻痹偶见于老年糖尿病患者。

（3）脊髓损害　约见于0.2%糖尿病患者。①脊髓前角细胞损害型；②后根及后索变性型，又称假性脊髓痨；③后索变性伴轻度侧索变性型；④肌萎缩型。表现为缓慢进展的非对称性以下肢为主的肌痛、无力及肌萎缩，体征见腱反射减弱或消失、肌张力减低、肌束震颤，偶可见病理征阳性。

（4）自主神经损害　约见于88%糖尿病患者，表现为胃肠功能紊乱、膀胱功能障碍、性功能低下、直立性低血压、泌汗功能异常、血管舒缩功能不稳等。

### （二）辅助检查

（1）常规检查项目　三大常规、快速血糖、糖化血红蛋白、血生化。

（2）可选项目　脑脊液、肌电图、CT/MRI、脊髓MRI、CTA、

DSA。

**说明：**① 空腹血糖、餐后2h血糖、糖化血红蛋白增高、尿糖阳性。

② 脑脊液于糖尿病周围神经病者可有蛋白升高，很少超过1.2g/L，以球蛋白升高为主。

③ 肌电图可有神经传导速度减慢和末端运动潜伏期延长。

④ MRI、CTA、DSA检查有助于排除颅内动脉瘤、脱髓鞘等疾病引起的脑神经损害。

### （三）诊断标准

糖尿病性神经病主要以周围神经及自主神经损害为主，脑神经、脊髓损害临床少见。

糖尿病周围神经病的诊断标准如下。

（1）明确患有糖尿病。

（2）存在周围神经病变的临床和（或）电生理的证据 ①温度觉异常；②触觉减退；③振动觉异常；④膝反射消失；⑤神经传导速度（NCV）。5项中如有≥2项异常可以诊断。

（3）需排除导致周围神经病变的其他原因。

### （四）鉴别诊断

应与多发性神经病、亚急性联合变性、慢性炎症性脱髓鞘性多神经根神经病、遗传性周围神经病、副肿瘤综合征、干燥综合征、马尾综合征鉴别。

## 【治疗原则】

以治疗原发病为主，辅以维生素、营养神经及对症治疗。

（1）病因治疗 控制饮食、降血糖、纠正代谢紊乱。

（2）药物治疗 降糖药、胰岛素、镇痛、改善微循环、营养神经、调节自主神经功能紊乱。

（3）对症治疗 镇痛、针灸、按摩、疗效不佳者，可考虑外周神经阻滞、周围神经减压术。

## 【处方】

▶ **处方1** 依帕司他 50mg po（餐前） tid

**说明**：用于改善患者的自觉症状和神经功能障碍。对本品过敏、妊娠及哺乳期妇女禁用。服用本品后，尿液出现褐红色为正常现象。

▶ **处方2**　对乙酰氨基酚　0.3～0.6g　po　tid

**说明**：解热镇痛药，用于轻度疼痛的治疗。对本品过敏、肝肾功能不全、严重心肺疾病、酒精中毒、孕妇禁用。

▶ **处方3**　卡马西平　开始0.1g　po　bid～tid　d1

**说明**：第2日后隔日增加0.1g，维持量0.4～0.8g/d，分次服用，最高剂量≤1.2g。抗癫痫药，用于神经痛的治疗，为治疗神经痛一线药。对本品过敏、有骨髓抑制史、房室传导阻滞、血清铁严重异常、严重心肝肾功能不全、孕妇和哺乳期妇女禁用。本品可致严重过敏反应，出现皮疹应立即停药。

▶ **处方4**　加巴喷丁　开始0.3g　po　qd　d1

**说明**：次日0.3g　po　bid；第三天0.3g　po　tid，最大可逐渐增加至0.6g　po　tid。抗癫痫药，用于神经痛的治疗。对本品过敏、急性胰腺炎患者禁用。

▶ **处方5**　普瑞巴林　75mg　po　qd～bid

**说明**：根据疗效可增加至600mg/d。抗癫痫药，用于神经痛的治疗。对本品过敏禁用。引起面部、咽喉肿胀，可致严重呼吸困难，应立即停药。

▶ **处方6**　曲马朵　50～100mg　po　tid

　　　　　　或　50～100mg　im　qd～bid

**说明**：阿片类镇痛药，用于重度疼痛患者。对阿片类镇痛药过敏、酒精、催眠药、精神药中毒、使用单胺氧化酶抑制剂者禁用。

▶ **处方7**　盐酸米多君　2.5mg　po　bid～tid

**说明**：α受体激动药，用于直立性低血压患者。严重器质性心脏病、急性肾脏疾病、嗜铬细胞瘤或甲状腺功能亢进症患者禁用。

▶ **处方8**　新斯的明　0.25～0.5mg　im或H　qd

**说明**：抗胆碱酯酶药，用于低张性神经膀胱及改善肌无力症状。机械性肠梗阻、尿路梗阻、心绞痛、支气管哮喘患者禁用。

▶ **处方9**　甲钴胺　0.5mg　po　tid

或　0.5mg　im　qod

或　0.5mg
0.9%氯化钠液100mL ｜ ivgtt　qd

说明：参与神经鞘膜脂质合成和维持有鞘神经纤维的功能完整。从事汞及其化合物工作的人员不宜长期大量使用。

▷ **处方10**　鼠神经生长因子　9000AU　im　qd

说明：用于损伤神经的修复。对本品过敏禁用。

▷ **处方11**　其他

说明：有报道用环磷酰胺、硫唑嘌呤及人血丙种球蛋白、血浆交换治疗有效。

## 第九节　血卟啉病

血卟啉病又称血紫质病，是血红素生物合成中特异酶缺乏导致卟啉代谢紊乱，卟啉产生和排泄增多、导致体内蓄积的代谢病。血卟啉病分为两类。①红细胞生成性血卟啉病，包括先天性原卟啉病、红细胞生成性尿卟啉型及红细胞生成性粪卟啉型；②肝性血卟啉病，包括急性间歇型、迟发皮肤型、混合型、隐匿型及遗传性粪卟啉型。主要表现皮肤、腹部及神经系统三组症状。

### 【诊断要点】

#### （一）临床表现

血卟啉病的神经系统症状多为一过性，无后遗症。主要见于肝性血卟啉病急性间歇型，其次为混合型。

（1）精神症状　表现为头痛、头晕、失眠、乏力、焦虑及抑郁、情绪异常、哭笑无常等神经症样症状；以及精神失常如谵妄、幻觉、妄想等；可出现Korsakoff综合征、昏迷等。

（2）周围神经症状　肌无力最常见，类似Guillain-Barre综合征，双侧对称，累及四肢，上肢重于下肢，远端重于近端，严重者可致松弛性瘫痪。

（3）中枢神经系统症状　癫痫发作较常见，可出现眼睑下垂、复视、吞咽困难、声音嘶哑及一过性黑矇等。腱反射一过性消失，亦有腱反射亢进、肌张力增高和踝阵挛，震颤、肌强直、舞蹈及手足徐动等不自主运动，可出现眼震、小脑性共济失调、偏瘫、失语和偏盲等局灶症状。

（4）自主神经症状　可有高血压、心动过速、多汗、腹痛。可出现皮肤疱疹、溃烂、色素沉着。

### （二）辅助检查

（1）常规检查项目　三大常规、血生化、尿卟胆原、心电图。

（2）可选项目　脑电图、脑脊液、CT/MRI。

**说明**：① 尿外观红色，或排出时无色但经阳光照射后变为紫红色（葡萄酒色）。

② 脑脊液：正常或少数病例蛋白、细胞数增高。

③ 肝功能、肾功能可异常，可有蛋白尿。

④ 脑电图可呈普遍慢波化，癫痫发作可见尖波或棘波。

⑤ 尿卟胆原阳性是诊断肝性血卟啉病急性间歇型的有力证据。

### （三）诊断标准

患者自幼即易发生皮肤光敏损害，不明原因的发作性腹痛、皮肤病变及精神神经症状，以及尿卟胆原阳性可诊断。

### （四）鉴别诊断

应与铅、砷、乙醇中毒、血液病、皮肤病以及炎症疾病引起的尿卟啉排泄增多性疾病鉴别。

## 【治疗原则】

（1）病因治疗　避免劳累、饮酒、精神刺激，避免使用引起症状性卟啉尿的药物。高碳水化合物饮食，及胰岛素配合治疗。

（2）药物治疗　雌激素、雄激素、糖皮质激素、维生素、抗精神病药。

（3）对症治疗　针灸、按摩等。

## 【处方】

▶ **处方1** 新斯的明 0.25 ～ 0.5mg im或H qd

**说明**：抗胆碱酯酶药，可用于改善无力及腹痛症状，机械性肠梗阻、尿路梗阻、心绞痛、支气管哮喘患者禁用。

▶ **处方2** 氯丙嗪 12.5 ～ 25mg po bid ～ tid

或 25 ～ 50mg im bid

**说明**：可渐增至100 ～ 150mg po bid ～ tid。为吩噻嗪类抗精神病药，用于减轻腹痛和改善神经精神症状。对本品过敏、肝功能严重障碍、青光眼、癫痫病、乳腺增生、乳腺癌患者禁用。

▶ **处方3** 己烯雌酚 0.25 ～ 0.5mg po qd

**说明**：雌激素药，用于改善症状。长期大量使用可能引发肿瘤，应间断使用。乳腺癌、阴道出血、子宫内膜异位症、孕妇和哺乳期妇女禁用。

▶ **处方4** 甲睾酮 5mg po bid

**说明**：雄激素药，用于改善症状。对本品过敏、肝肾功能不全、前列腺增生症、前列腺癌、孕妇和哺乳期妇女禁用。

▶ **处方5** 甲钴胺 0.5mg po tid

或 0.5mg im qod

或 0.5mg
0.9%氯化钠液 100mL ⎱ ivgtt qd

**说明**：维生素药，参与神经鞘膜脂质合成和维持有鞘神经纤维的功能完整。从事汞及其化合物工作的人员不宜长期大量使用。

▶ **处方6** 泼尼松 5 ～ 15mg po bid ～ qid

**说明**：糖皮质激素类药，可以单用或与化疗合用均有效，用于病变广泛者，对某些神经病变有效。

▶ **处方7** 其他
应用羟基血红蛋白、苯甲酸钠用于治疗严重发作，缓解症状。

## 【注意事项】

① 避免日光照射、过劳、饮酒及精神刺激等诱因。

② 避免服用可引起症状性卟啉尿的药物如巴比妥类、磺胺类、苯

妥英钠、麦角衍生物、氯霉素等。

## 第十节　副肿瘤综合征

副肿瘤综合征是原发性或复发的全身性肿瘤在中枢神经系统和周围神经、肌肉系统出现的远隔效应，是针对神经系统某些靶抗原的自身免疫性疾病。临床较少见，约见于0.1%的肿瘤患者，任何肿瘤均可发生，以女性患者多见，男女比例约为1∶2，特别是在患有小细胞性肺癌中多见，以及卵巢癌、霍奇金病以及乳腺癌患者等，约15%可能合并另一种与副肿瘤综合征不相关的肿瘤，如前列腺癌、结肠癌、直肠癌、肾癌、皮肤基底细胞癌和鳞癌、黑色素瘤、慢性淋巴细胞白血病。

## 一、副肿瘤性小脑变性

副肿瘤性小脑变性又称亚急性小脑变性，是副肿瘤综合征最常见类型。小脑性共济失调是最主要的临床表现之一。最常见于PCA-1抗体（99%为女性）和PCA-Tr抗体阳性的患者。

### 【诊断要点】

#### （一）临床表现

① 多见于成年人，女性稍多，病情呈亚急性或慢性起病，进行性加重，可在数周、数月达到高峰，随后趋于稳定。1/2 ～ 2/3病例的神经系统征象出现于发现癌肿前。

② 神经系统症状往往呈对称性，主要表现为步态不稳、出现肢体及躯干共济失调，可有构音障碍、眩晕、恶心、呕吐及眼震等，有时可有复视、神经性听力丧失及眼球运动障碍等。

③ 除小脑损害的症状体征外，还可有轻微的锥体束征和锥体外系改变，以及精神症状、认知功能障碍、周围神经症状和体征。

#### （二）辅助检查

（1）常规检查项目　三大常规、血生化、肿瘤标志物（如CEA、

AFP、TSGF、CA125、CA153、CA199等）、超声检查、脑脊液、心电图。

（2）可选项目 CT、MRI、全身PET、乳腺钼靶检查、全身骨扫描、副肿瘤自身抗体。

说明：① 发病初期脑脊液呈炎性改变，淋巴细胞及IgG增高，可出现寡克隆带，也可完全正常。

② 肺部、腹腔、盆腔CT可列入一线检查。

③ MRI早期可正常，晚期患者小脑白质T2WI高信号，广泛的小脑和脑干萎缩。

④ 血清和脑脊液可查到Hu、Yo、PCA-Tr、mGluR抗体等自身抗体，但抗体阴性不能排除副肿瘤性病变的可能。

### （三）诊断标准

当患者出现小脑综合征的临床表现，CT、MRI检查排除出血、梗死及小脑转移瘤，根据临床表现及相关的抗体检查结果可以考虑临床诊断。

### （四）鉴别诊断

应与小脑梗死、出血、肿瘤及多系统萎缩鉴别。

## 【治疗原则】

目前尚无特效疗法，可试用血浆置换、维生素类药物及对症治疗等，免疫抑制药治疗无效。

（1）病因治疗　发现原发肿瘤的可及早手术、放疗、化疗。

（2）药物治疗　皮质类固醇、维生素类、免疫抑制药。

（3）对症治疗。

## 【处方】

▶ **处方1**　泼尼松　5～15mg　po　bid～qid

说明：短效糖皮质激素类药，对某些患者可能有效。肝功能不全者不宜使用。

▶ **处方2**　甲钴胺　0.5mg　po　tid

或　0.5mg　im　qod

或　0.5mg

0.9%氯化钠液　100mL ｜ ivgtt　qd

**说明**：参与神经鞘膜脂质合成和维持有鞘神经纤维的功能完整。从事汞及其化合物工作的人员不宜长期大量使用。

▶ **处方3**　环磷酰胺　0.5～1g/m²

0.9%氯化钠液　20mL ｜ iv　qw×2次

**说明**：1～2周后可重复给药。为氮芥类烷化剂，用于免疫抑制治疗。

【注意事项】

①　多数患者副肿瘤综合征症状出现于肿瘤发现之前，甚至于几年后才发现相关的肿瘤。

②　单纯检查一种或几种常见的抗体常导致副肿瘤综合征的漏诊。

## 二、副肿瘤性脑脊髓炎

副肿瘤性脑脊髓炎是侵及中枢神经系统多部位的副肿瘤综合征。以损害颞叶内侧面的边缘叶为主的称为副肿瘤性脑边缘叶性脑炎，以脑干损害为主的称为副肿瘤性脑干脑炎或脑干炎，以损害脊髓为主的称为副肿瘤性脊髓炎。

【诊断要点】

（一）临床表现

（1）副肿瘤性脑边缘叶性脑炎　50%～60%的原发性肿瘤为小细胞性肺癌，20%为睾丸癌，其他为乳腺癌、胸腺癌。临床以亚急性、慢性或隐匿性起病，主要累及大脑边缘叶，包括胼胝体、扣带回、穹隆、海马、杏仁核、额叶眶面、颞叶内侧面和岛叶。临床表现为进行性记忆力减退、痫样发作、睡眠障碍、幻觉、行为异常，严重者可痴呆。

（2）副肿瘤性脑干脑炎　主要累及下橄榄核、前庭神经核等下位脑干结构，表现为眩晕、眼震、复视、凝视麻痹、吞咽困难、构音障碍、共济失调、强直、帕金森样震颤、肌张力障碍等。

（3）副肿瘤性脊髓炎　亦是副肿瘤综合征常见表现之一，可累及脊髓的任何部位，以损害脊髓前角细胞为主，表现为慢性进行性对称性或不对称性肌无力、肌萎缩，以上肢多见。

### （二）辅助检查

（1）常规检查项目　三大常规、血生化、肿瘤标志物（如CEA、AFP、TSGF、CA125、CA153、CA199等）、超声检查、脑脊液、心电图、全腹彩超。

（2）可选项目　CT/MRI、脑电图、乳腺钼靶、全身骨扫描、纤维支气管镜、副肿瘤自身抗体、活检。

**说明**：① 副肿瘤性脑边缘叶性脑炎患者脑脊液可有淋巴细胞、蛋白、IgG轻至中度增高，可出现寡克隆带。

② 自身抗体检查。与副肿瘤综合征高发肿瘤的自身抗体如下。

a. 小细胞性肺癌；抗神经元细胞核抗体（ANNA-1、ANNA-2、ANNA-3），抗神经胶质细胞核抗体（AGNA），脑衰蛋白反应-介质蛋白-5（CRMP-5）抗体，神经元突触双栖小泡抗体、PCA-2、Striational抗体、Recoverin抗体、Zic4抗体，神经元电压钙离子通道（VGCC）N-型抗体、P/Q-型抗体，神经节型和肌肉型乙酰胆碱受体（AChR）抗体。

b. 非小细胞性肺癌；神经元电压门钙离子通道（VGCC）N-型抗体、Striational抗体、肌肉型乙酰胆碱受体（AChR）抗体。

c. 胸腺瘤；肌肉型乙酰胆碱受体（AChR）抗体、谷氨酸脱羧酶65（GAD65）抗体、CRMP-5抗体、神经元电压门钾离子通道（VGKC）抗体，神经节型AChR抗体、抗神经元细胞核抗体（ANNA-1）。

d. 乳腺癌；抗神经元细胞核抗体（ANNA-2）、Amphiphysin抗体、PCA-1、神经元电压门钙离子通道（VGCC）N-型抗体、肌肉型AChR抗体。

e. 卵巢癌/输卵管癌；Purkinje细胞浆自身抗体-1、神经元电压门钙离子通道（VGCC）N-型抗体、P/Q-型抗体、肌肉型AChR抗体、EFA6A抗体（畸胎瘤）。

f. 睾丸癌；Ma2抗体。

g. 霍奇金淋巴瘤；PCA-Tr抗体、抗mGluR1抗体。

h. 神经成母细胞瘤；抗神经元细胞核抗体（ANNA-1）、肌肉型乙酰胆碱受体（AChR）抗体、Striational抗体、VGCCN型抗体。

③ CT/MRI早期可正常，主要表现为一侧或双侧颞叶丘脑及脑干在TWI和FLAIR相高信号，增强扫描不强化或轻度小斑片状强化。

④ 脑电图正常或单侧、双侧颞叶慢波或尖波。

### （三）诊断标准

当患者出现亚急性多灶性神经功能障碍又无明显其他病因，有肿瘤或自身免疫性疾病史或家族史、吸烟史或致癌物接触史，肿瘤自身抗体的检查有助于诊断。

### （四）鉴别诊断

应与睡眠障碍、痴呆、脑梗死、帕金森病、运动神经元病鉴别。

## 【治疗原则】

目前缺乏有效治疗手段，免疫治疗对部分患者有效，可试用血浆置换、维生素类药物、皮质类固醇及对症治疗等，发现原发肿瘤的可及早手术、放疗、化疗。

（1）病因治疗　发现原发肿瘤的可及早手术、放疗、化疗。

（2）药物治疗　骨骼肌松弛药、镇静催眠药、抗癫痫药、维生素类、皮质类固醇药。

（3）对症治疗

## 【处方】

▷ **处方1**　巴氯芬　5mg　po　tid

**说明**：为骨骼肌松弛药，用于减轻肢体肌张力。初始量5mg　po tid，以后每隔3日增加5mg，常用量30～75mg/d。妊娠前3个月、消化性溃疡病者禁用。

▷ **处方2**　地西泮　2.5～10mg　po　tid～qid

**说明**：苯二氮䓬类镇静催眠药，具有中枢性肌肉松弛作用。青光眼、重症肌无力患者及6个月以下婴儿禁用。

▷ **处方3**　丙戊酸　0.6～1.2g/d　po　bid～tid

说明：为广谱抗谱癫痫药，用于伴痛性痉挛患者。有肝病及肝功能不全、血卟啉病患者禁用。

▶ **处方4**　卡马西平　0.1g　po　bid～tid　d1

说明：第2日后隔日增加0.1g，维持量0.4～0.8g/d，分次服用，最高剂量≤1.2g。为抗谱癫痫药，用于神经痛的治疗，为治疗神经痛一线药。对本品过敏、有骨髓抑制史、房室传导阻滞、血清铁严重异常、严重心肝肾功能不全、孕妇和哺乳期妇女禁用。出现药物过敏应立即停药。

▶ **处方5**　加巴喷丁　0.3g　po　qd　d1

说明：次日0.3g　po　bid；第三天0.3g　po　tid，最大可逐渐增加至0.6g　po　tid。为抗谱癫痫药，用于神经痛的治疗，对本品过敏、急性胰腺炎患者禁用。

▶ **处方6**　普瑞巴林　75mg　po　qd～bid

说明：根据疗效可增加至600mg/d。为抗谱癫痫药，用于神经痛的治疗。对本品过敏者禁用。引起面部、咽喉肿胀可致严重呼吸困难，应立即停药。

▶ **处方7**　曲马朵　50～100mg　po　tid

或　50～100mg　im　qd～bid

说明：阿片类镇痛药，用于重度疼痛患者。对阿片类镇痛药过敏、酒精、催眠药、精神药中毒、使用单胺氧化酶抑制剂者禁用。

▶ **处方8**　泼尼松　5～15mg　po　bid～qid

说明：短效糖皮质激素类药，对某些患者可能有效。肝功能不全者不宜使用。

▶ **处方9**　甲钴胺　0.5mg　po　tid

或　0.5mg　im　qod

或　0.5mg

0.9%氯化钠液　100mL ｜ ivgtt　qd

说明：参与神经鞘膜脂质合成和维持有鞘神经纤维的功能完整。从事汞及其化合物工作的人员不宜长期大量使用。

**【注意事项】**

① 多数患者副肿瘤综合征症状出现于肿瘤发现之前，甚至于几年后才发现相关的肿瘤。

② 单纯检查一种或几种常见的抗体常导致副肿瘤综合征的漏诊。

## 三、多发性肌炎和皮肌炎

见第十二章。

## 四、Lambert-Eaton 肌无力综合征

见第十二章。

## 第十一节 缺氧性脑病

缺氧性脑病是血液循环系统和呼吸系统功能衰竭，导致脑部供血供氧不能满足脑的代谢，发生脑功能障碍。通常见于$PaO_2$降低、贫血、一氧化碳中毒、循环衰竭、低血压从而引起脑血液灌注不足，缺血和缺氧二者发病机制不同，但引起的神经系统症状无明显差异。

**【诊断要点】**

**（一）临床表现**

1. 低血压-低氧性脑病

（1）轻度缺氧　表现为注意力不集中、记忆力减退、反应迟钝、淡漠、恐惧、烦躁不安、动作不协调等，缺氧纠正后无后遗症。

（2）$PaO_2$　低于40～50mmHg时可出现认知障碍，$PaO_2$低于30mmHg可出现昏迷、惊厥、去脑强直、瞳孔散大、脑干反射迟钝或消失，直至因呼吸衰竭死亡。如因缺氧缓慢加重，患者可不出现临床症状。

（3）脑血液灌注不足　表现与低血压发生快慢及程度相关，血压大幅下降（如心脏骤停、休克）表现淡漠、烦躁，继之昏迷、去大脑强直。而长期低血压患者则因耐受仅出现疲倦、失眠、健忘、头晕、头痛、晕厥等。

2. 血液循环骤停导致急性缺血缺氧性脑病

（1）急性昏迷期　患者二便失禁或潴留、深浅感觉消失、病理征阳性、跖反射消失，生命征不稳。

（2）去皮质状态　昏迷数日后生命体征趋于稳定，脑干反射逐渐恢复，但皮质功能仍受抑制，呈去皮质状态，患者肌张力增高、腱反射亢进、病理征阳性，可无意识睁闭眼和眼球活动，喂食无意识吞咽。

（3）恢复期　意识逐渐恢复，出现不同程度精神障碍、视觉认识不能、不自主运动等。部分患者留有后遗症，如痴呆、Korsakoff综合征、视觉障碍、小脑性共济失调、肌阵挛等。

## （二）辅助检查

（1）常规检查项目　三大常规、快速血糖、血生化、心电图、血气分析。

（2）可选项目　脑脊液、脑电图、脑干诱发电位、CT/MRI/MRS、血浆神经元特异性烯醇化酶。

说明：① 血气分析血氧分压和血氧饱和度降低有诊断价值。

② 血浆神经元特异性烯醇化酶浓度>33ng/mL提示患者可能持久昏迷，<33ng/mL也不能说明能完全恢复。

③ 脑脊液中泛素增高可早期判断缺血缺氧性脑病预后。

④ 重症患者脑电图呈静息状态，出现广泛δ波，转为θ波及θ波节律提示脑功能恢复。

⑤ 脑干诱发电位对判断昏迷程度及预后有意义。

⑥ CT/MRI/MRS依缺血缺氧的程度不同表现不同影像学特征，轻中度患者常表现分水岭梗死，严重患者表现大脑灰白质分界不清，此表现提示预后不良。迟发性缺血缺氧性脑病患者脑白质改变明显。脑代谢检查磁共振频谱（MRS）可实时监测脑内氧合及细胞代谢状况。

## （三）诊断标准

患者有血液循环系统和呼吸系统功能衰竭，导致脑血液灌注不足病史，出现脑缺血缺氧的神经精神临床症状，伴血氧分压和血氧饱和度降低。

迟发性缺血缺氧性脑病根据患者脑缺血缺氧病史，1～4周后再次出现神经精神症状、体征，以及肾损害如无尿，心肌缺血的EEG改变。

## （四）鉴别诊断

要与脑梗死、脑出血、脑外伤、脑炎、癫痫持续状态鉴别。

## 【治疗原则】

（1）病因治疗　①迅速消除呼吸道阻塞，保持呼吸道通畅，必要时行气管插管或切开；②持续吸氧或加压给氧，一氧化碳中毒、严重高原反应可采用高压氧治疗；③纠正低血压，改善脑血液灌注；④心脏骤停应积极人工心肺复苏，维持平均动脉压在80mmHg以上，但血压不宜急剧升高。

（2）药物治疗　升压药、镇静催眠药、糖皮质激素、脱水药、抗生素、抗癫痫药、脑细胞激活剂。

（3）对症治疗　控制癫痫、加强营养、纠正酸中毒，控制脑水肿、预防感染、预防上消化道出血、机械通气。

## 【处方】

▶ **处方1**　间羟胺　20～100mg

5%～10%葡萄糖液（或0.9%氯化钠液）　500mL　｜ivgtt

**说明**：升压药，用于休克治疗。升压过快可致肺水肿、心律失常、心跳骤停。

▶ **处方2**　多巴胺　20～100mg

5%～10%葡萄糖液（或0.9%氯化钠液）　500mL　｜ivgtt

**说明**：升压药，用于休克治疗。可与间羟胺联用。

▶ **处方3**　硫喷妥钠　10～20mg/kg　ivgtt

**说明**：用于亚低温治疗，为超短效巴比妥类镇静催眠药。对巴比妥类药物过敏、血卟啉病、休克、心功能不全、缩窄性心包炎、呼吸道梗阻患者禁用。有呼吸抑制应停用。

▶ **处方4**　地塞米松　5～20mg　iv或ivgtt

▶ **处方5**　20%甘露醇　125～250mL　ivgtt　q8h～q6h

▶ **处方6**　地西泮　10mg　iv

**说明**：每隔10～15min可按需要重复，总量达30mg。抗癫痫药，治疗癫痫持续状态的首选，青光眼、重症肌无力患者及6个月以下婴儿禁用。癫痫持续状态时宜静脉注射或滴注，速度宜慢（>5min），以防止心血管和呼吸抑制。

▶ **处方7** 丙戊酸钠 0.4g iv bid

**说明**：是癫痫大发作合并小发作时的首选药，也用于其他药物控制不良的顽固性癫痫的治疗。有肝病及肝功能不全、血卟啉病患者禁用。

▶ **处方8** 丙泊酚 0.3～0.4mg/（kg·h） iv或ivgtt

**说明**：麻醉药，用于接受机械通气患者的镇静及癫痫持续状态其他药物控制不佳者。

▶ **处方9** 硫喷妥钠 10～20mg/kg ivgtt

**说明**：用于亚低温治疗，为超短效巴比妥类镇静催眠药。对巴比妥类药物过敏、血卟啉病、休克、心功能不全、缩窄性心包炎、呼吸道梗阻患者禁用，应特别注意有无呼吸抑制情况。

▶ **处方10** 胞磷胆碱 0.5～0.75g

5%～10%葡萄糖液 250～500mL | ivgtt qd

**说明**：为脑细胞激活剂，应在生命征平稳后使用。对本品过敏者禁用，有脑内大出血者不宜大剂量（>0.5g）使用，出现血压下降、胸闷、呼吸困难应立即停用。

▶ **处方11** 其他

能量合剂及B族维生素治疗。

**说明**：对促进脑功能恢复和减少后遗症有一定帮助。

## 【注意事项】

① 抢救宜迅速，以防止脑缺血缺氧的进一步损害。

② 病情进展快，病死率高，常因高热、呼吸循环衰竭死亡。

③ 易发生癫痫持续状态，且不易控制，注意避免使用诱发癫痫及呼吸抑制药物。

④ 抗感染治疗可选择广谱抗生素，或根据细菌培养和药敏结果选择。

## 参考文献

[1] 王维治．神经病学．第2版．北京：人民卫生出版社，2013.

［2］贾建平，陈生弟. 神经病学. 第7版. 北京：人民卫生出版社，2016.

［3］李学玲，秦红兵，邹浩军. 常用药物新编. 北京：人民卫生出版社，2008.

［4］陈灏珠，林果为，王吉耀. 实用内科学，第14版. 北京：人民卫生出版社，2013.

［5］肝性脑病诊断治疗专家委员会. 肝性脑病诊断治疗共识. 中华实验和临床感染病杂志，2009，3（4）：449-473.

［6］中华医学会消化病学分会，中华医学会肝病学分会. 中国肝性脑病诊治共识意见（2013 重庆）. 中国医学前沿杂志，2014，6（2）：641-651.

# 附　　录

## 一、病史采集

### 【病史采集内容】

包括一般情况（年龄、性别、职业、居住地、左利手或右利手）、主诉、现病史、发育情况（儿童患者）、系统回顾、既往病史、个人史和家族史。

1. 主诉

患者前来就诊的主要原因，是疾病过程中感受最痛苦的部分，包括：①发病时间；②主要症状；③病程经过。

2. 现病史

主诉的注释和延伸，包括：①诱因和前驱症状；②症状发生和演变过程；③各症状发生的时间关系和相互关系。重点：①症状的发生情况；②症状的特点；③症状的发展和演变；④伴随症状及其相互关联；⑤既往诊治情况；⑥有关的其他疾病情况；⑦病程中的一般情况。

3. 既往史

既往史采集同内科疾病，但因特别注意与神经系统有关的病史，例如头部外伤、手术史，肿瘤史，感染病史，内科疾病史，颈椎病和腰椎管狭窄病史，过敏及中毒史等。

4. 个人史

基本内容包括：出生地、居住地、文化程度、职业、是否到过疫区、生活习惯、性格特点、左利手/右利手等。对儿童患者应询问围生期、疫苗接种和生长发育的情况。对女性患者应询问月经史和婚育史。其他还包括化学物质、吸毒、药物滥用、烟酒嗜好、冶游史、应激事件。

5. 家族史

神经系统疾病发生在家族成员中，应考虑到遗传病的可能，可绘制家系图谱。

### 【病史采集注意事项】

① 对主要症状的性质必须明确无误，避免笼统，如患者诉说头痛，

应仔细询问究系头胀、发木、重压感、箍紧感，还系真正的疼痛；又如头昏，究竟是"头重足轻""头昏眼花"，还是自身或外界旋转感的眩晕。又如对所谓的"昏迷"，要弄清究竟是意识丧失，还是意识蒙眬，或仅系无力不语卧床不起？对"肢体瘫痪"，要弄清是因肢体疼痛或关节强直致使肢体活动受限，还是确系肢体无力引起的瘫痪等。否则从主诉一开始就可能使诊断陷入歧途。

② 对主要症状有关的资料，不要遗漏或含混。如昏倒，应询问当时有无意识丧失及其程度发作急缓、发作时体位、前后情况及伴随症状（面色苍白、视物模糊、恶心、出汗等）；又如抽搐发作，要弄清抽搐的部位、形式、持续时间，有无跌倒、受伤、小便失禁以及意识状况、发作频率等。这些资料，患者本人往往不能完全提供，要问目睹者或了解者。小儿、昏迷患者及有精神症状者，应由家属或陪伴人员提供可靠的病史资料。

③ 必须详细了解起病时情况的轻重缓急，症状出现的先后次序，以及整个病情的演变过程。有的患者难以详细回答，尤其是有某些精神障碍的患者，因此往往需反复询问。

④ 记录时，对主诉与现病史，宜尽量保留原来语气，甚至逐字逐句地按患者原话，加以摘录。

⑤ 采集病史时，应注意观察一般状况，如面容、睑裂、瞬眼、眼球运动、眼球凸出或凹陷，面部对称否、说话语气及音调、唾液吞咽、姿势、不自主动作等。

病史的价值还在于对体格检查起指导作用。根据病史及初步观察，可以合理地安排检查计划，着重检查的内容，如运动、感觉、脑神经或大脑功能等。例如病史提示脊髓圆锥病变，则应详查会阴"马鞍"部位，以确定有无骶部感觉缺失；怀疑脑部病变，应着重查失认症、失语、偏瘫等。病史提示的这些部位，检查时要求特别注意。如起立头晕，应查是否直立低血压；发作性肢体麻刺，黑矇、昏倒或提示癫病，可让患者过度换气3min，观察有无症状及体征出现，上楼无力者应观察其登楼情况；吞咽困难者可试给东西吃；过度疲劳尤其影响脑神经支配的肌肉，可嘱患者做100次重复动作和做重症肌无力药物试验。

# 二、神经系统体格检查

## 【一般检查】

### （一）一般情况

观察患者意识是否清晰，检查是否配合，应答是否切题，有无痛苦面容等。观察全身营养状况，有无消瘦、明显肌肉萎缩等。

### （二）精神状况

主要检查患者的一般行为、情感、思维、直觉、定向力、记忆力、计算力及判断力等，及主动和被动接触是否良好，对疾病的自知力是否存在，有无错觉、幻觉等。

### （三）头部和颈部

（1）头颅部

① 视诊：头颅大小，有否大头、小头畸形等。

② 触诊：有无压痛、触痛、隆起、凹陷等。

③ 叩诊：有无叩击痛。

④ 听诊：血管杂音。

（2）面部及五官　有无面部畸形、面肌抽动或萎缩、色素脱失或沉着、眼部有无眼睑下垂、眼球内陷等。

（3）颈部　双侧是否对称，有无疼痛、颈强、活动受限、姿态异常和双侧颈动脉搏动是否对称等。

（4）头颅外伤体征

① 眶周瘀斑：或称浣熊眼。

② Battle征：耳后乳突骨表面肿胀变色。

③ 鼓膜血肿：鼓膜后积血。

④ 脑脊液鼻漏或耳漏。

### （四）躯干和四肢

有无脊柱畸形和脊膜膨出、棘突隆起、压痛和叩击痛；有否翼状肩胛；四肢有无肌萎缩、疼痛、压痛，指（趾）有无发育畸形、弓形足等。

## 【高级神经活动检查】

### （一）意识障碍

1．以意识水平改变为主的意识障碍

（1）嗜睡　处于睡眠状态，唤醒后可正确回答问题和配合查体，停止刺激后又进入睡眠。

（2）昏睡　处于较深睡眠，较重的疼痛或语言刺激才能唤醒，模糊地回答问题，不能配合查体，停止刺激后立马入睡。

（3）昏迷：意识完全丧失，无自发睁眼，缺乏觉醒-睡眠周期，任何感觉刺激均不能唤醒。按其程度可分为浅、中、深昏迷。

2．以意识内容改变为主的意识下降

（1）急性意识模糊状态（或称蒙眬状态）　为轻度意识障碍，意识范围缩小、注意力减退、定向障碍、情感淡漠、随意运动减少、思睡。典型表现为错觉。

（2）谵妄状态　定向力和自知力均障碍，不能与外界正常接触，多数患者伴激惹、焦虑及恐怖等，多伴有觉醒-睡眠周期紊乱。

3．昏迷患者神经系统检查

（1）眼征

① 瞳孔：检查其大小、形状、对称性以及直接、间接对光反应。

② 眼底：是否有视盘水肿、出血等。

③ 眼球位置：是否有眼球突出或凹陷。

④ 眼球运动：眼球同向性偏斜的方向在肢体瘫痪的对侧提示大脑半球病变；眼球同向性偏斜在肢体瘫痪的同侧提示脑干病变。

（2）疼痛刺激　用力按压眶上缘、胸骨检查昏迷患者对疼痛的运动反应，有助于定位脑功能障碍水平或判定昏迷的程度。

（3）瘫痪体征　观察有无面瘫，有无自发活动减少，下肢外旋征、疼痛刺激实验、肢体坠落试验，肌张力比较。

（4）脑干反射　通过睫脊反射、角膜反射、反射性眼球运动等脑干反射来判断是否存在脑干功能损害。

（5）呼吸形式　昏迷患者呼吸形式的变化，有助于判断病变部位和病情的严重程度。常见的呼吸模式有潮式呼吸、神经源性过度呼吸、长吸气呼吸、丛集式呼吸和共济失调性呼吸。

## （二）失语症

（1）口语表达检查时注意患者谈话语量、语调和发音，说话是否费力，有无语法功能或语句结构错误，有无实质词或错语、找词困难、刻板语言，能否达义等。

（2）听理解障碍指患者可听到声音，但对语义的理解不能或不完全。

（3）复述要求患者重复检查者所用的词汇或短语等内容，包括常用词（如铅笔、苹果、大衣）、不常用词、抽象词、短语、短句和长复合句等。

（4）命名让患者说出检查者所指的常用物品如手电、杯子或身体部分的名称，不能说出时可描述物品的用途等。

（5）阅读通过让患者朗读书报的文字和执行写在纸上的指令等，判定患者对文字的朗读和理解能力。

（6）书写要求患者书写姓名、地址、系列数字和简要叙事以及听写或抄写等判定其书写能力。

（7）常见失语类型

① 运动性失语症：发音与构音功能正常，而言语的表达发生困难或不能，但能听懂别人的讲话。见于优势半球额下回后部及岛盖区（Broca区）病变。

② 命名性（失忆性）失语症：对人名或物名失去记忆，但对其用途和特点仍熟悉，并用描绘其特点的方式加以回答。

③ 感觉性失语症：为接受和分析语言的功能发生障碍。轻者仅能听懂简单生活用语，重者对任何言语不能理解。见于优势半球颞上回后部（Wernick区）的病变。

## （三）失用症

检查时可给予口头和书面命令，观察患者执行命令、模仿动作和实物演示能力等。注意观察患者穿衣、洗脸、梳头和用餐等动作是否有序和协调，能否完成目的性简单的动作。

## （四）失认症

失认是指感觉通路正常而患者不能经由某种感觉辨别熟识的物体，主要包括视觉失认、听觉失认、触觉失认。体象失认也为失认的一种，系自身认识缺陷。

（1）视觉失认　给患者看一些常用物品，照片、风景画和其他实物，令其辨认并用语言或书写进行表达。

（2）听觉失认　辨认熟悉的声音，如铃声、闹钟、敲击茶杯和乐曲声等。

（3）触觉失认　令患者闭目，让其触摸手中的物体加以辨认。

### （五）记忆

① 瞬时记忆检查法。

② 短时记忆检查法。

③ 长时记忆检查法

### （六）计算力

检查计算能力更常用的方法是从100中连续减7（如果不能准确计算，则让患者从100连续减3）。

### （七）定向力

检查时可细分为时间定向力（周几、年月日、季节）、地点定向力（医院或家的位置）和人物定向力（能否认出家属和主管医生等）。

## 【脑神经检查】

### （一）嗅神经

属于中枢神经，是特殊的感觉神经。

（1）嗅觉丧失或减退　头面部外伤累及嗅神经常导致双侧嗅觉丧失；嗅沟处病变如脑膜瘤等压迫嗅球、嗅束多引起一侧嗅觉丧失；嗅觉减退也可见于帕金森病和阿尔茨海默病等。

（2）嗅觉过敏　多见于癔症。

（3）幻嗅　嗅中枢的刺激性病变可引起幻嗅发作，如颞叶癫痫。幻嗅还可见于精神分裂症、乙醇戒断和阿尔茨海默病等。

### （二）视神经

属于中枢神经，主要检查视力、视野和眼底。

（1）视力　代表视网膜黄斑中心凹处的视敏度，分为远视力和近视力。

（2）视野　视野是双眼向前方固视不动时所能看到的空间范围，分为周边视野和中心视野（中央30°以内）。

（3）眼底　使用眼底镜观察，检应记录视盘的形状大小、色泽、边缘以及视网膜和血管情况。

### （三）动眼、滑车及展神经

三对脑神经共同支配眼球运动，可同时检查。

（1）外观　观察睑裂是否对称，是否有上睑下垂。观察眼球有否前突或内陷、斜视和同向偏斜、眼震等自发运动。

（2）眼球运动　观察有否眼球运动受限及受限方向和程度，有无复视和眼球震颤。

（3）瞳孔及其反射　察瞳孔大小、形状、位置及是否对称。瞳孔反射包括对光反应和调节反射。

### （四）三叉神经

为混合神经，主要支配面部感觉和咀嚼肌运动。

（1）面部感觉　中枢性呈洋葱皮样分离性感觉障碍，周围性者支配区完全性感觉障碍。

（2）咀嚼肌运动　用力咀嚼，双手压紧颞肌和咀嚼肌，张口看下颌是否偏斜。

（3）反射　角膜反射；下颌反射。

### （五）面神经

为混合神经，主要支配面部表情肌运动，以及支配舌前2/3味觉纤维。

（1）面肌运动　中枢性面瘫导致对侧下面部表情肌瘫痪，周围性面瘫导致同侧所有表情肌瘫痪。

（2）感觉　检查患者的舌前2/3味觉。

（3）反射　①角膜反射；②眼轮匝肌反射；③掌颏反射。

（4）副交感膝状神经节或其附近病变可导致同侧泪液减少，膝状神经节远端病变可导致同侧泪液增多。

### （六）位听神经

分为蜗神经和前庭神经。

（1）蜗神经　常用耳语、表声或音叉进行检查。

（2）前庭神经　检查时可观察患者的自发性症状如眩晕、呕吐、眼球震颤和平衡障碍等，也可进行冷热水试验和转椅试验。

### （七）舌咽神经、迷走神经

二者在解剖与功能上关系密切，常同时受累，故同时检查。

（1）运动检查　声音嘶哑、吞咽困难、饮水呛咳、腭垂是否居中、双侧腭弓是否对称、双侧软腭抬举是否一致。

（2）感觉　棉签或压舌板轻触患者两侧软腭及咽后壁黏膜。

（3）味觉　舌咽神经支配舌后1/3味觉。

（4）反射　咽反射；眼心反射；颈动脉窦反射。

（5）异常表现和定位

① 真性球麻痹：一侧或双侧舌咽、迷走神经下运动神经元损害引起唇、腭、舌和声带麻痹或肌肉本身的无力被称为真性球麻痹。一侧舌咽、迷走神经麻痹时吞咽困难不明显。

② 假性球麻痹：双侧皮质脑干束受损产生假性球麻痹，咽反射存在甚至亢进，而肌肉萎缩不明显，常伴有下颌反射活跃和强哭强笑等。

### （八）副神经

为运动神经，司向对侧转颈及同侧耸肩。副神经损害时向对侧转颈和同侧耸肩无力或不能，同侧胸锁乳突肌和斜方肌萎缩、垂肩和斜颈。

### （九）舌下神经

为运动神经，常与舌咽、迷走神经一起引起真性球麻痹。观察舌在口腔内位置及形态，然后观察有否伸舌偏斜、舌肌萎缩和肌束颤动。

## 【运动系统检查】

### （一）肌容积

观察和比较双侧对称部位肌肉体积，有无肌萎缩、假性肥大、有无束颤。下运动神经元损害和肌肉疾病可见肌萎缩；进行性肌营养不良可见肌肉假肥大。

### （二）肌张力

（1）肌张力减低　表现为肌肉弛缓柔软，被动运动阻力减低，关节活动范围扩大。见于下运动神经元病变、小脑病变、某些肌源性病变以及脑和脊髓急性病变的休克期等。

（2）肌张力增高　表现为肌肉较硬，被动运动阻力增加，关节活动范围缩小，见于锥体系和锥体外系病变。

## （三）肌力

### 1. 六级肌力记录法

检查时让患者依次做有关肌肉收缩运动，检查者施予阻力，或嘱患者用力维持某一姿势时，检查者用力改变其姿势，以判断肌力。

肌力的六级记录法如下：

0级完全瘫痪，肌肉无收缩；

1级肌肉可收缩，但不能产生动作；

2级肢体能在床面上移动，但不能抵抗自身重力，即不能抬起；

3级肢体能抵抗重力离开床面，但不能抵抗阻力；

4级肢体能作抗阻力动作，但不完全；

5级正常肌力。

### 2. 轻瘫检查法

① 上肢平伸试验：双上肢平举，掌心向上，轻瘫侧上肢逐渐下垂和旋前。

② Barre分指试验：相对分开双手五指并伸直，轻瘫侧手指逐渐并拢屈曲。

③ 小指征：双上肢平举，手心向下，轻瘫侧小指常轻度外展。

④ Jackson征：仰卧位双腿伸直，轻瘫侧下肢常呈外旋位。

⑤ 下肢轻瘫试验：俯卧位，双膝关节均屈曲成直角，轻瘫侧小腿逐渐下落。

## （四）不自主运动

观察患者有否不能随意控制的舞蹈样动作、手足徐动、肌束颤动、肌痉挛、震颤和肌张力障碍等。

## （五）共济运动

（1）指鼻试验　小脑半球病变可见指鼻不准，接近目标时动作迟缓或出现动作性震颤，常超过目标，称为辨距不良。感觉性共济失调睁眼指鼻时无困难，闭眼时发生障碍。

（2）反击征　小脑疾病患者失去迅速调整能力，屈肘力量使前臂或掌部碰击自己的肩膀或面部。

（3）跟-膝-胫试验　小脑损害抬腿触膝时出现辨距不良和意向性震颤，下移时摇晃不稳；感觉性共济失调闭眼时足跟难寻到膝盖。

（4）轮替试验　小脑性共济失调患者动作笨拙，节律慢而不协调，称轮替运动障碍。

（5）起坐试验　正常人躯干屈曲并双腿下压，小脑病变患者髋部和躯干屈曲，双下肢向上抬离床面，起坐困难，称联合屈曲征。

（6）闭目难立征　闭眼时出现摇摆甚至跌倒，称为Romberg征阳性，提示关节位置觉丧失的深感觉障碍。后索病变时出现感觉性共济失调，睁眼站立稳，闭眼时不稳；小脑或前庭病变时睁眼闭眼均不稳，闭眼更明显。

### （六）姿势与步态

检查者需从前面、后面和侧面分别观察患者的姿势、步态、起步情况、步幅和速度等。常见异常步态包括痉挛性偏瘫步态、痉挛性截瘫步态、慌张步态、摇摆步态、跨阈步态、感觉性共济失调步态、小脑步态等。

## 【感觉系统检查】

### （一）浅感觉

① 痛觉检查用大头针的尖端和钝端交替轻刺皮肤。

② 触觉检查时可让患者闭目，用棉花捻成细条轻触皮肤，询问触碰部位。

③ 温度觉用装冷水和热水的玻璃试管，分别接触皮肤，辨别冷、热感。

### （二）深感觉

（1）运动觉　患者闭目，检查者用拇指和示指轻轻夹住患者手指或足趾末节两侧，上下移动5°左右，让患者辨别"向上""向下"移动。

（2）位置觉　患者闭目，检查者将其肢体摆成某一姿势，请患者描述该姿势或用对侧肢体模仿。

（3）振动觉　将振动的音叉柄置于骨隆起处，询问有无振动感和持续时间，并两侧对比。

### （三）复合（皮质）感觉

①定位觉；②两点辨别觉；③图形觉；④实体觉。

## 【反射检查】

### （一）深反射为肌腱和关节反射。

（1）肱二头肌反射　由C5～6支配，经肌皮神经传导。

（2）肱三头肌反射　由C6～7支配，经桡神经传导。

（3）桡骨膜反射　由C5～8支配，经桡神经传导。

（4）膝反射　由L2～4支配，经神经传导。

（5）踝反射　由S1～2支配，经胫神经传导。

（6）阵挛　是腱反射高度亢进表现，见于锥体束损害。常见的有髌阵挛和踝阵挛。

### （二）浅反射

（1）腹壁反射　由T7～12支配，上腹壁T7～8；中腹壁T9～10；下腹壁T11～12。

（2）提睾反射　反射中心L1～2，经生殖股神经传导。

（3）跖反射　由S1～2支配，经胫神经传导（正常人的巴宾斯基征表现）。

（4）肛门反射　由S4～5支配，传导神经为肛尾神经。

### （三）病理反射

（1）巴宾斯基征　是经典的病理反射，提示锥体束受损。

（2）巴宾斯基等位征　①Chaddock征；②Oppenheim征；③Scheffer征；④Gordon征；⑤Gonda征；⑥ Pussep征。

（3）Hoffmann征　由C7～T1支配。

## 【脑膜刺激征检查】

脑膜刺激征见于脑膜炎、蛛网膜下腔出血、脑水肿及颅内压增高等，深昏迷时脑膜刺激征可消失。包括：①屈颈试验；②凯尔尼格征；③布鲁津斯基征。

## 【自主神经检查】

### （一）一般检查

①皮肤黏膜；②毛发和指甲；③出汗；④瞳孔。

### （二）内脏及括约肌功能

注意胃肠功能（如胃下垂、腹胀、便秘等），排尿障碍及性质（尿急、尿频、排尿困难、尿潴留、尿失禁、自动膀胱等）。

### （三）自主神经反射

①竖毛试验；②皮肤划痕试验；③眼心反射。

### （四）自主神经实验检查

包括血压和脉搏的卧立位试验、汗腺分泌发汗试验、性功能障碍的电生理检查、排尿障碍的尿道动力学检查等。

## 三、神经系统的解剖及定位诊断

中枢神经系统包括脑和脊髓，脑分大脑、间脑、脑干和小脑等部分，脊髓由含有神经细胞的灰质和含上、下行传导束的白质组成。神经结构损害症状可分为：①缺损症状；②刺激症状；③释放症状；④断联休克症状。

## 【瘫痪的定位诊断】

### （一）按瘫痪性质分类

（1）上运动神经元性损伤

① 瘫痪范围较广泛。

② 肌张力增高（折刀样）。

③ 腱反射亢进。

④ 病理反射阳性。

⑤ 早期肌肉萎缩不明显，全肢废用性萎缩。

⑥ 电检测无变性反应。

（2）下运动神经元性瘫痪

① 瘫痪多较局限。

② 肌张力减弱。

③ 腱反射减低或消失。

④ 不出现病理反射。

⑤ 肌肉萎缩明显。

⑥ 电检测呈变性反应。

**（二）按瘫痪形式分类**

（1）单瘫　一个肢体的瘫痪称单瘫。病变可位于大脑皮质运动区、周围神经或脊髓前角。

（2）偏瘫　一侧上、下肢体瘫痪，常伴有同侧中枢性面瘫和舌瘫。病变多在对侧大脑半球内囊附近。

（3）截瘫　双下肢瘫称截瘫，常伴有传导束型感觉障碍及尿便障碍。多有脊髓的胸腰断病变引起。

（4）四肢瘫　四肢均瘫痪。可见于双侧大脑及脑干病变、颈髓病变及多发性周围神经病变。

（5）交叉瘫　一侧脑神经麻痹和对侧肢体瘫痪称交叉瘫。有脑干损害引起。

## 【感觉障碍的定位诊断】

**（一）感觉障碍分类**

（1）刺激性症状　感觉过敏、感觉过度、感觉倒错、感觉异常、疼痛。

（2）抑制性症状　感觉减退或缺失。

**（二）感觉障碍分型**

（1）末梢型　四肢末梢对称性手套、袜套样各种感觉减退、消失或过敏，见于多发性神经炎。

（2）神经干型　神经干支配区出现片状或条索状分布的感觉障碍，伴有相应的肌肉萎缩和无力。如桡神经、尺神经及腓神经损伤等。

（3）神经根型　节段性分布的各种感觉障碍。

① 后根病变：各种感觉均有障碍，常伴神经根分布的放射性疼痛。见于脊神经根炎、脊柱肿瘤等。

② 前联合及后角病变：分离性感觉障碍，见于脊髓空洞症、早期髓内肿瘤等。

（4）脊髓传导束型

① 后索型：病灶水平以下同侧深感觉减退或消失（感觉性共济失调），见于亚急性脊髓联合变性、脊髓结核等。

② 侧索型：表现为病变对侧平面以下痛、温觉缺失而触觉和深感觉保存（分离性感觉障碍）。

③ 横贯损害：损害水平以下所有深、浅感觉消失。常见于脊髓炎和脊髓肿瘤。

④ 脊髓半切征：病变损伤平面以下深感觉障碍及上运动神经元瘫痪，对侧损伤平面以下痛、温觉缺失。

（5）脑干型　交叉性感觉障碍，见于脑血管病、脑干肿瘤等。

（6）内囊型　三偏综合征，见于脑血管病。

（7）丘脑型　对侧偏身完全性感觉障碍或减退。常伴发"丘脑痛"。

（8）皮质型　复合觉（精细感觉）障碍。

## 【大脑半球定位】

### （一）额叶

① 精神症状：痴呆和人格改变。

② 瘫痪：单瘫，大面积可出现偏瘫。旁中央小叶损失出现双下肢运动障碍和尿失禁。

③ 言语障碍：运动性失语。

④ 书写障碍：失写症。

⑤ 共同偏视。

⑥ 强握及摸索反射。

⑦ 额叶性共济失调。

### （二）顶叶

① 皮质感觉障碍：病灶对侧肢体复合性感觉障碍。

② 体象障碍。

③ 古茨曼综合：计算不能；手指失认；左右失认；书写不能。

④ 失用症。

⑤ 视野改变。

## （三）颞叶

① 言语障碍：感觉性失语，命名性失语。

② 听觉障碍。

③ 颞叶癫痫：精神运动性发作。

④ 幻觉：幻听、幻视、幻嗅等。

⑤ 精神症状：躁狂。

## （四）枕叶

① 视野改变：偏盲；象限盲；皮质盲。

② 视幻觉：闪光、火星、暗影等。

# 【脑干定位】

脑干病变大都涉及某些脑神经和传导束，出现交叉性瘫痪。

## （一）延髓

（1）延髓背外侧综合征（Wallenberg syndrome）

① 眩晕、恶心、呕吐及眼震（前庭神经核损害）。

② 病灶侧软腭、咽喉肌瘫痪，表现为吞咽困难、构音障碍、同侧软腭低垂及咽反射消失（疑核及舌咽、迷走神经损害）。

③ 病灶侧共济失调（绳状体及脊髓小脑束、部分小脑半球损害）。

④ 霍纳综合征（交感神经下行纤维损害）。

⑤ 交叉性感觉障碍，即同侧面部痛、温觉缺失（三叉神经脊束核损害），对侧偏身痛、温觉减退或丧失（脊髓丘脑侧束损害）。

（2）延髓旁正中综合症　主要表现为：①病灶侧舌肌瘫痪及肌肉萎缩（舌下神经损害）；②对侧肢体中枢性瘫痪（锥体束损害）；③对侧肢体深感觉障碍（内侧丘系损害）。

## （二）脑桥

（1）脑桥腹外侧综合征（Millard-Gubler syndrome）

① 病灶侧眼球不能外展（展神经麻痹）及周围性面神经麻痹（面神经核损害）。

② 对侧中枢性偏瘫（锥体束损害）。

③ 对侧偏身感觉障碍（内侧丘系和脊髓丘脑束损害）。

（2）脑桥腹内侧综合征（Foville syndrome）

① 病灶侧眼球不能外展（展神经麻痹）及周围性面神经麻痹（面神经核损害）。

② 两眼向病灶对侧凝视（脑桥侧视中枢及内侧纵束损害）。

③ 对侧中枢性偏瘫（锥体束损害）。多见于脑桥旁正中动脉阻塞。

（3）脑桥被盖下部综合征（Raymond-Cestan syndrome）

① 眩晕、恶心、呕吐、眼球震颤（前庭神经核损害）。

② 病侧眼球不能外展（展神经损害）。

③ 病侧面肌麻痹（面神经核损害）。

④ 双眼患侧注视不能（脑桥侧视中枢及内侧纵束）。

⑤ 对侧同温觉障碍（脊髓丘脑侧束损害）。

⑥ 对侧偏身触觉、位置觉、振动觉减退或丧失（内侧丘系损害）。

⑦ 病侧霍纳征（交感神经下行纤维损害）。

⑧ 病侧偏身共济失调（小脑中脚、小脑下脚和脊髓小脑前束损害）。

（4）闭锁综合征 主要见于基底动脉脑桥分支双侧闭塞。患者大脑半球和脑干被盖部网状激活系统无损害，意识清醒，语言理解无障碍，出现双侧中枢性瘫痪（双侧皮质脊髓束和支配三叉神经以下的皮质脑干束受损），只能以眼球上下运动示意（动眼神经与滑车神经功能保留），眼球水平运动障碍，不能讲话，双侧面瘫，舌、咽、构音及吞咽运动均障碍，不能转颈耸肩，四肢全瘫，可有双侧病理反射，常被误认为昏迷。

## （三）中脑

（1）大脑脚综合征（Weber syndrome）

① 病灶侧动眼神经麻痹。

② 病灶对侧偏瘫（包括中枢性面瘫和舌瘫）。

（2）红核综合征（Benedikt syndrome）

① 病侧除外直肌和上斜肌外的所有眼肌麻痹，瞳孔散大（动眼神经麻痹）。

② 对侧肢体震颤、强直（黑质损害）或舞蹈、手足徐动及共济失调（红核损害）。

③ 对侧肢体深感觉和精细触觉障碍（内侧丘系损害）。

# 参考文献

［1］黄如训，梁秀龄，刘焯霖．临床神经病学．北京：人民卫生出版社，1996．

［2］王维治．神经病学．北京：人民卫生出版社，2006．

［3］Peter Dunn．刘宗惠主译．神经系统疾病定位诊断学．北京：海洋出版社，1995．

［4］吴江．神经病学．第2版．北京：人民卫生出版社，2013．